# 中国居民营养与健康状况监测报告之三：2010—2013 年

# 血脂

主　　编　张　坚　赵文华

副主编　宋鹏坤　李　红

编委会（以姓氏笔画为序）

丁刚强　王京钟　王春荣　毛宏梅　毛德倩　邓　瑛

朴建华　李卫东　李丽祥　李裕倩　杨晓光　何宇纳

宋　爽　邵　兵　庞邵杰　赵丽云　柳　桢　贾珊珊

高颐雄　满青青

人民卫生出版社

**图书在版编目（CIP）数据**

中国居民营养与健康状况监测报告之三：2010—2013年血脂/张坚，赵文华主编. —北京：人民卫生出版社，2020

ISBN 978-7-117-29445-4

Ⅰ. ①中… Ⅱ. ①张… ②赵… Ⅲ. ①居民－合理营养－调查报告－中国－2010-2013②居民－健康状况－调查报告－中国－2010-2013③高血脂病－调查报告－中国－2010-2013 Ⅳ. ①R151.4②R194.3③R589.2

中国版本图书馆 CIP 数据核字（2019）第 281872 号

| | | |
|---|---|---|
| **人卫智网** | **www.ipmph.com** | 医学教育、学术、考试、健康，购书智慧智能综合服务平台 |
| **人卫官网** | **www.pmph.com** | 人卫官方资讯发布平台 |

中国居民营养与健康状况监测报告之三：

2010—2013年　血脂

主　　编：张　坚　赵文华
出版发行：人民卫生出版社（中继线 010-59780011）
地　　址：北京市朝阳区潘家园南里 19 号
邮　　编：100021
E - mail：pmph @ pmph.com
购书热线：010-59787592　010-59787584　010-65264830
印　　刷：保定市中画美凯印刷有限公司
经　　销：新华书店
开　　本：787 × 1092　1/16　印张：10
字　　数：243 千字
版　　次：2020 年 1 月第 1 版　2020 年 1 月第 1 版第 1 次印刷
标准书号：ISBN 978-7-117-29445-4
定　　价：55.00 元

打击盗版举报电话：010-59787491　E-mail: WQ @ pmph.com
质量问题联系电话：010-59787234　E-mail: zhiliang @ pmph.com

国民营养与健康状况是反映国家经济与社会发展、卫生保健水平和人口素质的重要指标，也是制定国家公共卫生及疾病预防控制政策不可或缺的信息基础。定期开展具有全国代表性的人群营养健康状况监测，收集国民食物消费和营养素摄入状况、身体指数等信息，是分析国民营养与健康状况的重要手段，对提高全民族健康素养、推进健康中国建设具有重要意义。

近年来，我国社会经济快速发展，国民营养健康水平有所改善，对营养健康的需求也越来越高。但与此同时，工业化、城镇化、人口老龄化进程加快，以及生态环境、生活方式、膳食结构等的不断变化，也对居民营养与健康状况造成一系列新的影响。为及时获取这一关键时期中我国居民膳食模式信息，全面掌握我国城乡居民营养健康水平和营养相关慢性疾病的现况及变化规律，2010年原卫生部疾控局将过去10年开展一次的中国居民营养与健康状况调查变换为常规性的营养监测，于2010—2013年，由中国疾病预防控制中心营养与健康所在全国组织实施。

"2010—2013年中国居民营养与健康状况监测"覆盖全国31个省（自治区、直辖市）约25万人群，涵盖居民膳食与营养、体格发育状况、主要营养相关慢性病患病情况等。结果显示，近十年来我国营养素需要量基本得到满足，膳食质量有所提高，人群营养状况得到进一步改善。但居民膳食结构仍然不尽合理，微量营养素缺乏和营养失衡并存的现象依然存在，超重肥胖问题凸显，高血压、糖尿病等营养相关慢性病患病率持续增加。

当前，国民营养及健康状况日益受到政府相关部门及公众关注，《"健康中国2030"规划纲要》指出，推进健康中国建设，是全面建成小康社会、基本实现社会主义现代化的重要基础，是全面提升中华民族健康素质、实现人民健康与经济社会协调发展的国家战略，是积极参与全球健康治理、履行2030年可持续发展议程国际承诺的重大举措。为全力推进健康中国建设，我们要进一步加强国民营养工作，对不同地区、不同人群进行有针对性的营养干预，不断改善国民营养素养，为实现中华民族伟大复兴的中国梦和推动人类文明进步做出更大贡献。

原卫生部副部长
中华预防医学会会长
中国工程院院士
2018年8月

3

心脑血管疾病是全球第一大死亡原因。我国人群心脑血管病的发病率和死亡率依旧处于持续上升的阶段，极大地损害着广大居民的身心健康，给社会、家庭带来沉重医疗负担。大量研究证明血脂异常是动脉粥样硬化性心脑血管疾病重要的、同时也是可以改变的危险因素。我国血脂异常防治工作得到政府部门和医疗卫生领域专家的高度重视。20世纪80年代初开始，陆续开展了多项有关血脂的流行病学研究，掌握了我国人群、主要是中年人群的血脂分布特征、影响因素以及流行趋势，并在大规模队列研究基础上验证了血脂与心血管病发病危险的关系。1997年，血脂异常防治对策专题组提出了"血脂异常防治建议"。2002年8—12月，在原卫生部、科技部和国家统计局的共同领导下，中国疾病预防控制中心营养与健康所第一次在全国范围内组织开展了"中国居民营养与健康状况调查"。这是我国首次开展的将营养和相关慢性非传染性疾病流行病学调查相结合的综合卫生调查。该项调查的主要内容之一是对全国具有代表性的近10万名3岁以上抽样调查对象进行血脂水平的检测。全面、深入地了解了城乡居民血脂异常的流行状况，为制定国家血脂异常防治策略提供了重要依据，极大地促进了心脑血管病防治工作的开展。

在原国家卫生与计划生育委员会的领导下，中国疾病预防控制中心营养与健康所于2010—2012年组织开展了中国居民营养与健康监测，检测了10万多成年受访者的血脂指标，分析了全国、城乡不同地区人群的血脂水平和血脂异常率。本轮监测中血脂检测与2002年的检测是在同一个实验室、由同一批骨干技术人员完成，都参加了美国疾病预防控制中心的脂质检测标准化项目，通过了质控评测。良好的实验室检测工作为在人口标化后与2002年的检测结果进行比较，分析我国人群血脂异常变化趋势提供了技术保障。

本书对血脂测定人群的分布状况、血脂水平、血脂异常患病率、血脂检测率、血脂异常知晓率、治疗率、血脂影响因素以及2002年以来人群主要血脂指标的变化进行了分析。此外，从膳食结构和生活方式方面初步探讨了血脂水平和血脂异常患病率的影响因素。初步结果可见，我国居民血脂异常率在近10年中出现大幅升高，特别是农村居民升高更加明显，反映出膳食和生活方式的改变对我国居民的血脂谱有着极大的影响，提示积极开展相关的健康教育及血脂防治工作刻不容缓。

本书得到了各省、自治区、直辖市相关部门的大力支持；全国31个省级项目工作组及205个监测点的5 000余名调查队员直接参与本轮监测工作。全国有25万余名监测对象积极配合调查,10 万余名监测对象参与了血液生化指标的检测。财政部通过转移支付的方式从经费上保障了本轮监测的顺利开展,对此表示由衷的感谢!

　　为了进一步提高本书的质量,以供再版时修改,因而诚恳地希望各位读者、专家提出宝贵意见。

张　坚　赵文华

2019 年 3 月

# 监测现场工作组成员

（以姓氏笔画为序）

丁钢强　于文涛　于冬梅　马冠生　王　寻　王　杰　王　睿　王志宏　王丽娟
王京钟　王惠君　毛德倩　田　园　付　萍　朴建华　刘开泰　刘爱玲　许晓丽
孙　静　苏　畅　杜文雯　李　敏　李　婕　李卫东　李文仙　李丽祥　杨丽琛
杨艳华　杨振宇　杨晓光　何　丽　何宇纳　宋鹏坤　张　伋　张　宇　张　坚
张　兵　张　倩　张继国　陈　竞　庞学红　房红芸　孟丽萍　赵　彤　赵文华
赵丽云　胡小琪　胡贻椿　荫士安　段一凡　贾凤梅　贾珊珊　徐海泉　郭齐雅
黄　建　黄振武　赖建强　满青青　霍军生

# 目　　录

# 第一章
## 绪　论

### 一、调查背景

血脂异常是指血清总胆固醇（TC）增高、甘油三酯（TG）升高以及高密度脂蛋白胆固醇（HDL-C）降低。大量研究已证实血清总 TC 增高、低密度脂蛋白胆固醇（LDL-C）增高以及 HDL-C 降低是冠心病（CHD）、缺血性脑卒中等动脉粥样硬化性疾病的主要危险因素。血脂异常的发生受遗传和环境因素共同影响。研究证实人群血脂异常的流行与饮食、行为等生活方式密切相关。

近 30 年来，国内开展的大规模心血管病流行病学研究，包括中国多省市心血管病及危险因素的人群监测（中国 MONICA 研究，25～64 岁，1984—1993 年）研究、中美心血管病流行病学协作研究（35～54 岁，1981—2001 年）、11 省市心血管病危险因素队列研究（24～64 岁，1992 年）、心脑血管疾病高发区、低发区的危险因素及流行趋势的对比研究（35～59 岁，1992—1994 年）、中国脑血管病流行病学研究（40 岁以上，1993 年）、亚洲心血管病合作研究（35～74 岁，2000—2001 年）、第 4 次全国营养调查（18 岁及以上，2002 年）、第二次中国临床血脂控制状况多中心协作研究（23～91 岁，2006 年）、中国慢性病及其危险因素监测（18 岁及以上，每 3 年一次，已完成 2004 年、2007 年、2010 年三轮监测）均将血脂水平的调查和长期监测作为研究的重要内容。这些研究均提示了中国人群血脂水平迅速升高，且具有明显的地区差异、城乡差异和性别差异。

在原卫计委疾控局的领导下，中国疾病预防控制中心营养与健康所 2010—2012 在全国组织了中国居民营养与健康状况监测工作，分阶段完成了覆盖 31 个省（直辖市、自治区）150 个监测点分大城市、中小城市、普通农村和贫困农村四层的 6 岁及以上居民营养与健康监测，最后形成包含约 25 万样本人群、具有全国代表性的膳食营养和健康数据库。其中关于血脂水平和血脂异常患病率的调查是重要内容之一。本报告将分析 2012 年中国成人血脂水平和血脂异常患病率流行状况，同时探讨 2002—2012 年这 10 年来我国成人血脂状况的变化趋势，这将为制定国家血脂防治策略提供重要依据。

### 二、调查目的

掌握中国居民 TC、TG、HDL-C、LDL-C 等血脂指标的平均水平和血脂异常患病率的分布状况；了解膳食、身体活动水平、超重肥胖等因素对人群血脂水平及血脂异常患病率的影响；了解居民血脂检测率、血脂异常知晓率及血脂异常治疗率现状；为血脂异常及相关慢性病的预防控制提供科学依据。

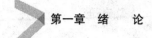

## 三、调查对象与抽样方法

### （一）调查对象

调查对象为 2012 年中国居民营养与健康状况调查中 18 岁及以上的所有采集静脉血的人群。

### （二）抽样方法

2012 年中国居民营养与健康状况监测采用分层多阶段与人口成比例的整群随机抽样的方法（PPS），通过样本估计总体。由国家统计局应用 2009 年人口普查数据，在我国城市和农村抽样框中，直接完成了样本县（市/区）和村（居）委会的抽样工作。再由县（区）级疾病预防控制中心项目工作组按照国家项目组指定的统一抽样原则完成样本户的抽样。抽取的样本具有全国代表性，并具有大城市、中小城市、普通农村和贫困农村四级代表性。同时，以等容和等比为基本条件，每个监测点抽取 6 个村（居）委会的 450 户约 1 000 人作为监测点的最小样本量进行调查。县（区）级行政单位分层及抽样框建立方法、样本量的计算和分配等详见《中国居民营养与健康状况监测 2010—2013 年综合报告》。根据本村（居）委会住户分布的实际情况，按地理位置（楼群/村民小组）分成每 25 户为一群，将剩余户与邻近楼群或村民小组中的住户组织为一群，使所有住户都在抽样群中，按简单随机抽样原则，每村（居）委会随机抽取中对每个抽中的村（居）委会随机抽取 3 个群组成调查样本。需要强调的是，本次抽样调查样本以满足对全国以及 4 类地区的代表性为原则，而对各省、直辖市、自治区无代表性。

## 四、调查时间和进度

1. 现场调查　北方 2010—2012 年 8 月～10 月，南方 2010—2012 年 8 月～12 月。
2. 血脂实验室检测　2013 年 1 月～2014 年 1 月。
3. 数据清理与数据库建立　2013 年 3 月～2014 年 5 月。
4. 数据分析与结果报告　2014 年 6 月～8 月。

## 五、调查与分析内容

本报告从血脂测定人群基本状况分布、血脂水平、各种血脂指标的患病率、血脂检测、血脂异常知晓、治疗情况以及血脂影响因素几方面进行分析，涉及指标包括：调查人群地区、性别、年龄、职业、文化程度、家庭收入；血清 TC、血清 TG、血清 HDL-C、血清 LDL-C 水平；血脂检测、血脂异常知晓、治疗情况以及各种膳食信息。这些指标包含在家庭基本状况调查表、个人健康状况调查表、24 小时膳食回顾调查表、身体活动调查表和医学体检表中。

## 六、血脂检测指标与方法

采集调查对象空腹 10～14 小时的静脉血于 4ml 真空采血分离胶管，放置 30 分钟后，按 1 500g/min 离心 15 分钟（转速根据离心机半径来决定），避光分离血清存放于冻存管并放入冷藏保温箱，在尽可能短的时间内专人负责将血样运送至各省疾病预防控制中心实验室，交专人接收并存放于 −20℃ 冰箱中。现场工作结束后，由省疾病预防控制中心集中低温运输至国家实验室进行血脂集中检测。检测由中国疾病预防控制中心中心实验室、中国疾病预防控制中心营养与健康所老年与临床营养室、北京市疾病预防控制中心中心实验室承担。测定指标及方法如下：

TC：胆固醇氧化酶法（CHOD-PAP）。

TG：磷酸甘油氧化酶法（GPO-PAP）。

HDL-C：直接测定法。

LDL-C 是采用 Friedewald 公式（*TC-HDL-C-TG/2.2*）计算得到的。

## 七、数据清理原则、统计方法与结果表述

**数据清理原则**：对于个人编号、家庭编号、性别、年龄等关键变量缺失的研究对象予以剔除。将 TC 测定值>12.93mmol/L 或<1.50mmol/L、TG 测定值>11.29mmol/L 或<0.22mmol/L、HDL-C 测定值>3.90mmol/L 或<0.39mmol/L、HDL-C 测定值大于 TC 测定值者判定为异常值，予以剔除。血浆 LDL-C 通过计算得到。对于 TG>4.51mmol/L 者不予计算 LDL-C。

在分析膳食、营养因素对血脂异常的影响时，对于已患有血脂异常并控制膳食的研究对象以及 24 小时膳食回顾调查信息与家庭基本状况调查信息缺失的研究对象，予以剔除；对于个人膳食调查信息中单项指标的异常值作为缺失值处理。

**统计方法**：本专著所有统计分析过程皆由 SAS9.3 统计分析软件包分析完成。以 *P*<0.05 作为显著性判断标准。为了从本次调查的样本数据更准确地估计各种营养与健康指标的全国总体水平，采用 2009 年国家统计局公布的人口数据，进行复杂抽样加权处理（权重计算方法参见 2010—2013 年中国居民营养与健康状况监测综合报告）。

**结果表述**：经正态性检验，血浆 TC、HDL-C、LDL-C 在人群中呈近似正态分布，而 TG 呈明显的偏态分布。本报告采用加权调整均数 ± 标准误，加权调整率和率的 95%*CI* 来表示。血脂水平保留两位小数，调查人群基本特征和率均保留一位小数。各年龄组人群血脂水平（样本均数 ± 标准差）和各种血脂指标的样本率列于附表中，均保留两位小数。与 2002 年全国居民营养与健康状况调查结果进行比较时，普通农村和贫困农村的血脂水平及患病率均以农村合计的结果进行比较。

## 八、质量控制

**样品采集、运输和贮存过程中的质量控制**：省级和各调查点负责实验室工作人员均参

加国家级培训班,并在培训期间实际演练了采血及血样处理过程。所有调查点均填写了血液样品储存和运输记录表。血液样品运输前均在现场 -20℃冰箱储存,在全部调查结束后与国家队项目办公室联系,确定血样起运时间,派专人用带干冰或冷冻袋的保温箱运送至国家中心实验室。在按规定办理完交接手续后,血样储存于国家中心实验室 -80℃低温冰箱中。

**血脂指标检测过程中的内部质量控制:**

(1)承担血脂检测的实验室工作人员均经过统一培训和考核;检测仪器为经过计量认证的全自动生化仪;采用统一的检测试剂。

(2)在测定血脂指标的同时均检测不同批号、不同浓度的质控血清,每日进行 2~3 次 2 个水平的质控样品检测,分别在样本检测开始前、检测中、检测结束后进行。

(3)对于可能影响检测结果的溶血、脂血等标本的状况进行记录。

**血脂指标检测过程中的外部质量控制:**

(1)定期进行实验室间比对,保证结果的准确性。

(2)检测新鲜血清中的 HDL-C,与设在原卫生部老年医学研究所的美国 CDC 网络实验室进行比对,偏差在 10% 以内。

(3)从实验室建立至今都通过了国家卫生健康委临床检验中心室间质量评价(3 次 / 年,5 个浓度标本 / 次)的考核。

(4)质控品测定数量:大城市 508 个,中小城市 166 个。普通农村 151 个,贫困农村 78 个。

(5)质控品结果评价:以 TC 结果为例,选择质控批号为 9001 的质控血清(靶值为 6.39mmol/L),根据每日测定均值和连续一个月的均值及标准差进行质控图绘制。结果显示每日测定均值均落在 1 个标准差之内,说明测定结果的准确和稳定(图 1-1)。

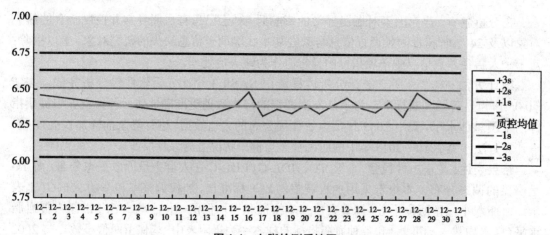

图 1-1 血脂检测质控图

## 九、血脂异常分类标准

本报告 18 岁及以上成人(以下简称成人)血脂异常的判断标准以血脂异常防治对策专题组《中国成人血脂异常防治指南》(2007 版)为依据。另外,与 2002 年结果进行比较时,我

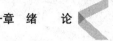

们将 2010—2012 年血脂数据按照 2002 年报告采用的诊断标准即《中国成人血脂异常防治指南》1997 版重新进行血脂异常的判定（表 1-1）。

**表 1-1 中国成人血脂异常的诊断标准**

| | 《中国成人血脂异常防治指南》1997 版 | 《中国成人血脂异常防治指南》2007 版 |
|---|---|---|
| 血清胆固醇（TC，mmol/L） | | |
| 边缘升高 | 5.20≤TC≤5.71（200～219mg/dl） | 5.18≤TC≤6.19（200～239mg/dl） |
| 升高 | ≥5.72（220mg/dl） | ≥6.22（240mg/dl） |
| 血清甘油三酯（TG，mmol/L） | | |
| 边缘升高 | | 1.70≤TG≤2.25（150～199mg/dl） |
| 升高 | ≥1.70（150mg/dl） | ≥2.26（200mg/dl） |
| 血清 HDL-C（mmol/L） | | |
| 减低 | <0.91（35mg/dl） | <1.04（40mg/dl） |
| 升高 | | ≥1.55（60mg/dl） |
| 血清 LDL-C（mmol/L） | | |
| 边缘升高 | 3.12≤LDL-C<3.64（120～139mg/dl） | 3.37≤LDL-C<4.12（130～159mg/dl） |
| 升高 | ≥3.64（140mg/dl） | ≥4.14（160mg/dl） |
| 血脂异常分类：有以下三种中的一种就为血脂异常 | | |
| 高胆固醇血症 | 血清 TC 水平增高 | 血清 TC 水平增高 |
| 高甘油三酯血症 | 血清 TG 水平增高 | 血清 TG 水平增高 |
| 低高密度脂蛋白血症 | 血清高密度脂蛋白水平减低 | 血清高密度脂蛋白水平减低 |

## 第二章

# 血脂调查人群基本特征

### 一、血脂调查人群按年龄、性别及地区分布

2010—2012 年可用于分析的中国 18 岁及以上成年居民共 106 673 人,其中男性 45 595 人(42.7%),女性 61 078 人(57.3%)。18～44 岁青年 33 771 人(31.7%),45～59 岁中年 40 001 人(37.5%),60 岁及以上的老年 32 901 人(30.8%)。

中国城市 18 岁及以上成年居民共 54 042 人,其中大城市 23 748 人(43.9%),中小城市 30 294 人(56.1%),男性 22 308 人(41.3%),女性 31 734 人(58.7%)。18～44 岁、45～59 岁和 60 岁及以上人群分别为 15 854 人(29.3%)、20 234 人(37.5%)和 17 954 人(33.2%)。

中国农村 18 岁及以上成年居民共 52 631 人,其中男性 23 287 人(44.2%),女性 29 344 人(55.8%)。18～44 岁、45～59 岁和 60 岁及以上人群分别为 17 917 人(34.0%)、19 767 人(37.6%)和 14 947 人(28.4%)。普通农村 34 381 人,贫困农村 18 250 人(表 2-1、表 2-2)。

表 2-1　血脂调查人群按性别、年龄分布

| 年龄 | 全国 | | | | 城市 | | | | 农村 | | | |
| | 男性 | | 女性 | | 男性 | | 女性 | | 男性 | | 女性 | |
| | N | % | N | % | N | % | N | % | N | % | N | % |
| 合计 | 45 595 | 100.0 | 61 078 | 100.0 | 22 308 | 100.0 | 31 734 | 100.0 | 23 287 | 100.0 | 29 344 | 100.0 |
| 18～ | 13 558 | 29.7 | 20 213 | 33.1 | 6 128 | 27.5 | 9 726 | 30.6 | 7 430 | 31.9 | 10 487 | 35.7 |
| 45～ | 16 603 | 36.4 | 23 398 | 38.3 | 7 989 | 35.8 | 12 245 | 38.6 | 8 614 | 37.0 | 11 153 | 38.0 |
| 60～ | 15 434 | 33.9 | 17 467 | 28.6 | 8 191 | 36.7 | 9 763 | 30.8 | 7 243 | 31.1 | 7 704 | 26.3 |

表 2-2　血脂调查人群按地区、年龄分布

| | 全国 | | 大城市 | | 中小城市 | | 普通农村 | | 贫困农村 | |
| | N | % | N | % | N | % | N | % | N | % |
| 合计 | 106 673 | 100.0 | 23 748 | 100.0 | 30 294 | 100.0 | 34 381 | 100.0 | 18 250 | 100.0 |
| 18～ | 33 771 | 31.7 | 6 581 | 27.7 | 9 273 | 30.6 | 10 904 | 31.7 | 7 013 | 38.4 |
| 45～ | 40 001 | 37.5 | 8 701 | 36.6 | 11 533 | 38.1 | 13 395 | 39.0 | 6 372 | 34.9 |
| 60～ | 32 901 | 30.8 | 8 466 | 35.7 | 9 488 | 31.3 | 10 082 | 29.3 | 4 865 | 26.7 |

## 二、血脂调查人群的职业分布

成人血脂调查人群中,农林牧渔水利业生产人员占39.9%,家务占16.1%,离退休人员占16.3%,专业技术人员占3.8%,商业、服务业人员占6.4%,生产运输设备操作人员占2.2%,行政、企事业负责人占2.0%,待业占2.9%,其他劳动者占7.2%(表2-3)。

表2-3 成人的职业构成 /%

| | 合计 | | 城市小计 | | 农村小计 | | 大城市 | | 中小城市 | | 普通农村 | | 贫困农村 | |
|---|---|---|---|---|---|---|---|---|---|---|---|---|---|---|
| | N | % | N | % | N | % | N | % | N | % | N | % | N | % |
| 调查人数 | 106 673 | 100.0 | 54 042 | 100.0 | 52 631 | 100.0 | 23 748 | 100.0 | 30 294 | 100.0 | 34 381 | 100.0 | 18 250 | 100.0 |
| 在校学生 | 741 | 0.7 | 418 | 0.8 | 323 | 0.6 | 231 | 1.0 | 187 | 0.6 | 230 | 0.7 | 93 | 0.5 |
| 家务 | 17 152 | 16.1 | 7 758 | 14.4 | 9 394 | 17.9 | 2 264 | 9.5 | 5 494 | 18.1 | 5 913 | 17.2 | 3 481 | 19.1 |
| 待业 | 3 142 | 2.9 | 2 610 | 4.8 | 532 | 1.0 | 1 498 | 6.3 | 1 112 | 3.7 | 399 | 1.2 | 133 | 0.7 |
| 离退休人员 | 17 390 | 16.3 | 16 247 | 30.1 | 1 143 | 2.2 | 10 422 | 43.9 | 5 825 | 19.2 | 930 | 2.7 | 213 | 1.2 |
| 行政、企事业单位负责人 | 2 087 | 2.0 | 1 707 | 3.2 | 380 | 0.7 | 944 | 4.0 | 763 | 2.5 | 245 | 0.7 | 135 | 0.7 |
| 专业技术人员 | 4 025 | 3.8 | 3 189 | 5.9 | 836 | 1.6 | 1 638 | 6.9 | 1 551 | 5.1 | 532 | 1.5 | 304 | 1.7 |
| 办事人员和有关人员 | 2 623 | 2.5 | 2 282 | 4.2 | 341 | 0.6 | 1 386 | 5.8 | 896 | 3.0 | 246 | 0.7 | 95 | 0.5 |
| 商业、服务业人员 | 6 833 | 6.4 | 4 972 | 9.2 | 1 861 | 3.5 | 2 369 | 10.0 | 2 603 | 8.6 | 1 500 | 4.4 | 361 | 2.0 |
| 农林牧渔水利业生产 | 42 544 | 39.9 | 8 020 | 14.8 | 34 524 | 65.6 | 182 | 0.8 | 7 838 | 25.9 | 22 113 | 64.3 | 12 411 | 68.0 |
| 生产运输设备操作人员 | 2 415 | 2.2 | 1 594 | 2.9 | 821 | 1.6 | 495 | 2.1 | 1 099 | 3.6 | 680 | 2.0 | 141 | 0.8 |
| 其他劳动者* | 7 721 | 7.2 | 5 245 | 9.7 | 2 476 | 4.7 | 2 319 | 9.7 | 2 926 | 9.7 | 1 593 | 4.6 | 883 | 4.8 |

注:*包括军人

## 三、血脂调查人群的文化程度分布

18岁及以上调查对象有文化程度记录者106 673人,其中小学及以下占42.5%,初中34.6%,高中/中专15.5%,大专/职大4.6%,大学及以上2.8%(表2-4)。

表2-4　成人的文化程度构成 /%

| | 合计 | | 城市小计 | | 农村小计 | | 大城市 | | 中小城市 | | 普通农村 | | 贫困农村 | |
|---|---|---|---|---|---|---|---|---|---|---|---|---|---|---|
| | N | % | N | % | N | % | N | % | N | % | N | % | N | % |
| 调查人数 | 106 673 | 100.0 | 54 042 | 100.0 | 52 631 | 100.0 | 23 748 | 100.0 | 30 294 | 100.0 | 34 381 | 100.0 | 18 250 | 100.0 |
| 文盲 | 13 663 | 12.8 | 4 251 | 7.9 | 9 412 | 17.9 | 1 203 | 5.1 | 3 048 | 10.1 | 4 818 | 14.0 | 4 594 | 25.2 |
| 小学 | 31 659 | 29.7 | 11 729 | 21.7 | 19 930 | 37.9 | 3 762 | 15.8 | 7 967 | 26.3 | 12 936 | 37.6 | 6 994 | 38.3 |
| 初中 | 36 907 | 34.6 | 18 560 | 34.4 | 18 347 | 34.8 | 7 580 | 31.9 | 10 980 | 36.3 | 13 101 | 38.1 | 5 246 | 28.7 |
| 高中中专 | 16 556 | 15.5 | 12 396 | 22.9 | 4 160 | 7.9 | 6 543 | 27.6 | 5 853 | 19.3 | 2 974 | 8.7 | 1 186 | 6.5 |
| 大专职大 | 4 873 | 4.6 | 4 334 | 8.0 | 539 | 1.0 | 2 687 | 11.3 | 1 647 | 5.4 | 378 | 1.1 | 161 | 0.9 |
| 大学及以上 | 3 015 | 2.8 | 2 772 | 5.1 | 243 | 0.5 | 1 973 | 8.3 | 799 | 2.6 | 174 | 0.5 | 69 | 0.4 |

## 四、血脂调查人群的家庭年收入分布

血脂调查人群来自 58 469 户家庭，调查对象家庭人均年收入水平主要集中在 5 000 元及以下和 5 000~9 999 元，分别占 25.5% 和 23.6%；10 000~14 999 元、15 000~19 999 元、20 000~24 999 元、25 000~29 999 元、30 000~34 999 元、35 000~39 999 元、40 000 元以上及选择"不回答"的家庭分别占 18.6%、9.9%、7.0%、2.9%、2.2%、1.3%、3.1% 和 5.9%（表2-5）。

表2-5　血脂调查人群家庭人均年收入构成 /%

| | 合计 | | 城市小计 | | 农村小计 | | 大城市 | | 中小城市 | | 普通农村 | | 贫困农村 | |
|---|---|---|---|---|---|---|---|---|---|---|---|---|---|---|
| | N | % | N | % | N | % | N | % | N | % | N | % | N | % |
| 调查户数 / 户 | 58 469 | 100 | 29 753 | 100.0 | 28 716 | 100.0 | 13 367 | 100.0 | 16 386 | 100.0 | 18 283 | 100.0 | 10 433 | 100.0 |
| <5 000 | 14 904 | 25.5 | 4 659 | 15.7 | 10 223 | 35.6 | 1 261 | 9.4 | 3 359 | 20.5 | 5 490 | 30.0 | 4 809 | 46.1 |
| 5 000~9 999 | 13 799 | 23.6 | 5 549 | 18.6 | 8 236 | 28.7 | 1 747 | 13.1 | 3 769 | 23.0 | 5 245 | 28.7 | 2 990 | 28.7 |
| 10 000~14 999 | 10 864 | 18.6 | 5 921 | 19.9 | 4 939 | 17.2 | 2 554 | 19.1 | 3 359 | 20.5 | 3 529 | 19.3 | 1 384 | 13.3 |
| 15 000~19 999 | 5 794 | 9.9 | 3 877 | 13.0 | 1 927 | 6.7 | 2 006 | 15.0 | 1 884 | 11.5 | 1 446 | 7.9 | 463 | 4.5 |
| 20 000~24 999 | 4 099 | 7.0 | 2 993 | 10.1 | 1 114 | 3.9 | 1 686 | 12.6 | 1 327 | 8.1 | 810 | 4.4 | 295 | 2.8 |

续表

| | 合计 | | 城市小计 | | 农村小计 | | 大城市 | | 中小城市 | | 普通农村 | | 贫困农村 | |
|---|---|---|---|---|---|---|---|---|---|---|---|---|---|---|
| | N | % | N | % | N | % | N | % | N | % | N | % | N | % |
| 25 000～ 29 999 | 1 713 | 2.9 | 1 309 | 4.4 | 408 | 1.4 | 799 | 6.0 | 524 | 3.2 | 316 | 1.7 | 88 | 0.8 |
| 30 000～ 34 999 | 1 275 | 2.2 | 982 | 3.3 | 296 | 1.0 | 631 | 4.7 | 360 | 2.2 | 249 | 1.4 | 45 | 0.4 |
| 35 000～ 39 999 | 766 | 1.3 | 646 | 2.2 | 123 | 0.4 | 436 | 3.3 | 213 | 1.3 | 106 | 0.6 | 15 | 0.1 |
| ≥40 000 | 1 830 | 3.1 | 1 455 | 4.9 | 379 | 1.3 | 905 | 6.8 | 557 | 3.4 | 316 | 1.7 | 56 | 0.5 |
| 不回答 | 3 426 | 5.9 | 2 362 | 7.9 | 1 071 | 3.8 | 1 342 | 10.0 | 1 032 | 6.3 | 775 | 4.3 | 288 | 2.8 |

# 第三章
# 中国居民血脂水平

## 一、2012年成人血清TC水平

2012年18岁及以上成年人血清总胆固醇平均水平为4.50mmol/L，男性4.50mmol/L，女性4.50mmol/L，18～44岁为4.27mmol/L，45～59岁为4.77mmol/L，60岁及以上为4.85mmol/L，总胆固醇水平随年龄增加而增高。城市和农村人群总胆固醇水平分别为4.58mmol/L和4.41mmol/L，城市高于农村。大城市、中小城市、普通农村和贫困农村人群总胆固醇水平分别为4.66mmol/L、4.57mmol/L、4.46mmol/L、4.30mmol/L，大城市最高，贫困农村最低（表3-1）。

表3-1　2012年中国居民血清TC平均值按地区、年龄及性别分布（单位：mmol/L）

| | 合计 | | 城市小计 | | 农村小计 | | 大城市 | | 中小城市 | | 普通农村 | | 贫困农村 | |
|---|---|---|---|---|---|---|---|---|---|---|---|---|---|---|
| | $\bar{x}$ | SE | $\bar{x}$ | SE | $\bar{x}$ | SE | $\bar{x}$ | SE | $\bar{x}$ | SE | $\bar{x}$ | SE | $\bar{x}$ | SE |
| 合计 | 4.50 | 0.03 | 4.58 | 0.05 | 4.41 | 0.04 | 4.66 | 0.04 | 4.57 | 0.06 | 4.46 | 0.05 | 4.30 | 0.06 |
| 男 | 4.50 | 0.03 | 4.58 | 0.05 | 4.42 | 0.04 | 4.64 | 0.03 | 4.57 | 0.06 | 4.48 | 0.05 | 4.29 | 0.06 |
| 女 | 4.50 | 0.03 | 4.58 | 0.05 | 4.41 | 0.04 | 4.69 | 0.05 | 4.57 | 0.06 | 4.45 | 0.05 | 4.32 | 0.06 |
| 18～44岁 | | | | | | | | | | | | | | |
| 小计 | 4.27 | 0.03 | 4.33 | 0.05 | 4.22 | 0.04 | 4.37 | 0.03 | 4.33 | 0.05 | 4.26 | 0.05 | 4.15 | 0.06 |
| 男 | 4.37 | 0.04 | 4.44 | 0.05 | 4.30 | 0.04 | 4.49 | 0.04 | 4.44 | 0.06 | 4.36 | 0.06 | 4.19 | 0.06 |
| 女 | 4.17 | 0.03 | 4.22 | 0.05 | 4.13 | 0.04 | 4.25 | 0.04 | 4.21 | 0.05 | 4.15 | 0.05 | 4.10 | 0.06 |
| 45～59岁 | | | | | | | | | | | | | | |
| 小计 | 4.77 | 0.04 | 4.85 | 0.05 | 4.67 | 0.04 | 4.90 | 0.04 | 4.84 | 0.06 | 4.73 | 0.05 | 4.53 | 0.07 |
| 男 | 4.69 | 0.04 | 4.76 | 0.06 | 4.61 | 0.04 | 4.79 | 0.04 | 4.75 | 0.07 | 4.66 | 0.05 | 4.47 | 0.07 |
| 女 | 4.85 | 0.04 | 4.94 | 0.06 | 4.74 | 0.04 | 5.01 | 0.04 | 4.93 | 0.06 | 4.80 | 0.05 | 4.59 | 0.07 |
| ≥60岁 | | | | | | | | | | | | | | |
| 小计 | 4.85 | 0.04 | 4.93 | 0.05 | 4.76 | 0.05 | 5.01 | 0.05 | 4.92 | 0.06 | 4.83 | 0.06 | 4.59 | 0.06 |
| 男 | 4.64 | 0.03 | 4.71 | 0.05 | 4.57 | 0.04 | 4.79 | 0.05 | 4.70 | 0.06 | 4.64 | 0.06 | 4.42 | 0.07 |
| 女 | 5.04 | 0.04 | 5.14 | 0.06 | 4.94 | 0.06 | 5.21 | 0.05 | 5.12 | 0.08 | 5.02 | 0.05 | 4.76 | 0.07 |

从样本TC水平的百分位数来看，均数和第50百分位随年龄升高变化趋势保持一致。50岁之前，TC百分位数均呈现随年龄增加而上升的趋势，50～70岁TC百分位数随年龄增加上升速度变缓，70岁以后第95、97.5、99百分位呈小幅下降（图3-1）。

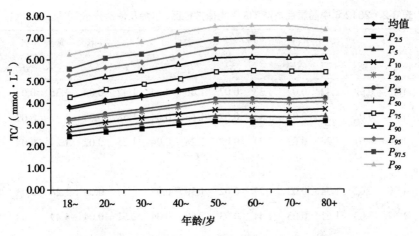

图 3-1  调查人群血清 TC 水平均值及百分位数分布

与 2002 年全国居民营养与健康状况调查相比，全国平均 TC 水平由 3.81mmol/L 上升到 4.50mmol/L，平均增加了 0.69mmol/L，其中城市平均 TC 水平由 3.96mmol/L 上升到 4.58mmol/L，平均增加了 0.62mmol/L，农村平均 TC 水平由 3.75mmol/L 上升到 4.41mmol/L，平均增加了 0.66mmol/L（图 3-2）。

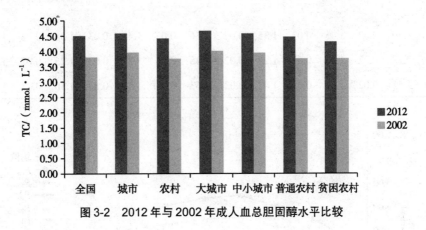

图 3-2  2012 年与 2002 年成人血总胆固醇水平比较

## 二、2012 年成人血清 TG 水平

2012 年 18 岁及以上成年人血清甘油三酯平均水平为 1.38mmol/L，男性 1.51mmol/L，女性 1.25mmol/L，男性高于女性。18～44 岁为 1.30mmol/L，45～59 岁为 1.53mmol/L，60 岁及以上为 1.40mmol/L。城市和农村人群甘油三酯水平分别为 1.42mmol/L 和 1.33mmol/L，城市高于农村。大城市、中小城市、普通农村和贫困农村人群甘油三酯水平分别为 1.46mmol/L、1.42mmol/L、1.36mmol/L、1.27mmol/L（表 3-2）。

TG 的第 2.5、5、10、20 和 25 百分位从 18 岁开始至老年基本保持平稳；第 50、75 百分位和平均值随年龄增加而升高，在 50 岁后呈下降趋势；第 90、95、97.5 和 99 百分位则在 40 岁之前随年龄增长明显增高，至 40 岁后随年龄增加降低趋势明显（图 3-3）。

表 3-2 2012 年中国居民血清 TG 平均值按地区、年龄及性别分布（单位: mmol/L）

| | 合计 | | 城市小计 | | 农村小计 | | 大城市 | | 中小城市 | | 普通农村 | | 贫困农村 | |
|---|---|---|---|---|---|---|---|---|---|---|---|---|---|---|
| | $\bar{x}$ | SE | $\bar{x}$ | SE | $\bar{x}$ | SE | $\bar{x}$ | SE | $\bar{x}$ | SE | $\bar{x}$ | SE | $\bar{x}$ | SE |
| 合计 | 1.38 | 0.02 | 1.42 | 0.02 | 1.33 | 0.02 | 1.46 | 0.04 | 1.42 | 0.03 | 1.36 | 0.03 | 1.27 | 0.02 |
| 男 | 1.51 | 0.02 | 1.59 | 0.03 | 1.43 | 0.02 | 1.63 | 0.04 | 1.58 | 0.03 | 1.47 | 0.03 | 1.33 | 0.02 |
| 女 | 1.25 | 0.01 | 1.26 | 0.02 | 1.23 | 0.02 | 1.28 | 0.04 | 1.25 | 0.02 | 1.24 | 0.02 | 1.21 | 0.03 |
| 18~44 岁 | | | | | | | | | | | | | | |
| 小计 | 1.30 | 0.02 | 1.34 | 0.02 | 1.27 | 0.02 | 1.30 | 0.03 | 1.34 | 0.03 | 1.28 | 0.02 | 1.22 | 0.02 |
| 男 | 1.52 | 0.02 | 1.61 | 0.03 | 1.44 | 0.03 | 1.58 | 0.04 | 1.61 | 0.04 | 1.49 | 0.04 | 1.35 | 0.03 |
| 女 | 1.07 | 0.01 | 1.05 | 0.02 | 1.08 | 0.02 | 1.00 | 0.03 | 1.06 | 0.02 | 1.07 | 0.02 | 1.09 | 0.03 |
| 45~59 岁 | | | | | | | | | | | | | | |
| 小计 | 1.53 | 0.02 | 1.58 | 0.03 | 1.48 | 0.02 | 1.63 | 0.04 | 1.56 | 0.03 | 1.52 | 0.03 | 1.40 | 0.03 |
| 男 | 1.61 | 0.02 | 1.69 | 0.03 | 1.51 | 0.03 | 1.79 | 0.04 | 1.67 | 0.04 | 1.56 | 0.03 | 1.40 | 0.03 |
| 女 | 1.46 | 0.02 | 1.46 | 0.02 | 1.46 | 0.02 | 1.46 | 0.03 | 1.46 | 0.03 | 1.48 | 0.03 | 1.41 | 0.03 |
| ≥60 岁 | | | | | | | | | | | | | | |
| 小计 | 1.40 | 0.02 | 1.45 | 0.02 | 1.35 | 0.02 | 1.56 | 0.03 | 1.43 | 0.03 | 1.38 | 0.03 | 1.28 | 0.03 |
| 男 | 1.28 | 0.02 | 1.33 | 0.02 | 1.22 | 0.02 | 1.48 | 0.03 | 1.31 | 0.03 | 1.25 | 0.02 | 1.16 | 0.03 |
| 女 | 1.52 | 0.02 | 1.56 | 0.03 | 1.47 | 0.03 | 1.63 | 0.03 | 1.55 | 0.04 | 1.50 | 0.03 | 1.40 | 0.04 |

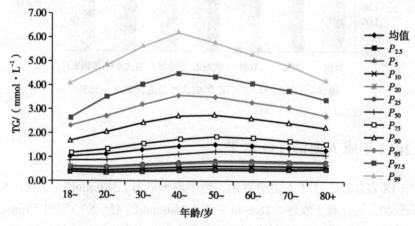

图 3-3 调查人群血清 TG 水平均值及百分位数分布

与 2002 年全国居民营养与健康状况调查相比，全国平均 TG 水平由 1.10mmol/L 上升到 1.38mmol/L，平均增加了 0.28mmol/L；其中城市平均 TG 水平由 1.16mmol/L 上升到 1.42mmol/L，平均增加了 0.26mmol/L，农村平均 TG 水平由 1.07mmol/L 上升到 1.33mmol/L，平均增加了 0.26mmol/L（图 3-4）。

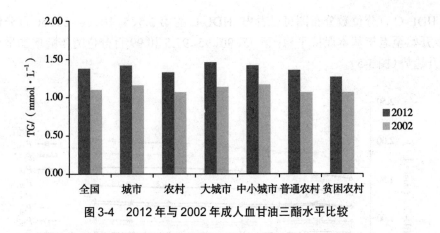

图 3-4 2012 年与 2002 年成人血甘油三酯水平比较

## 三、2012 年成人血清 HDL-C 水平

中国 18 岁及以上成年人血清高密度脂蛋白胆固醇平均水平为 1.19mmol/L，男性 1.14mmol/L，女性 1.23mmol/L，女性高于男性。18～44 岁为 1.17mmol/L，45～59 岁为 1.20mmol/L，60 岁及以上为 1.22mmol/L。不同年龄人群之间没有明显差异。城市和农村 高密度脂蛋白胆固醇分别为 1.19mmol/L 和 1.18mmol/L，城市与农村差异不大。大城市、中小城市、普通农村和贫困农村高密度脂蛋白胆固醇分别为 1.16mmol/L、1.20mmol/L、1.18mmol/L、1.18mmol/L，差异不明显（表 3-3）。

表 3-3 2012 年中国居民血清 HDL-C 平均值按地区、年龄及性别分布（单位：mmol/L）

| | 合计 | | 城市小计 | | 农村小计 | | 大城市 | | 中小城市 | | 普通农村 | | 贫困农村 | |
|---|---|---|---|---|---|---|---|---|---|---|---|---|---|---|
| | $\bar{x}$ | SE | $\bar{x}$ | SE | $\bar{x}$ | SE | $\bar{x}$ | SE | $\bar{x}$ | SE | $\bar{x}$ | SE | $\bar{x}$ | SE |
| 合计 | 1.19 | 0.01 | 1.19 | 0.01 | 1.18 | 0.02 | 1.16 | 0.01 | 1.20 | 0.02 | 1.18 | 0.02 | 1.18 | 0.03 |
| 男 | 1.14 | 0.01 | 1.14 | 0.01 | 1.15 | 0.02 | 1.09 | 0.01 | 1.15 | 0.02 | 1.15 | 0.02 | 1.15 | 0.03 |
| 女 | 1.23 | 0.01 | 1.25 | 0.01 | 1.22 | 0.02 | 1.24 | 0.02 | 1.25 | 0.02 | 1.22 | 0.02 | 1.20 | 0.03 |
| 18～44 岁 | | | | | | | | | | | | | | |
| 小计 | 1.17 | 0.01 | 1.18 | 0.01 | 1.17 | 0.02 | 1.17 | 0.01 | 1.18 | 0.01 | 1.17 | 0.02 | 1.16 | 0.03 |
| 男 | 1.12 | 0.01 | 1.11 | 0.01 | 1.12 | 0.02 | 1.08 | 0.01 | 1.12 | 0.01 | 1.12 | 0.02 | 1.13 | 0.03 |
| 女 | 1.24 | 0.01 | 1.26 | 0.01 | 1.21 | 0.02 | 1.27 | 0.02 | 1.26 | 0.02 | 1.26 | 0.02 | 1.20 | 0.03 |
| 45～59 岁 | | | | | | | | | | | | | | |
| 小计 | 1.20 | 0.01 | 1.20 | 0.01 | 1.19 | 0.02 | 1.16 | 0.01 | 1.21 | 0.02 | 1.20 | 0.02 | 1.18 | 0.03 |
| 男 | 1.17 | 0.01 | 1.16 | 0.02 | 1.18 | 0.02 | 1.08 | 0.01 | 1.17 | 0.02 | 1.18 | 0.02 | 1.18 | 0.03 |
| 女 | 1.23 | 0.01 | 1.25 | 0.01 | 1.21 | 0.02 | 1.24 | 0.02 | 1.25 | 0.02 | 1.22 | 0.02 | 1.19 | 0.03 |
| ≥60 岁 | | | | | | | | | | | | | | |
| 小计 | 1.22 | 0.01 | 1.22 | 0.02 | 1.23 | 0.02 | 1.15 | 0.02 | 1.23 | 0.02 | 1.23 | 0.02 | 1.22 | 0.03 |
| 男 | 1.21 | 0.01 | 1.20 | 0.02 | 1.23 | 0.02 | 1.12 | 0.02 | 1.22 | 0.02 | 1.23 | 0.02 | 1.22 | 0.03 |
| 女 | 1.23 | 0.01 | 1.24 | 0.02 | 1.23 | 0.02 | 1.19 | 0.02 | 1.25 | 0.02 | 1.24 | 0.02 | 1.22 | 0.03 |

由 HDL-C 百分位数分布图可以看出,HDL-C 的第 2.5、5、10、20、25、50 百分位和均值从 18 岁开始至老年基本保持平稳;第 75、90、95、97.5 和 99 百分位随年龄增加呈现缓慢平稳的上升趋势(图 3-5)。

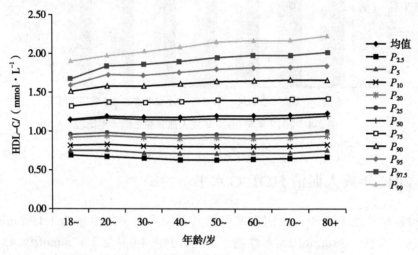

图 3-5 调查人群血清 HDL-C 水平均值及百分位数分布

与 2002 年全国居民营养与健康状况调查相比,HDL-C 水平由 2002 年的 1.30mmol/L 下降到 1.19mmol/L,平均下降了 0.11mmol/L。其中城市平均 HDL-C 水平由 1.30mmol/L 下降到 1.19mmol/L,平均下降了 0.11mmol/L,农村平均 HDL-C 水平由 1.30mmol/L 下降到 1.18mmol/L,平均下降了 0.12mmol/L。各年龄组有相同的变化趋势(图 3-6)。

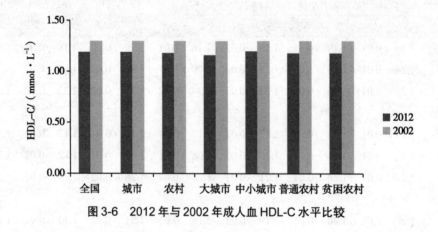

图 3-6 2012 年与 2002 年成人血 HDL-C 水平比较

## 四、2012 年成人血清 LDL-C 水平

中国 18 岁及以上成年人血清低密度脂蛋白胆固醇平均水平为 2.70mmol/L,男性 2.69mmol/L,女性 2.71mmol/L,性别之间无明显差异。18~44 岁为 2.52mmol/L,45~59 岁为 2.90mmol/L,60 岁及以上为 3.00mmol/L。低密度脂蛋白胆固醇水平有随年龄增加的

趋势。城市和农村人群低密度脂蛋白胆固醇水平分别为 2.76mmol/L 和 2.64mmol/L，城市高于农村。大城市、中小城市、普通农村和贫困农村人群低密度脂蛋白胆固醇水平分别为 2.86mmol/L、2.74mmol/L、2.68mmol/L、2.56mmol/L，大城市最高，贫困农村最低（表 3-4）。

表 3-4　2012 年中国居民血清 LDL-C 平均值按地区、年龄及性别分布（单位：mmol/L）

| | 合计 | | 城市小计 | | 农村小计 | | 大城市 | | 中小城市 | | 普通农村 | | 贫困农村 | |
|---|---|---|---|---|---|---|---|---|---|---|---|---|---|---|
| | $\bar{x}$ | SE | $\bar{x}$ | SE | $\bar{x}$ | SE | $\bar{x}$ | SE | $\bar{x}$ | SE | $\bar{x}$ | SE | $\bar{x}$ | SE |
| 合计 | 2.70 | 0.03 | 2.76 | 0.04 | 2.64 | 0.03 | 2.86 | 0.04 | 2.74 | 0.05 | 2.68 | 0.04 | 2.56 | 0.04 |
| 男 | 2.69 | 0.03 | 2.75 | 0.05 | 2.64 | 0.03 | 2.84 | 0.03 | 2.73 | 0.05 | 2.68 | 0.04 | 2.54 | 0.05 |
| 女 | 2.71 | 0.03 | 2.77 | 0.05 | 2.64 | 0.03 | 2.88 | 0.05 | 2.75 | 0.05 | 2.68 | 0.04 | 2.57 | 0.04 |
| 18～44 岁 | | | | | | | | | | | | | | |
| 小计 | 2.52 | 0.03 | 2.56 | 0.04 | 2.49 | 0.03 | 2.63 | 0.03 | 2.55 | 0.05 | 2.52 | 0.04 | 2.43 | 0.05 |
| 男 | 2.59 | 0.03 | 2.63 | 0.04 | 2.55 | 0.04 | 2.72 | 0.03 | 2.62 | 0.05 | 2.59 | 0.05 | 2.46 | 0.05 |
| 女 | 2.46 | 0.03 | 2.49 | 0.04 | 2.43 | 0.03 | 2.53 | 0.03 | 2.48 | 0.05 | 2.45 | 0.05 | 2.41 | 0.05 |
| 45～59 岁 | | | | | | | | | | | | | | |
| 小计 | 2.90 | 0.03 | 2.96 | 0.05 | 2.83 | 0.03 | 3.03 | 0.03 | 2.94 | 0.06 | 2.87 | 0.04 | 2.72 | 0.05 |
| 男 | 2.83 | 0.03 | 2.87 | 0.05 | 2.77 | 0.03 | 2.94 | 0.03 | 2.86 | 0.06 | 2.81 | 0.04 | 2.68 | 0.05 |
| 女 | 2.97 | 0.03 | 3.05 | 0.05 | 2.89 | 0.03 | 3.12 | 0.03 | 3.03 | 0.06 | 2.93 | 0.04 | 2.77 | 0.05 |
| ≥60 岁 | | | | | | | | | | | | | | |
| 小计 | 3.00 | 0.03 | 3.06 | 0.06 | 2.93 | 0.04 | 3.17 | 0.05 | 3.04 | 0.07 | 2.98 | 0.05 | 2.80 | 0.05 |
| 男 | 2.86 | 0.03 | 2.91 | 0.05 | 2.80 | 0.04 | 3.02 | 0.05 | 2.89 | 0.06 | 2.85 | 0.05 | 2.68 | 0.05 |
| 女 | 3.13 | 0.04 | 3.20 | 0.06 | 3.05 | 0.04 | 3.30 | 0.06 | 3.18 | 0.07 | 3.11 | 0.05 | 2.92 | 0.05 |

从样本 LDL-C 水平的百分位数来看，LDL-C 与 TC 的分布表现一致。50 岁之前，LDL-C 百分位数均呈现随年龄增加而缓慢上升的趋势，50 岁后 LDL-C 百分位数随年龄增加上升速度变缓（图 3-7）。

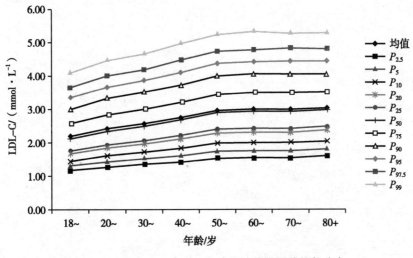

图 3-7　调查人群血清 LDL-C 水平均值及百分位数分布

与 2002 年全国居民营养与健康状况调查相比，LDL-C 水平由 1.99mmol/L 增加到 2.70mmol/L，增加了 0.71mmol/L；其中城市平均 LDL-C 水平由 2.11mmol/L 增加到 2.76mmol/L，平均上升了 0.65mmol/L，农村平均 LDL-C 水平由 1.93mmol/L 上升到 2.64mmol/L，平均上升了 0.71mmol/L（图 3-8）。

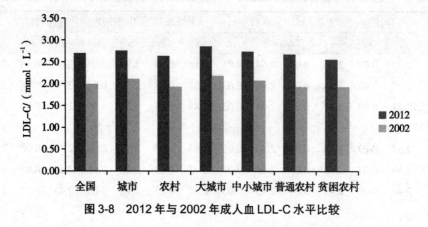

图 3-8　2012 年与 2002 年成人血 LDL-C 水平比较

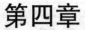

# 第四章
# 中国居民血脂异常状况

本报告对 2012 年成人高胆固醇血症、胆固醇边缘升高、高甘油三酯血症、甘油三酯边缘升高、低高密度脂蛋白胆固醇血症、高低密度脂蛋白胆固醇血症、低密度脂蛋白胆固醇边缘升高、血脂异常进行分析。在与 2002 年中国居民营养与健康状况调查血脂异常结果进行比较时,按照 2002 年采用的血脂异常诊断标准重新计算了 2012 年的各项血脂异常率。

## 一、血脂异常患病率

### (一)成人高胆固醇血症患病率

2012 年我国 18 岁及以上成年人高胆固醇血症患病率为 4.9%,男性 4.7%,女性 5.1%,女性略高于男性。18~44 岁、45~59 岁、60 岁及以上人群患病率分别为 2.9%、7.1%、8.6%。患病率随年龄增加而增高。城市和农村高胆固醇血症患病率分别为 5.6% 和 4.3%,城市高于农村。大城市、中小城市、普通农村和贫困农村高胆固醇血症患病率分别为 6.0%、5.5%、4.7%、3.5%(表 4-1)。

表 4-1　2012 年 18 岁以上居民高胆固醇血症患病率 /%

|  | 全国合计 | | 城市合计 | | 农村合计 | | 大城市 | | 中小城市 | | 一般农村 | | 贫困农村 | |
|---|---|---|---|---|---|---|---|---|---|---|---|---|---|---|
|  | % | 95%CI | % | 95%CI | % | 95%CI | % | 95%CI | % | 95%CI | % | 95%CI | % | 95%CI |
| 合计 | 4.9 | 4.3~5.6 | 5.6 | 4.5~6.6 | 4.3 | 3.7~4.9 | 6.0 | 5.0~6.9 | 5.5 | 4.2~6.7 | 4.7 | 3.9~5.4 | 3.5 | 2.5~4.4 |
| 男 | 4.7 | 4.1~5.3 | 5.1 | 4.1~6.1 | 4.3 | 3.7~5.0 | 5.5 | 4.3~6.6 | 5.0 | 3.8~6.2 | 4.7 | 3.9~5.6 | 3.4 | 2.3~4.5 |
| 女 | 5.1 | 4.4~5.9 | 6.0 | 4.7~7.3 | 4.2 | 3.6~4.9 | 6.5 | 5.3~7.7 | 5.9 | 4.4~7.5 | 4.5 | 3.7~5.4 | 3.6 | 2.6~4.5 |
| 18~44 岁 | | | | | | | | | | | | | | |
| 小计 | 2.9 | 2.5~3.3 | 2.9 | 2.3~3.6 | 2.8 | 2.3~3.3 | 3.1 | 2.2~4.0 | 2.9 | 2.2~3.6 | 3.0 | 2.4~3.5 | 2.5 | 1.5~3.5 |
| 男 | 3.9 | 3.3~4.5 | 4.1 | 3.2~5.0 | 3.7 | 3.0~4.4 | 4.5 | 3.1~6.0 | 4.0 | 3.0~5.1 | 4.1 | 3.2~5.0 | 2.9 | 1.7~4.1 |
| 女 | 1.8 | 1.5~2.1 | 1.8 | 1.2~2.3 | 1.9 | 1.5~2.3 | 1.5 | 1.1~2.0 | 1.8 | 1.2~2.5 | 1.7 | 1.3~2.2 | 2.1 | 1.2~2.9 |

| | 全国合计 | | 城市合计 | | 农村合计 | | 大城市 | | 中小城市 | | 一般农村 | | 贫困农村 | |
|---|---|---|---|---|---|---|---|---|---|---|---|---|---|---|
| | % | 95%CI | % | 95%CI | % | 95%CI | % | 95%CI | % | 95%CI | % | 95%CI | % | 95%CI |
| **45~59岁** | | | | | | | | | | | | | | |
| 小计 | 7.1 | 6.1~8.2 | 8.0 | 6.3~9.8 | 6.1 | 5.1~7.0 | 7.5 | 6.4~8.5 | 8.1 | 6.0~10.3 | 6.6 | 5.4~7.8 | 4.8 | 3.4~6.1 |
| 男 | 6.2 | 5.2~7.3 | 6.7 | 4.9~8.4 | 5.7 | 4.7~6.6 | 5.9 | 4.7~7.0 | 6.8 | 4.7~9.0 | 6.1 | 4.9~7.3 | 4.7 | 3.1~6.2 |
| 女 | 8.1 | 6.9~9.3 | 9.4 | 7.5~11.3 | 6.5 | 5.5~7.5 | 9.1 | 7.8~10.5 | 9.4 | 7.1~11.8 | 7.1 | 5.8~8.5 | 4.8 | 3.5~6.2 |
| **≥60岁** | | | | | | | | | | | | | | |
| 小计 | 8.6 | 7.2~10.1 | 9.9 | 7.3~12.5 | 7.3 | 6.2~8.3 | 10.9 | 9.1~12.7 | 9.7 | 6.6~12.9 | 8.0 | 6.5~9.5 | 5.5 | 4.2~6.8 |
| 男 | 5.3 | 4.5~6.1 | 5.8 | 4.5~7.1 | 4.7 | 3.9~5.5 | 7.4 | 5.0~9.8 | 5.5 | 3.9~7.1 | 5.2 | 4.1~6.3 | 3.6 | 2.5~4.7 |
| 女 | 11.8 | 9.6~14.0 | 13.8 | 9.9~17.7 | 9.7 | 8.3~11.1 | 14.0 | 12.2~15.5 | 13.8 | 9.0~18.5 | 10.7 | 8.8~12.6 | 7.4 | 5.5~9.2 |

## （二）胆固醇边缘升高率

2012 年我国 18 岁及以上成年人胆固醇边缘升高率为 17.4%，男性 17.6%，女性 17.2%，男性与女性患病率无显著差异。18~44 岁、45~59 岁、60 岁及以上人群患病率分别为 12.4%、23.4%、25.6%。患病率随年龄增加而增高。城市和农村胆固醇边缘升高率分别为 19.2% 和 15.7%，城市高于农村。大城市、中小城市、普通农村和贫困农村胆固醇边缘升高率分别为 21.8%、18.7%、16.7%、13.4%（表4-2）。

表4-2　2012 年 18 岁以上居民胆固醇边缘升高患病率 /%

| | 全国合计 | | 城市合计 | | 农村合计 | | 大城市 | | 中小城市 | | 一般农村 | | 贫困农村 | |
|---|---|---|---|---|---|---|---|---|---|---|---|---|---|---|
| | % | 95%CI | % | 95%CI | % | 95%CI | % | 95%CI | % | 95%CI | % | 95%CI | % | 95%CI |
| 合计 | 17.4 | 16.1~18.8 | 19.2 | 17.1~21.3 | 15.7 | 14.1~17.3 | 21.8 | 19.9~23.7 | 18.7 | 16.3~21.2 | 16.7 | 14.6~18.8 | 13.4 | 11.2~15.6 |
| 男 | 17.6 | 16.1~19.2 | 19.3 | 16.9~21.6 | 16.0 | 14.2~17.8 | 20.8 | 19.3~22.4 | 19.0 | 16.2~21.8 | 17.2 | 14.8~19.6 | 13.3 | 10.8~15.8 |
| 女 | 17.2 | 15.9~18.6 | 19.1 | 17.0~21.2 | 15.3 | 13.8~16.8 | 22.8 | 19.6~25.9 | 18.5 | 15.9~21.0 | 16.1 | 14.1~18.1 | 13.4 | 11.3~15.6 |
| **18~44岁** | | | | | | | | | | | | | | |
| 小计 | 12.4 | 11.1~13.7 | 13.5 | 11.4~15.6 | 11.4 | 9.9~12.8 | 14.5 | 12.9~16.1 | 13.4 | 10.9~15.8 | 11.9 | 9.9~13.8 | 10.3 | 8.0~12.5 |
| 男 | 15.0 | 13.4~16.6 | 16.4 | 13.9~18.9 | 13.7 | 11.9~15.5 | 17.4 | 14.7~20.0 | 16.3 | 13.3~19.2 | 14.6 | 12.2~17.1 | 11.8 | 9.2~14.4 |
| 女 | 9.6 | 8.4~10.8 | 10.5 | 8.4~12.5 | 8.8 | 7.6~10.0 | 11.4 | 10.0~12.7 | 10.3 | 7.9~12.8 | 8.9 | 7.4~10.5 | 8.6 | 6.7~10.6 |

续表

| | 全国合计 | | 城市合计 | | 农村合计 | | 大城市 | | 中小城市 | | 一般农村 | | 贫困农村 | |
|---|---|---|---|---|---|---|---|---|---|---|---|---|---|---|
| | % | 95%CI | % | 95%CI | % | 95%CI | % | 95%CI | % | 95%CI | % | 95%CI | % | 95%CI |
| **45～59 岁** | | | | | | | | | | | | | | |
| 小计 | 23.4 | 21.7~25.0 | 25.2 | 22.8~27.6 | 21.2 | 19.3~23.1 | 27.9 | 25.6~30.1 | 24.7 | 21.7~27.7 | 22.6 | 20.2~25.0 | 17.8 | 14.4~21.2 |
| 男 | 21.4 | 19.7~23.0 | 22.7 | 20.3~25.2 | 19.7 | 17.6~21.9 | 25.1 | 22.7~27.5 | 22.2 | 19.2~25.2 | 21.1 | 18.4~23.9 | 16.3 | 12.9~19.8 |
| 女 | 25.5 | 23.7~27.3 | 27.8 | 25.1~30.5 | 22.7 | 20.9~24.6 | 30.7 | 28.3~33.2 | 27.2 | 23.9~30.5 | 24.1 | 21.8~26.3 | 19.4 | 15.7~23.1 |
| **≥60 岁** | | | | | | | | | | | | | | |
| 小计 | 25.6 | 24.0~27.2 | 27.4 | 25.4~29.4 | 23.7 | 21.3~26.0 | 29.9 | 27.1~32.8 | 26.9 | 24.5~29.4 | 25.5 | 22.4~28.7 | 19.3 | 16.1~22.4 |
| 男 | 21.1 | 19.2~23.0 | 22.8 | 20.0~25.6 | 19.2 | 16.8~21.6 | 22.5 | 20.2~24.8 | 22.9 | 19.5~26.3 | 21.0 | 17.7~24.2 | 15.1 | 12.2~18.0 |
| 女 | 29.9 | 28.3~31.4 | 31.7 | 29.8~33.5 | 28.0 | 25.5~30.4 | 36.6 | 33.0~40.3 | 30.7 | 28.6~32.8 | 29.9 | 26.7~33.1 | 23.3 | 19.5~27.1 |

## （三）高甘油三酯血症患病率

2012 年我国 18 岁及以上成年人高甘油三酯血症患病率为 13.1%，男性 16.7%，女性 9.8%，男性高于女性。18～44 岁、45～59 岁、60 岁及以上人群患病率分别为 11.8%、16.5%、12.4%。中年人群患病率高于其他两个年龄组人群。城市 14.1%，农村 12.2%，城市略高于农村。大城市、中小城市、普通农村和贫困农村高甘油三酯血症患病率分别为 14.6%、14.0%、12.7%、10.9%（表4-3）。

表4-3 2012 年我国 18 岁以上居民高甘油三酯血症患病率 /%

| | 全国合计 | | 城市合计 | | 农村合计 | | 大城市 | | 中小城市 | | 一般农村 | | 贫困农村 | |
|---|---|---|---|---|---|---|---|---|---|---|---|---|---|---|
| | % | 95%CI | % | 95%CI | % | 95%CI | % | 95%CI | % | 95%CI | % | 95%CI | % | 95%CI |
| 合计 | 13.1 | 12.4~13.9 | 14.1 | 13.0~15.3 | 12.2 | 11.2~13.1 | 14.6 | 12.9~16.3 | 14.0 | 12.8~15.3 | 12.7 | 11.4~14.0 | 10.9 | 9.8~12.0 |
| 男 | 16.7 | 15.7~17.6 | 18.4 | 17.0~19.8 | 14.5 | 13.4~15.7 | 18.6 | 16.4~20.7 | 18.4 | 16.7~20.1 | 15.4 | 13.7~17.0 | 12.7 | 11.4~14.0 |
| 女 | 9.8 | 9.0~10.5 | 9.8 | 8.7~10.9 | 9.7 | 8.7~10.6 | 10.5 | 8.8~12.2 | 9.7 | 8.3~11.0 | 10.0 | 8.8~11.2 | 8.9 | 7.5~10.4 |
| **18～44 岁** | | | | | | | | | | | | | | |
| 小计 | 11.8 | 11.0~12.7 | 12.6 | 11.3~13.8 | 11.2 | 10.2~12.2 | 11.3 | 9.7~12.9 | 12.8 | 11.3~14.2 | 11.6 | 10.2~13.0 | 10.3 | 9.0~11.5 |
| 男 | 17.2 | 16.0~18.4 | 19.1 | 17.3~21.0 | 15.5 | 14.0~17.0 | 17.2 | 14.5~19.9 | 19.4 | 17.3~21.6 | 16.3 | 14.1~18.4 | 13.8 | 12.2~15.4 |
| 女 | 6.2 | 5.5~6.8 | 5.7 | 4.6~6.7 | 6.6 | 5.7~7.5 | 4.8 | 3.7~6.0 | 5.8 | 4.6~7.0 | 6.7 | 5.6~7.7 | 6.5 | 4.8~8.2 |

续表

| | 全国合计 | | 城市合计 | | 农村合计 | | 大城市 | | 中小城市 | | 一般农村 | | 贫困农村 | |
|---|---|---|---|---|---|---|---|---|---|---|---|---|---|---|
| | % | 95%CI | % | 95%CI | % | 95%CI | % | 95%CI | % | 95%CI | % | 95%CI | % | 95%CI |
| **45~59岁** | | | | | | | | | | | | | | |
| 小计 | 16.5 | 15.5~17.4 | 17.6 | 16.2~18.9 | 15.0 | 13.8~16.2 | 18.7 | 16.4~21.0 | 17.3 | 15.8~18.9 | 15.6 | 14.1~17.2 | 13.5 | 11.8~15.2 |
| 男 | 18.8 | 17.6~19.9 | 21.3 | 19.7~22.9 | 15.7 | 14.4~17.1 | 23.3 | 20.6~25.9 | 20.9 | 19.0~22.8 | 16.7 | 14.9~18.5 | 13.3 | 11.4~15.2 |
| 女 | 14.0 | 13.0~15.0 | 13.7 | 12.2~15.2 | 14.3 | 13.0~15.6 | 13.9 | 11.9~15.9 | 13.7 | 11.9~15.5 | 14.5 | 12.9~16.2 | 13.7 | 11.6~15.8 |
| **≥60岁** | | | | | | | | | | | | | | |
| 小计 | 12.4 | 11.6~13.3 | 13.4 | 12.0~14.7 | 11.4 | 10.4~12.5 | 16.1 | 14.4~17.7 | 12.8 | 11.3~14.4 | 12.3 | 10.9~13.6 | 9.5 | 7.9~11.1 |
| 男 | 9.7 | 9.0~10.5 | 10.4 | 9.2~11.7 | 8.9 | 8.0~9.8 | 13.5 | 11.6~15.4 | 9.9 | 8.4~11.3 | 9.6 | 8.5~10.7 | 7.4 | 5.8~9.0 |
| 女 | 15.0 | 13.9~16.2 | 16.1 | 14.4~17.9 | 13.9 | 12.3~15.5 | 18.4 | 16.2~20.6 | 15.7 | 13.6~17.8 | 14.8 | 12.7~17.0 | 11.6 | 9.6~13.6 |

### （四）甘油三酯边缘升高率

2012 年我国 18 岁及以上成年人甘油三酯边缘升高患病率为 10.6%，男性 11.7%，女性 9.4%，男性高于女性。18~44 岁、45~59 岁、60 岁及以上人群患病率分别为 9.0%、12.7%、12.6%。青年人群低于中年人群和老年人群。城市为 11.4%，农村为 9.7%，城市略高于农村。大城市、中小城市、普通农村和贫困农村甘油三酯血边缘升高患病率分别为 12.0%、11.3%、10.0%、9.1%（表4-4）。

表4-4 2012 年我国 18 岁以上居民甘油三酯边缘升高患病率 /%

| | 全国合计 | | 城市合计 | | 农村合计 | | 大城市 | | 中小城市 | | 一般农村 | | 贫困农村 | |
|---|---|---|---|---|---|---|---|---|---|---|---|---|---|---|
| | % | 95%CI | % | 95%CI | % | 95%CI | % | 95%CI | % | 95%CI | % | 95%CI | % | 95%CI |
| 合计 | 10.6 | 10.1~11.0 | 11.4 | 10.7~12.1 | 9.7 | 9.1~10.3 | 12.0 | 10.9~13.2 | 11.3 | 10.5~12.1 | 10.0 | 9.2~10.7 | 9.1 | 8.3~10.0 |
| 男 | 11.7 | 11.0~12.4 | 12.9 | 11.9~14.0 | 10.4 | 9.7~11.2 | 14.1 | 13.0~15.1 | 12.7 | 11.5~14.0 | 10.9 | 9.9~11.9 | 9.5 | 8.3~10.6 |
| 女 | 9.4 | 8.9~9.9 | 9.8 | 9.1~10.6 | 8.9 | 8.4~9.5 | 10.0 | 8.2~11.7 | 9.8 | 9.0~10.6 | 9.0 | 8.3~9.8 | 8.7 | 7.8~9.7 |
| **18~44岁** | | | | | | | | | | | | | | |
| 小计 | 9.0 | 8.3~9.7 | 9.6 | 8.4~10.8 | 8.5 | 7.7~9.2 | 9.5 | 8.3~10.7 | 9.6 | 8.2~11.0 | 8.6 | 7.7~9.6 | 8.1 | 7.0~9.1 |
| 男 | 11.7 | 10.5~12.9 | 13.1 | 11.0~15.2 | 10.4 | 9.3~11.4 | 13.7 | 12.5~14.9 | 13.0 | 10.5~15.4 | 10.9 | 9.4~12.4 | 9.2 | 7.7~10.7 |
| 女 | 6.2 | 5.7~6.7 | 5.9 | 5.1~6.7 | 6.4 | 5.8~7.0 | 5.0 | 3.6~6.4 | 6.0 | 5.1~6.9 | 6.3 | 5.5~7.0 | 6.8 | 5.9~7.7 |

续表

| | 全国合计 | | 城市合计 | | 农村合计 | | 大城市 | | 中小城市 | | 一般农村 | | 贫困农村 | |
|---|---|---|---|---|---|---|---|---|---|---|---|---|---|---|
| | % | 95%CI | % | 95%CI | % | 95%CI | % | 95%CI | % | 95%CI | % | 95%CI | % | 95%CI |
| **45~59岁** | | | | | | | | | | | | | | |
| 小计 | 12.7 | 12.1~13.3 | 13.3 | 12.4~14.2 | 12.0 | 11.3~12.7 | 14.1 | 13.1~15.1 | 13.1 | 12.0~14.2 | 12.3 | 11.4~13.2 | 11.2 | 9.9~12.6 |
| 男 | 12.4 | 11.6~13.3 | 13.1 | 11.7~14.5 | 11.7 | 10.8~12.6 | 14.9 | 13.4~16.4 | 12.7 | 11.0~14.4 | 11.9 | 10.8~13.0 | 11.1 | 9.4~12.7 |
| 女 | 13.0 | 12.4~13.5 | 13.5 | 12.7~14.3 | 12.3 | 11.5~13.2 | 13.3 | 11.8~14.8 | 13.5 | 12.6~14.4 | 12.7 | 11.6~13.8 | 11.4 | 9.9~12.9 |
| **≥60岁** | | | | | | | | | | | | | | |
| 小计 | 12.6 | 11.8~13.4 | 14.1 | 12.8~15.4 | 11.0 | 10.2~11.7 | 15.0 | 12.9~17.0 | 13.9 | 12.3~15.5 | 11.3 | 10.3~12.2 | 10.2 | 9.0~11.4 |
| 男 | 10.4 | 9.7~11.3 | 12.0 | 10.7~13.3 | 8.8 | 7.9~9.7 | 13.5 | 11.5~15.6 | 11.7 | 10.2~13.3 | 9.1 | 7.9~10.3 | 8.2 | 6.8~9.6 |
| 女 | 14.6 | 13.6~15.6 | 16.1 | 14.5~17.7 | 13.0 | 12.1~14.0 | 16.3 | 13.8~18.7 | 16.0 | 14.1~18.0 | 13.4 | 12.2~14.6 | 12.2 | 10.6~13.8 |

## （五）低高密度脂蛋白血症患病率

2012 年我国 18 岁及以上成年人低高密度脂蛋白血症患病率为 33.9%，男性 40.4%，女性 27.1%，男性高于女性。18~44 岁、45~59 岁、60 岁及以上人群患病率分别为 34.4%、34.2%、31.4%。城市为 32.8%，农村为 35.0%。大城市、中小城市、普通农村和贫困农村低高密度脂蛋白血症患病率分别为 36.0%、32.2%、34.8%、35.2%。（表 4-5）

**表 4-5　2012 年我国 18 岁以上居民低高密度脂蛋白胆固醇血症患病率 /%**

| | 全国合计 | | 城市合计 | | 农村合计 | | 大城市 | | 中小城市 | | 一般农村 | | 贫困农村 | |
|---|---|---|---|---|---|---|---|---|---|---|---|---|---|---|
| | % | 95%CI | % | 95%CI | % | 95%CI | % | 95%CI | % | 95%CI | % | 95%CI | % | 95%CI |
| 合计 | 33.9 | 31.2~36.5 | 32.8 | 29.6~36.0 | 35.0 | 30.8~39.1 | 36.0 | 32.8~39.2 | 32.2 | 28.6~35.9 | 34.8 | 29.6~40.0 | 35.2 | 28.8~41.7 |
| 男 | 40.4 | 37.6~43.2 | 41.1 | 37.4~44.9 | 39.7 | 35.4~44.0 | 46.7 | 43.6~49.8 | 40.2 | 35.8~44.6 | 39.8 | 34.4~45.3 | 39.4 | 32.1~46.8 |
| 女 | 27.1 | 24.5~29.7 | 24.3 | 21.3~27.2 | 30.0 | 25.9~34.1 | 25.0 | 20.8~29.2 | 24.1 | 20.7~27.6 | 29.6 | 24.2~35.1 | 30.8 | 24.5~37.1 |
| **18~44岁** | | | | | | | | | | | | | | |
| 小计 | 34.4 | 31.6~37.2 | 32.9 | 29.5~36.2 | 35.8 | 31.4~40.3 | 33.8 | 30.1~37.4 | 32.7 | 28.8~36.7 | 35.8 | 29.9~41.6 | 36.0 | 29.3~42.7 |
| 男 | 42.7 | 39.5~45.9 | 43.0 | 38.8~47.1 | 42.4 | 37.6~47.3 | 46.5 | 42.5~50.5 | 42.4 | 37.6~47.3 | 42.6 | 36.3~48.9 | 42.2 | 34.4~49.9 |
| 女 | 25.7 | 23.0~28.4 | 22.3 | 19.4~25.2 | 28.8 | 24.5~33.1 | 20.0 | 16.1~23.9 | 22.6 | 19.2~26.0 | 28.6 | 22.8~34.4 | 29.4 | 23.4~25.4 |

续表

| | 全国合计 | | 城市合计 | | 农村合计 | | 大城市 | | 中小城市 | | 一般农村 | | 贫困农村 | |
|---|---|---|---|---|---|---|---|---|---|---|---|---|---|---|
| | % | 95%CI | % | 95%CI | % | 95%CI | % | 95%CI | % | 95%CI | % | 95%CI | % | 95%CI |
| **45~59岁** | | | | | | | | | | | | | | |
| 小计 | 34.2 | 31.5~36.8 | 33.4 | 30.0~36.8 | 35.1 | 30.9~39.2 | 38.2 | 35.0~41.3 | 32.5 | 28.4~36.5 | 34.9 | 29.7~40.0 | 35.5 | 27.8~43.2 |
| 男 | 39.3 | 36.4~42.2 | 40.7 | 36.7~44.8 | 37.6 | 33.3~41.8 | 49.1 | 45.8~52.4 | 39.0 | 34.3~43.8 | 38.0 | 32.8~43.3 | 36.5 | 28.4~44.6 |
| 女 | 28.9 | 26.1~31.7 | 25.9 | 22.5~29.3 | 32.5 | 28.1~36.8 | 27.0 | 23.2~30.7 | 25.7 | 21.6~29.8 | 31.6 | 26.2~37.1 | 34.5 | 26.9~42.2 |
| **≥60岁** | | | | | | | | | | | | | | |
| 小计 | 31.4 | 28.7~34.1 | 31.5 | 27.8~35.2 | 31.4 | 27.5~35.3 | 38.0 | 34.5~41.5 | 30.2 | 25.8~34.6 | 31.2 | 26.2~36.2 | 31.7 | 25.3~38.1 |
| 男 | 33.9 | 31.0~36.7 | 35.5 | 31.3~39.6 | 32.2 | 28.3~36.2 | 42.8 | 38.0~47.6 | 34.0 | 29.2~38.9 | 32.1 | 27.1~37.2 | 32.5 | 25.7~39.3 |
| 女 | 29.1 | 26.3~31.9 | 27.7 | 24.0~31.5 | 30.5 | 26.4~34.6 | 33.7 | 28.1~39.3 | 26.5 | 22.2~30.8 | 30.4 | 25.1~35.7 | 30.9 | 24.4~37.4 |

## （六）高低密度脂蛋白血症患病率

2012 年我国 18 岁及以上成年人高低密度脂蛋白血症患病率为 4.8%，男性 4.6%，女性 5.1%，女性略高于男性。18~44 岁、45~59 岁、60 岁及以上人群患病率分别为 2.7%、6.9%、8.8%。患病率随年龄增加而增高。城市为 5.5%，农村为 4.2%，城市高于农村。大城市、中小城市、普通农村和贫困农村高低密度脂蛋白血症患病率分别为 6.2%、5.3%、4.6%、3.3%（表 4-6）。

表 4-6　2012 年我国 18 岁以上居民高低密度脂蛋白胆固醇血症患病率 /%

| | 全国合计 | | 城市合计 | | 农村合计 | | 大城市 | | 中小城市 | | 一般农村 | | 贫困农村 | |
|---|---|---|---|---|---|---|---|---|---|---|---|---|---|---|
| | % | 95%CI | % | 95%CI | % | 95%CI | % | 95%CI | % | 95%CI | % | 95%CI | % | 95%CI |
| 合计 | 4.8 | 4.1~5.6 | 5.5 | 4.2~6.8 | 4.2 | 3.5~4.9 | 6.2 | 4.8~7.5 | 5.3 | 3.8~6.8 | 4.6 | 3.7~5.5 | 3.3 | 2.4~4.2 |
| 男 | 4.6 | 3.8~5.3 | 5.0 | 3.8~6.3 | 4.1 | 3.4~4.8 | 5.4 | 4.2~6.6 | 4.9 | 3.5~6.4 | 4.5 | 3.6~5.5 | 3.2 | 2.3~4.1 |
| 女 | 5.1 | 4.2~5.9 | 5.9 | 4.4~7.4 | 4.3 | 3.5~5.0 | 7.0 | 5.1~8.8 | 5.7 | 4.0~7.5 | 4.6 | 3.6~5.7 | 3.4 | 2.5~4.4 |
| **18~44岁** | | | | | | | | | | | | | | |
| 小计 | 2.7 | 2.3~3.2 | 2.8 | 2.0~3.5 | 2.7 | 2.2~3.2 | 2.8 | 1.9~3.7 | 2.8 | 1.9~3.6 | 2.9 | 2.3~3.5 | 2.3 | 1.4~3.1 |
| 男 | 3.6 | 2.9~4.3 | 3.8 | 2.6~5.0 | 3.4 | 2.8~4.0 | 3.8 | 2.6~5.3 | 3.8 | 2.3~5.2 | 3.8 | 2.9~4.6 | 2.5 | 1.6~3.5 |
| 女 | 1.9 | 1.6~2.2 | 1.8 | 1.3~2.2 | 2.0 | 1.6~2.4 | 1.6 | 1.1~2.2 | 1.8 | 1.2~2.3 | 2.0 | 1.5~2.6 | 1.9 | 1.2~2.7 |

续表

| | 全国合计 | | 城市合计 | | 农村合计 | | 大城市 | | 中小城市 | | 一般农村 | | 贫困农村 | |
|---|---|---|---|---|---|---|---|---|---|---|---|---|---|---|
| | % | 95%CI | % | 95%CI | % | 95%CI | % | 95%CI | % | 95%CI | % | 95%CI | % | 95%CI |
| 45~59岁 | | | | | | | | | | | | | | |
| 小计 | 6.9 | 5.8~8.1 | 7.8 | 6.0~9.7 | 5.9 | 4.8~6.9 | 7.7 | 6.5~8.9 | 7.8 | 5.6~10.1 | 6.3 | 5.0~7.7 | 4.8 | 3.2~6.3 |
| 男 | 5.9 | 4.9~6.9 | 6.4 | 4.8~8.0 | 5.3 | 4.2~6.3 | 5.6 | 4.5~6.7 | 6.6 | 4.6~8.5 | 5.5 | 4.2~6.9 | 4.6 | 3.0~6.2 |
| 女 | 8.0 | 6.7~9.3 | 9.2 | 7.1~11.4 | 6.5 | 5.4~7.7 | 9.7 | 7.7~11.7 | 9.1 | 6.5~11.8 | 7.2 | 5.6~8.7 | 5.0 | 3.3~6.6 |
| ≥60岁 | | | | | | | | | | | | | | |
| 小计 | 8.8 | 7.2~10.4 | 10.2 | 7.4~13.0 | 7.3 | 6.0~8.7 | 12.3 | 8.8~15.7 | 9.8 | 6.4~13.1 | 8.1 | 6.3~10.0 | 5.4 | 3.9~7.0 |
| 男 | 6.0 | 5.0~6.9 | 6.7 | 5.1~8.2 | 5.2 | 4.1~6.4 | 9.0 | 5.7~12.2 | 6.3 | 4.5~8.0 | 5.8 | 4.3~7.4 | 3.8 | 2.3~5.3 |
| 女 | 11.5 | 9.1~13.9 | 13.5 | 9.3~17.6 | 9.4 | 7.7~11.0 | 15.3 | 11.6~19.0 | 13.1 | 8.1~18.2 | 10.3 | 8.1~12.6 | 7.1 | 5.0~9.1 |

### （七）低密度脂蛋白胆固醇边缘升高患病率

2012 年我国 18 岁及以上成年人低密度脂蛋白边缘升高患病率为 14.1%，男性 14.2%，女性 13.9%，男性与女性患病率接近。18~44 岁、45~59 岁、60 岁及以上人群患病率分别为 9.9%、18.5%、21.4%。患病率随年龄增加而增高。城市为 15.4%，农村为 12.7%，城市略高于农村。大城市、中小城市、普通农村和贫困农村低密度脂蛋白胆固醇边缘升高患病率分别为 17.9%、15.0%、13.6%、10.5%（表4-7）。

表4-7　2012 年我国 18 岁以上居民低密度脂蛋白胆固醇边缘升高患病率 /%

| | 全国合计 | | 城市合计 | | 农村合计 | | 大城市 | | 中小城市 | | 一般农村 | | 贫困农村 | |
|---|---|---|---|---|---|---|---|---|---|---|---|---|---|---|
| | % | 95%CI | % | 95%CI | % | 95%CI | % | 95%CI | % | 95%CI | % | 95%CI | % | 95%CI |
| 合计 | 14.1 | 12.8~15.3 | 15.4 | 13.5~17.3 | 12.7 | 11.2~14.2 | 17.9 | 16.3~19.5 | 15.0 | 12.8~17.2 | 13.6 | 11.7~15.6 | 10.5 | 8.6~12.5 |
| 男 | 14.2 | 12.9~15.5 | 15.4 | 13.5~17.4 | 13.0 | 11.3~14.8 | 17.7 | 16.4~19.0 | 15.0 | 12.7~17.2 | 14.2 | 11.8~16.5 | 10.6 | 8.3~12.8 |
| 女 | 13.9 | 12.6~15.2 | 15.5 | 13.4~17.5 | 12.3 | 11.0~13.7 | 18.1 | 15.6~20.6 | 15.0 | 12.5~17.5 | 13.1 | 11.3~14.9 | 10.5 | 8.6~12.5 |
| 18~44岁 | | | | | | | | | | | | | | |
| 小计 | 9.9 | 8.8~11.1 | 10.8 | 9.1~12.5 | 9.2 | 7.7~10.6 | 11.9 | 10.7~13.1 | 10.6 | 8.6~12.6 | 9.8 | 7.8~11.8 | 7.8 | 5.8~9.8 |
| 男 | 11.9 | 10.5~13.2 | 12.6 | 10.7~14.5 | 11.2 | 9.3~13.1 | 14.2 | 12.4~16.0 | 12.3 | 10.1~14.6 | 12.3 | 9.7~14.9 | 8.9 | 6.5~11.2 |
| 女 | 8.0 | 6.7~9.2 | 9.0 | 6.8~11.1 | 7.0 | 5.8~8.2 | 9.5 | 7.9~11.1 | 8.9 | 6.4~11.4 | 7.2 | 5.6~8.8 | 6.7 | 4.8~8.6 |

续表

| | 全国合计 % | 全国合计 95%CI | 城市合计 % | 城市合计 95%CI | 农村合计 % | 农村合计 95%CI | 大城市 % | 大城市 95%CI | 中小城市 % | 中小城市 95%CI | 一般农村 % | 一般农村 95%CI | 贫困农村 % | 贫困农村 95%CI |
|---|---|---|---|---|---|---|---|---|---|---|---|---|---|---|
| **45~59岁** | | | | | | | | | | | | | | |
| 小计 | 18.5 | 17.0~20.0 | 20.0 | 17.6~22.3 | 16.8 | 15.0~18.5 | 22.8 | 21.0~24.6 | 19.4 | 16.5~22.3 | 17.9 | 15.6~20.1 | 14.1 | 11.5~16.7 |
| 男 | 16.9 | 15.4~18.5 | 18.2 | 15.9~20.5 | 15.4 | 13.5~17.2 | 21.7 | 19.2~24.2 | 17.5 | 14.7~20.3 | 16.3 | 13.9~18.8 | 13.1 | 10.3~15.8 |
| 女 | 20.1 | 18.4~21.8 | 21.7 | 19.0~24.3 | 18.2 | 16.5~20.0 | 23.9 | 22.3~25.5 | 21.2 | 18.0~24.5 | 19.4 | 17.1~21.7 | 15.3 | 12.6~18.0 |
| **≥60岁** | | | | | | | | | | | | | | |
| 小计 | 21.4 | 19.9~22.9 | 22.8 | 20.6~25.1 | 19.9 | 18.0~21.9 | 24.9 | 22.9~26.9 | 22.4 | 19.7~25.2 | 21.5 | 18.9~24.1 | 16.3 | 13.5~19.1 |
| 男 | 18.3 | 16.5~20.1 | 19.8 | 16.9~22.7 | 16.7 | 14.6~18.7 | 20.2 | 18.1~22.4 | 19.7 | 16.2~23.2 | 17.9 | 15.2~20.6 | 13.9 | 11.2~16.6 |
| 女 | 24.4 | 22.9~26.0 | 25.7 | 23.5~27.9 | 23.1 | 20.9~25.2 | 29.1 | 26.0~32.2 | 25.0 | 22.4~27.6 | 25.0 | 22.2~27.7 | 18.6 | 15.3~22.0 |

## 二、血脂异常患病率与 2002 年比较

与 2002 年结果进行比较时，按照 2002 年全国居民营养与健康调查采用的诊断标准对本次监测数据重新计算血脂异常患病率。

与 2002 年相比，我国 18 岁及以上成年人高 TC 血症患病率由 2.9% 上升到 11.0%，其中城市由 4.1% 上升到 12.2%，农村由 2.4% 上升到 9.7%。18~44 岁、45~59 岁、60 岁及以上人群患病率分别为由 2002 年的 1.8%、4.7%、6.1% 上升到 6.7%、15.7%、18.1%。TC 边缘升高率由 2002 年的 3.9% 上升到 10.6%，其中城市由 5.1% 上升到 11.7%，农村由 3.3% 上升到 9.5%。18~44 岁、45~59 岁、60 岁及以上人群 TC 边缘升高率分别为由 2002 年的 2.6%、5.9%、6.2% 上升到 7.9%、13.8%、15.0%（表 4-8、表 4-9，图 4-1、图 4-2）。

表 4-8　2002—2012 年我国 18 岁以上居民高 TC 血症患病率比较 /%

| | 全国合计 2010—2012 | 全国合计 2002 | 城市合计 2010—2012 | 城市合计 2002 | 农村合计 2010—2012 | 农村合计 2002 |
|---|---|---|---|---|---|---|
| 合计 | 11.0 | 2.9 | 12.2 | 4.1 | 9.7 | 2.4 |
| 男 | 10.6 | 2.7 | 11.6 | 3.7 | 9.6 | 2.3 |
| 女 | 11.3 | 3.2 | 12.9 | 4.6 | 9.7 | 2.6 |
| **18~44岁** | | | | | | |
| 小计 | 6.7 | 1.8 | 7.2 | 2.1 | 6.3 | 1.6 |
| 男 | 8.8 | 2.3 | 9.5 | 2.7 | 8.1 | 2.2 |
| 女 | 4.6 | 1.3 | 4.7 | 1.7 | 4.6 | 1.2 |
| **45~59岁** | | | | | | |
| 小计 | 15.7 | 4.7 | 17.3 | 7.0 | 13.7 | 3.9 |

续表

| | 全国合计 | | 城市合计 | | 农村合计 | |
|---|---|---|---|---|---|---|
| | 2010—2012 | 2002 | 2010—2012 | 2002 | 2010—2012 | 2002 |
| 男 | 13.6 | 4.0 | 14.6 | 6.0 | 12.4 | 3.2 |
| 女 | 17.8 | 5.4 | 20.1 | 7.9 | 15.0 | 4.5 |
| ≥60 岁 | | | | | | |
| 小计 | 18.1 | 6.1 | 20.1 | 10.6 | 16.0 | 4.5 |
| 男 | 12.3 | 4.0 | 13.4 | 7.0 | 11.2 | 2.9 |
| 女 | 23.7 | 8.3 | 26.4 | 14.2 | 20.7 | 6.2 |

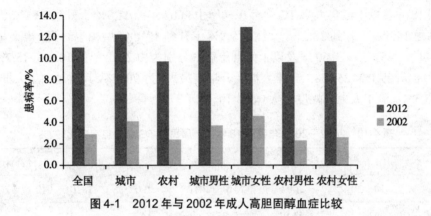

图 4-1 2012 年与 2002 年成人高胆固醇血症比较

表 4-9 2002—2012 年我国 18 岁以上居民 TC 边缘升高患病率比较 /%

| | 全国合计 | | 城市合计 | | 农村合计 | |
|---|---|---|---|---|---|---|
| | 2010—2012 | 2002 | 2010—2012 | 2002 | 2010—2012 | 2002 |
| 合计 | 10.6 | 3.9 | 11.7 | 5.1 | 9.5 | 3.3 |
| 男 | 10.9 | 3.9 | 11.9 | 5.1 | 9.9 | 3.4 |
| 女 | 10.3 | 3.9 | 11.4 | 5.3 | 9.0 | 3.3 |
| 18～44 岁 | | | | | | |
| 小计 | 7.9 | 2.6 | 8.7 | 3.5 | 7.1 | 2.3 |
| 男 | 9.4 | 3.4 | 10.3 | 4.4 | 8.6 | 3.0 |
| 女 | 6.3 | 2.0 | 7.0 | 2.8 | 5.6 | 1.6 |
| 45～59 岁 | | | | | | |
| 小计 | 13.8 | 5.9 | 14.8 | 8.1 | 12.5 | 5.1 |
| 男 | 13.0 | 5.1 | 13.8 | 6.8 | 12.0 | 4.5 |
| 女 | 14.6 | 6.6 | 16.0 | 9.1 | 13.0 | 5.7 |
| ≥60 岁 | | | | | | |
| 小计 | 15.0 | 6.2 | 16.0 | 6.1 | 13.9 | 6.3 |
| 男 | 13.0 | 5.8 | 14.1 | 8.4 | 11.8 | 4.8 |
| 女 | 16.9 | 9.2 | 17.8 | 13.2 | 15.9 | 7.7 |

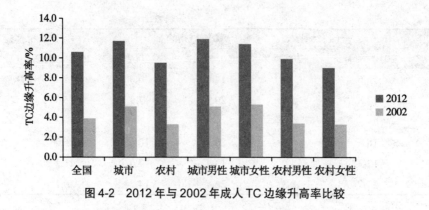

图 4-2 2012 年与 2002 年成人 TC 边缘升高率比较

　　我国 18 岁及以上成年人高 TG 血症患病率由 2002 年的 11.9% 上升到 23.7%，增幅近一倍。男性由 14.5% 上升到 28.2%，女性由 9.9% 上升到 19.1%，增幅也约为一倍。从年龄上看，18～44 岁、45～59 岁、60 岁及以上人群患病率分别为由 2002 年的 10.9%、15.7%、14.8% 增加到 20.8%、29.1%、25.0%。青年人群上升幅度最大，为 90.8%，其次是中年人群，增幅也达到了 85.3%。老年人上升幅度不大（表 4-10、图 4-3）。

表 4-10　2002—2012 年我国 18 岁以上居民高 TG 血症患病率比较 /%

| | 全国合计 | | 城市合计 | | 农村合计 | |
|---|---|---|---|---|---|---|
| | 2010—2012 | 2002 | 2010—2012 | 2002 | 2010—2012 | 2002 |
| 合计 | 23.7 | 11.9 | 25.5 | 14.2 | 21.9 | 10.9 |
| 男 | 28.2 | 14.5 | 31.3 | 19.6 | 25.0 | 12.4 |
| 女 | 19.1 | 9.9 | 19.6 | 10.1 | 18.6 | 9.8 |
| 18～44 岁 | | | | | | |
| 小计 | 20.8 | 10.9 | 22.1 | 12.3 | 19.6 | 10.3 |
| 男 | 28.9 | 16.0 | 32.2 | 20.4 | 25.8 | 14.0 |
| 女 | 12.3 | 6.6 | 11.6 | 5.6 | 13.0 | 7.0 |
| 45～59 岁 | | | | | | |
| 小计 | 29.1 | 15.7 | 30.8 | 20.4 | 27.0 | 13.9 |
| 男 | 31.2 | 16.1 | 34.4 | 23.7 | 27.4 | 13.2 |
| 女 | 26.9 | 15.5 | 27.2 | 17.8 | 26.6 | 14.6 |
| ≥60 岁 | | | | | | |
| 小计 | 25.0 | 14.8 | 27.5 | 20.5 | 22.4 | 12.6 |
| 男 | 20.2 | 11.8 | 22.4 | 18.3 | 17.7 | 9.4 |
| 女 | 29.6 | 17.7 | 32.2 | 22.8 | 26.9 | 15.8 |

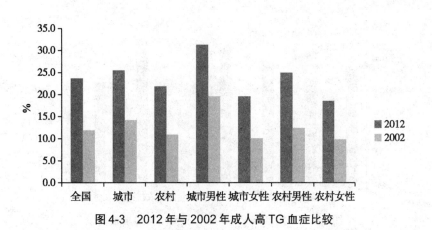

图 4-3　2012 年与 2002 年成人高 TG 血症比较

我国 18 岁及以上成年人低 HDL-C 血症患病率由 2002 年的 7.4% 上升到 18.2%，男性由 9.3% 上升到 22.6%，女性由 5.4% 上升到 13.7%。18～44 岁、45～59 岁、60 岁及以上人群患病率分别由 7.3%、7.2%、7.0% 上升到 18.4%、18.6%、17.2%（表 4-11、图 4-4）。

表 4-11　2002—2012 年我国城市 18 岁以上居民低 HDL-C 血症患病率比较 /%

| | 全国合计 | | 城市合计 | | 农村合计 | |
|---|---|---|---|---|---|---|
| | 2010—2012 | 2002 | 2010—2012 | 2002 | 2010—2012 | 2002 |
| 合计 | 18.2 | 7.4 | 16.8 | 7.1 | 19.7 | 7.5 |
| 男 | 22.6 | 9.3 | 22.2 | 10.0 | 23.1 | 9.0 |
| 女 | 13.7 | 5.4 | 11.3 | 4.3 | 16.1 | 5.9 |
| 18～44 岁 | | | | | | |
| 小计 | 18.4 | 7.3 | 16.5 | 6.6 | 20.1 | 7.6 |
| 男 | 23.7 | 9.7 | 22.6 | 10.2 | 24.6 | 9.4 |
| 女 | 12.7 | 5.2 | 10.1 | 3.7 | 15.2 | 5.9 |
| 45～59 岁 | | | | | | |
| 小计 | 18.6 | 7.2 | 17.4 | 7.9 | 20.2 | 6.9 |
| 男 | 22.4 | 8.9 | 22.5 | 11.1 | 22.3 | 8.1 |
| 女 | 14.7 | 5.8 | 12.0 | 5.3 | 18.0 | 5.9 |
| ≥60 岁 | | | | | | |
| 小计 | 17.2 | 7.0 | 16.9 | 6.7 | 17.4 | 7.1 |
| 男 | 19.2 | 8.3 | 20.0 | 8.6 | 18.3 | 8.3 |
| 女 | 15.2 | 5.7 | 14.0 | 4.9 | 16.6 | 6.0 |

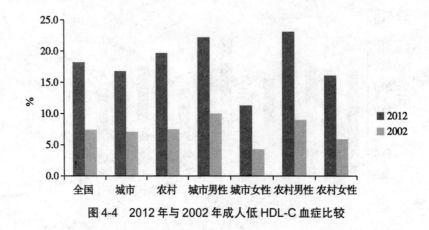

图 4-4　2012 年与 2002 年成人低 HDL-C 血症比较

我国 18 岁及以上成年人高 LDL-C 血症患病率由 2002 年的 2.5% 上升到 12.3%，男性由 2.3% 上升到 12.1%，女性由 2.6% 上升到 12.6%。18~44 岁、45~59 岁、60 岁及以上人群患病率分别由 1.3%、4.1%、5.5% 上升到 7.9%、16.8%、20.8%。青年人群患病率上升明显（表 4-12、图 4-5）。

表 4-12　2002—2012 年我国城市 18 岁以上居民高 LDL-C 血症患病率比较 /%

| | 全国合计 | | 城市合计 | | 农村合计 | |
|---|---|---|---|---|---|---|
| | 2010—2012 | 2002 | 2010—2012 | 2002 | 2010—2012 | 2002 |
| 合计 | 12.3 | 2.5 | 13.6 | 3.6 | 11.0 | 2.0 |
| 男 | 12.1 | 2.3 | 13.1 | 3.3 | 11.0 | 1.9 |
| 女 | 12.6 | 2.6 | 14.1 | 4.0 | 11.0 | 2.1 |
| 18~44 岁 | | | | | | |
| 小计 | 7.9 | 1.3 | 8.3 | 1.8 | 7.5 | 1.1 |
| 男 | 10.0 | 1.6 | 10.6 | 2.1 | 9.4 | 1.4 |
| 女 | 5.7 | 1.1 | 5.9 | 1.5 | 5.6 | 0.9 |
| 45~59 岁 | | | | | | |
| 小计 | 16.8 | 4.1 | 18.4 | 6.3 | 13.2 | 3.2 |
| 男 | 14.6 | 3.4 | 15.8 | 5.3 | 12.4 | 2.7 |
| 女 | 19.0 | 4.7 | 21.0 | 7.0 | 16.6 | 3.8 |
| ≥60 岁 | | | | | | |
| 小计 | 20.8 | 5.5 | 23.0 | 9.5 | 18.3 | 4.1 |
| 男 | 15.4 | 4.0 | 16.9 | 7.1 | 13.9 | 2.9 |
| 女 | 25.9 | 7.1 | 28.9 | 11.9 | 22.6 | 5.3 |

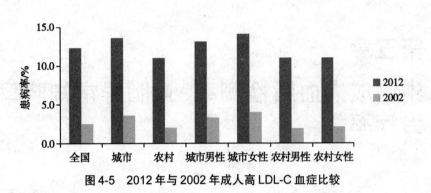

图 4-5　2012 年与 2002 年成人高 LDL-C 血症比较

# 第五章

# 中国成人血脂检测率、血脂异常知晓率及治疗率

## 一、成人血脂检测率

本书中血脂检测率定义为 18 岁及以上人群中在本次血脂测定之前就已接受过血脂检测的人数占调查人群总数的比例。2012 年我国 18 岁以上居民血脂检测率为 26.2%，其中男性 26.4%，女性 26.0%，18～44 岁、45～59 岁、60 岁及以上人群检测率分别为 16.6%、26.7%、35.3%。城市居民血脂检测率为 38.2%，农村为 13.8%，城市高于农村（表 5-1、图 5-1）。

表 5-1　我国 18 岁以上居民血脂检测率 /%

| | 全国 | | 城市小计 | | 农村小计 | |
|---|---|---|---|---|---|---|
| | 2010—2012 | 2002 | 2010—2012 | 2002 | 2010—2012 | 2002 |
| 合计 | 26.2 | 6.4 | 38.2 | 16.5 | 13.8 | 2.2 |
| 男性 | 26.4 | 6.9 | 39.2 | 17.5 | 14.1 | 2.4 |
| 女性 | 26.0 | 6.0 | 37.5 | 15.6 | 13.6 | 2.0 |
| 18～44 岁 | | | | | | |
| 合计 | 16.6 | 4.4 | 25.6 | 10.9 | 8.7 | 1.6 |
| 男性 | 17.3 | 5.0 | 27.4 | 12.3 | 9.0 | 1.8 |
| 女性 | 16.2 | 3.9 | 24.4 | 9.8 | 8.6 | 1.4 |
| 45～59 岁 | | | | | | |
| 合计 | 26.7 | 9.2 | 38.1 | 24.6 | 15.0 | 3.3 |
| 男性 | 25.9 | 9.3 | 37.6 | 25.3 | 15.1 | 3.3 |
| 女性 | 27.3 | 9.1 | 38.5 | 24.1 | 15.0 | 3.4 |
| ≥60 岁 | | | | | | |
| 合计 | 35.3 | 11.6 | 49.5 | 32.7 | 18.3 | 3.7 |
| 男性 | 34.9 | 12.5 | 49.5 | 34.0 | 18.3 | 4.5 |
| 女性 | 35.7 | 10.6 | 49.4 | 31.1 | 18.3 | 2.9 |

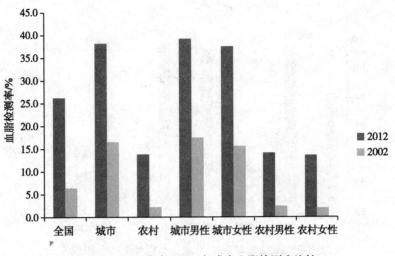

图 5-1　2012 年与 2002 年成人血脂检测率比较

## 二、血脂异常知晓率

血脂异常知晓率定义为本次调查之前接受过血脂检测并且知道自己患有血脂异常者（经专业医疗机构诊断）占本次调查被判断为血脂异常的调查对象人数的比例。

2012 年我国 18 岁以上居民血脂异常知晓率为 8.3%，其中男性 8.2%，女性 8.4%，18～44 岁、45～59 岁、60 岁及以上人群知晓率分别为 3.3%、8.8%、12.4%。城市居民血脂知晓率为 11.7%，农村为 4.7%，城市高于农村（表 5-2、图 5-2）。

表 5-2　我国 18 岁以上居民血脂异常知晓率 /%

| | 全国 | | 城市小计 | | 农村小计 | |
|---|---|---|---|---|---|---|
| | 2010—2012 | 2002 | 2010—2012 | 2002 | 2010—2012 | 2002 |
| 合计 | 8.3 | 3.2 | 11.7 | 7.0 | 4.7 | 1.5 |
| 男性 | 8.2 | 3.4 | 11.5 | 7.7 | 4.5 | 1.6 |
| 女性 | 8.4 | 2.7 | 11.9 | 6.2 | 4.8 | 1.2 |
| 18～44 岁 | | | | | | |
| 合计 | 3.3 | 1.5 | 4.7 | 3.0 | 2.1 | 0.8 |
| 男性 | 4.4 | 1.7 | 6.1 | 3.4 | 2.7 | 1.0 |
| 女性 | 2.1 | 1.1 | 2.8 | 2.3 | 1.5 | 0.6 |
| 45～59 岁 | | | | | | |
| 合计 | 8.8 | 5.6 | 11.8 | 13.2 | 5.6 | 2.7 |
| 男性 | 9.1 | 6.2 | 12.4 | 15.9 | 5.6 | 2.6 |
| 女性 | 8.4 | 5.0 | 11.3 | 10.6 | 5.5 | 2.8 |
| ≥60 岁 | | | | | | |
| 合计 | 12.4 | 6.8 | 16.9 | 17.6 | 6.4 | 2.7 |
| 男性 | 11.1 | 8.2 | 15.3 | 17.1 | 5.5 | 4.9 |
| 女性 | 13.5 | 5.9 | 18.2 | 17.9 | 7.2 | 1.4 |

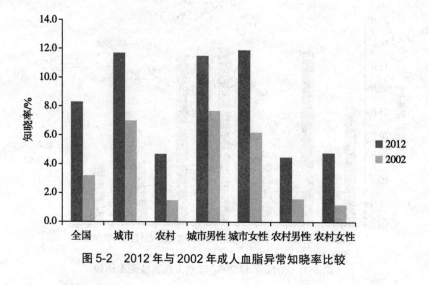

图 5-2 2012 年与 2002 年成人血脂异常知晓率比较

## 三、血脂异常治疗率

血脂异常治疗率定义为经本次调查被判断为血脂异常的调查对象中，控制饮食或接受药物治疗者所占的比例。

2012 年我国 18 岁以上居民血脂异常治疗率为 7.0%，其中男性 6.9%，女性 7.2%，18～44 岁、45～59 岁、60 岁及以上人群治疗率分别为 2.6%、7.2%、11.0%。城市居民血脂异常治疗率为 10.0%，农村为 3.8%，城市高于农村（表 5-3、图 5-3）。

表 5-3 我国 18 岁以上居民血脂异常治疗率 /%

| | 全国 | | 城市小计 | | 农村小计 | |
|---|---|---|---|---|---|---|
| | 2010—2012 | 2002 | 2010—2012 | 2002 | 2010—2012 | 2002 |
| 合计 | 7.0 | 2.5 | 10.0 | 5.3 | 3.8 | 1.3 |
| 男性 | 6.9 | 2.6 | 9.8 | 5.6 | 3.6 | 1.3 |
| 女性 | 7.2 | 2.2 | 10.3 | 5.1 | 4.0 | 1.0 |
| 18～44 岁 | | | | | | |
| 合计 | 2.6 | 1.0 | 3.7 | 1.9 | 1.7 | 0.6 |
| 男性 | 3.4 | 1.0 | 4.8 | 1.9 | 2.1 | 0.6 |
| 女性 | 1.7 | 0.9 | 2.2 | 2.0 | 1.3 | 0.4 |
| 45～59 岁 | | | | | | |
| 合计 | 7.2 | 4.5 | 9.7 | 9.9 | 4.4 | 2.5 |
| 男性 | 7.4 | 4.9 | 10.2 | 11.8 | 4.3 | 2.4 |
| 女性 | 7.0 | 4.1 | 9.3 | 8.1 | 4.6 | 2.6 |
| ≥60 岁 | | | | | | |
| 合计 | 11.0 | 5.9 | 15.1 | 14.9 | 5.4 | 2.6 |
| 男性 | 9.9 | 7.5 | 13.7 | 14.6 | 4.6 | 4.9 |
| 女性 | 11.9 | 4.9 | 16.3 | 15.0 | 6.0 | 1.1 |

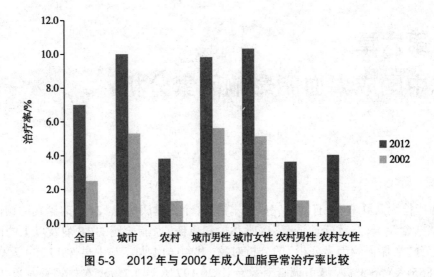

图5-3　2012年与2002年成人血脂异常治疗率比较

　　与2002年相比，我国城乡居民血脂检测率、血脂异常知晓率和治疗率都有明显的上升。城市居民血脂检测率由6.4%上升到26.2%，血脂异常知晓率由3.2%上升到8.3%，血脂异常治疗率由2.5%上升到7.0%；农村血脂检测率由2.2%上升到13.8%，血脂异常知晓率由1.5%上升到4.7%，血脂异常治疗率由1.3%上升到3.8%。城乡各年龄组具有相同的变化趋势。

在血脂检测人群中，所有同时完成基本情况、个人健康情况、24 小时膳食回顾调查和食物频率法膳食调查、身体活动调查、医学体检和血糖、血脂检测的 18 岁及以上的调查对象作为本部分"血脂影响因素分析"的分析对象，共 40 614 人。其中男性 17 759 人（43.7%），女性 22 855 人（56.3%），城市调查对象合计 20 197 人（49.7%），农村调查对象 20 417 人（50.3%）。分析对象平均年龄按性别、地区分布见表 6-1。

表 6-1　分析对象的样本例数和平均年龄按性别、地区分布

| 地区 | 男 | | 女 | | 合计 | |
|---|---|---|---|---|---|---|
| | 例数 | 平均年龄 | 例数 | 平均年龄 | 例数 | 平均年龄 |
| 合计 | 17 759 | 53.1 | 22 855 | 51.4 | 40 614 | 52.1 |
| 城市小计 | 8 527 | 54.4 | 11 670 | 52.5 | 20 197 | 53.3 |
| 大城市 | 3 732 | 51.9 | 5 230 | 50.2 | 8 962 | 51.0 |
| 中小城市 | 4 795 | 55.0 | 6 440 | 53.5 | 11 235 | 54.1 |
| 农村小计 | 9 232 | 53.9 | 11 185 | 51.7 | 20 417 | 52.7 |
| 一般农村 | 6 138 | 52.6 | 7 329 | 50.9 | 13 467 | 51.6 |
| 贫困农村 | 3 094 | 50.7 | 3 856 | 48.8 | 6 950 | 49.6 |

## 一、膳食因素

### （一）分析方法

以脂肪供能比和粮谷类食物供能比作为膳食结构指标，以粮谷类食物、畜禽肉、食用油、酒（指白酒、果酒、啤酒折合成酒精的量）作为食物消费指标，分析膳食对血脂的影响。具体方法为：根据膳食结构、食物消费的人群分布情况及相关的推荐标准，将膳食结构和食物消费分为若干水平组。在控制了年龄、性别、地区后，计算不同自变量分组水平下各血脂指标的调整均数，采用协方差分析组间差异；采用 Logistic 回归分析血脂异常患病率随膳食结构变化的趋势及不同水平膳食因素相对基础水平患血脂异常的相对危险度（OR 值），并进行趋势检验，分析时将年龄、性别、地区、能量摄入、静态生活时间、吸烟和 BMI 作为混杂因素加以控制。

### （二）粮谷类食物摄入量

不同粮谷类食物摄入量与血脂四项水平的关系见图 6-1。随着粮谷类食物摄入量的增加，血清 TC 和 LDL-C 水平呈显著下降的趋势，血清 TG 和 HDL-C 水平随粮谷类食物摄入量增加的变化不大。

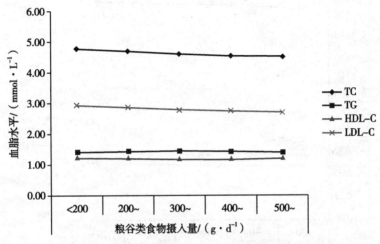

图 6-1　不同粮谷类食物摄入量下的人群血脂水平分布

以每日摄入粮谷类食物<200g 者患血脂异常的相对危险度为 1，随着粮谷类食物摄入量的增加，人群患高 TC 血症、高 LDL-C 血症的风险显著降低；与每日摄入粮谷类食物<200g 者相比，每日摄入粮谷类食物在 400~500g 的调查对象患高 TC 血症的风险降低 32%；患高 LDL-C 血症的风险降低 31%。值得注意的是，以 400g/d 为界限，随着粮谷类摄入量的增加，患高 TG 血症的风险先升高后下降（图 6-2）。

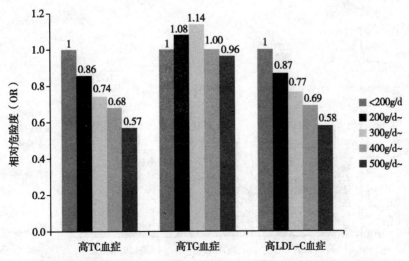

图 6-2　粮谷类食物摄入量与人群血脂异常患病风险（以 OR 值表示）

## （三）畜禽肉类摄入量

不同畜禽肉类摄入量与血脂四项水平的关系见图 6-3，随着畜禽肉类摄入量的增加，血清 TC、TG、LDL-C 和 HDL-C 水平均呈现逐渐上升的趋势。

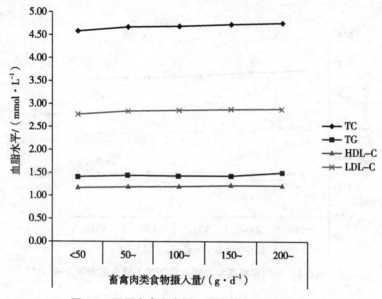

图 6-3 不同畜禽肉类摄入量下的人群血脂水平

图 6-4 显示，随着畜禽肉类摄入量增高，血脂异常患病风险呈上升趋势，以每日摄入畜禽肉类<50g 者患血脂异常的风险为 1，随着畜禽肉类摄入量的增加，人群患血脂异常的风险显著增加：与每日畜禽肉类摄入量<50g 者相比，每日畜禽肉类>200g 的调查对象患高 TC 血症的风险增加 1.08 倍；患高 TG 血症的风险增加 21%；患高 LDL-C 血症的风险增加 85%。

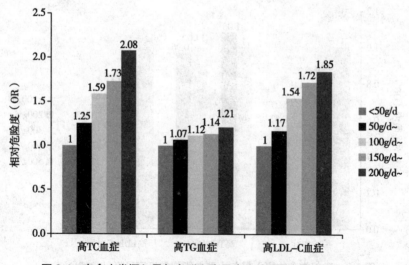

图 6-4 畜禽肉类摄入量与人群血脂异常患病风险（以 OR 值表示）

### （四）食用油摄入量

食用油摄入量与高 TC 血症、高 TG 血症、高 LDL-C 血症和低 HDL-C 血症患病风险的相关关系都没有显著性（图 6-5、图 6-6）。

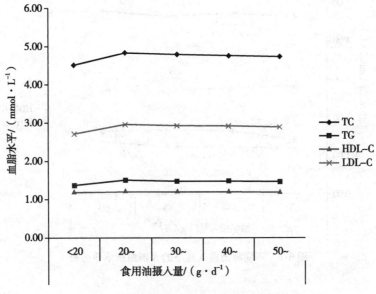

图 6-5　不同食用油摄入量下的人群血脂水平

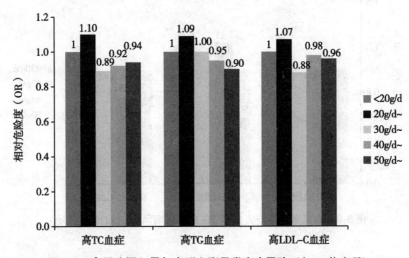

图 6-6　食用油摄入量与人群血脂异常患病风险（以 OR 值表示）

### （五）酒精摄入量

将调查对象平均每日饮白酒、果酒、啤酒等的量折合成平均每日酒精摄入量。分析结果显示，随着酒精摄入量的增加，人群血清 TC、TG 和 HDL-C 水平呈上升趋势，而 LDL-C

水平呈下降趋势（图6-7）。与每日酒精摄入量<20g者相比，酒精量在40g/d者高TC血症患病风险增加30%，高TG血症患病风险增加54%（图6-8）。

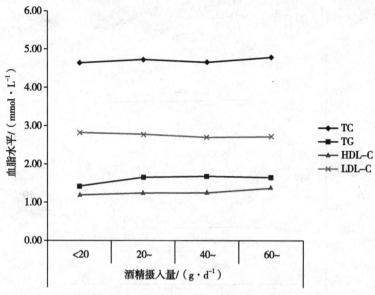

图6-7　不同酒精摄入量下的人群血脂水平分布

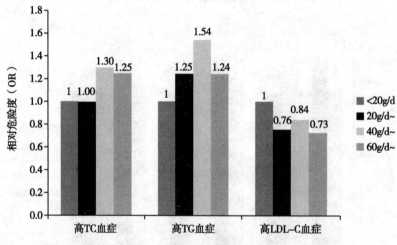

图6-8　酒精摄入量与人群高TG血症患病风险（以OR值表示）

## （六）膳食脂肪供能比

脂肪供能比是指个体每日膳食摄入的总能量当中，由脂肪提供的能量所占的比例。中国膳食营养素推荐摄入量（RNIs）建议我国成人脂肪热能占总能量的20%～30%为宜，不宜超过30%。本书分析结果表明，随着膳食脂肪供能比的上升，血脂四项水平均呈现显著上升的趋势。膳食脂肪供能比与血清TC、TG、HDL-C和LDL-C水平的关系详见图6-9。

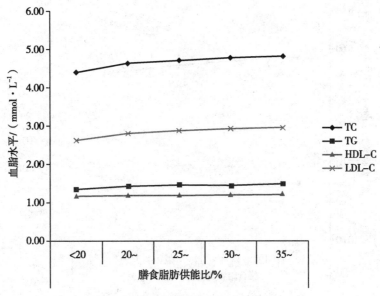

图 6-9　不同膳食脂肪供能比下的人群血脂水平分布

　　图 6-10 显示随着膳食脂肪供能比上升，人群高 TC 血症和高 LDL-C 血症的患病风险均呈上升趋势，与脂肪供能比<20% 者相比，每日脂肪供能比>35% 的调查对象患高 TC 血症的危险增加近 50%；患高 LDL-C 血症的危险增加 39%（图 6-10）。

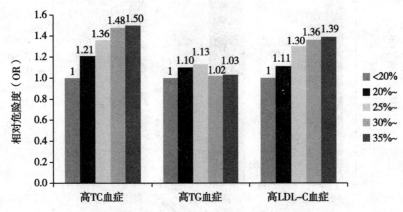

图 6-10　膳食脂肪供能比与人群血脂异常患病风险（以 OR 值表示）

## （七）粮谷类食物供能比

　　随着粮谷类食物供能比的增加，人群血清 TC、TG、HDL-C 和 LDL-C 水平均呈现下降趋势。粮谷类食物供能比与血脂四项水平的关系详见图 6-11。

　　随着粮谷类食物供能比增高，人群高 TC 血症和高 LDL-C 血症患病风险均呈下降趋势。与粮谷类食物供能比<55% 者相比，粮谷类食物供能比>65% 者患高 TC 血症和高 LDL-C 血症的危险分别降低 27% 和 23%。粮谷类食物供能比与人群血脂异常患病率风险详见图 6-12。

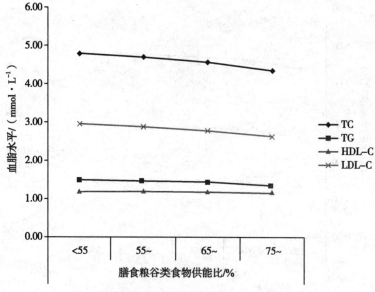

图 6-11 不同粮谷类食物供能比下的人群血脂水平分布

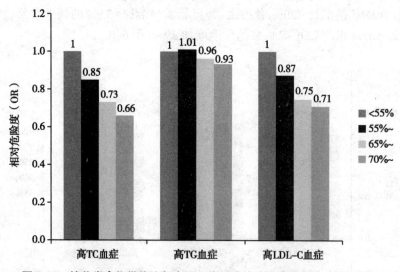

图 6-12 粮谷类食物供能比与人群血脂异常患病率风险（以 OR 值表示）

## 二、身体活动

以"静态生活时间"为身体活动水平代表指标，分析其与血脂水平和患病率的关系。结果表明，随着静态生活时间的增加，人群血清 TC 和 LDL-C 水平显著升高（图 6-13），高 TC 血症和高 LDL-C 血症患病率亦显著增加。与每日静态生活时间不足 1 小时的人相比，平均每日静态生活时间超过 4 小时者高 TC 血症患病率增加 45%，高 LDL-C 血症增加 58%（图 6-14）。

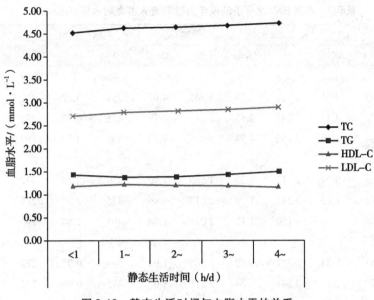

图 6-13　静态生活时间与血脂水平的关系

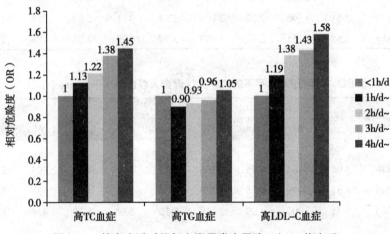

图 6-14　静态生活时间与血脂异常患风险（以 OR 值表示）

## 三、BMI 及腰围

以 BMI 和腰围作为衡量肥胖、中心性肥胖的指标，本研究通过分析不同性别和年龄组人群 BMI 与腰围在不同水平下的血脂水平和血脂异常患病率的分布状况，探讨超重肥胖对血脂异常的影响。

### （一）不同 BMI 和腰围的人群血脂水平

1. 不同 BMI 下的血脂水平分布　2012 年不同年龄组人群的 TC、TG、LDL-C 水平均随着 BMI 的增加而上升，HDL-C 则随着 BMI 的增加而下降（表 6-2、表 6-3）。

表6-2　不同 BMI 水平下的成年男性调查人群血脂水平 /(mmol·L⁻¹)

| | <18.5 | | 18.5~ | | 24~ | | 28~ | | 30~ | | P 值 |
|---|---|---|---|---|---|---|---|---|---|---|---|
| | N | Mean | N | Mean | N | Mean | N | Mean | N | Mean | |
| **TC** | | | | | | | | | | | |
| 18~ | 263 | 4.01 | 2 711 | 4.29 | 1 585 | 4.65 | 389 | 4.72 | 272 | 4.74 | <0.01 |
| 45~ | 178 | 4.41 | 3 241 | 4.53 | 2 217 | 4.79 | 475 | 4.77 | 272 | 4.82 | <0.01 |
| 60~ | 368 | 4.40 | 3 150 | 4.58 | 2 036 | 4.75 | 405 | 4.70 | 197 | 4.80 | <0.01 |
| **TG** | | | | | | | | | | | |
| 18~ | 263 | 0.94 | 2 711 | 1.25 | 1 585 | 1.90 | 389 | 2.28 | 272 | 2.43 | <0.01 |
| 45~ | 178 | 1.05 | 3 241 | 1.29 | 2 217 | 1.86 | 475 | 2.33 | 272 | 2.20 | <0.01 |
| 60~ | 368 | 0.96 | 3 150 | 1.12 | 2 036 | 1.58 | 405 | 1.84 | 197 | 1.79 | <0.01 |
| **HDL-C** | | | | | | | | | | | |
| 18~ | 263 | 1.23 | 2 711 | 1.19 | 1 585 | 1.04 | 389 | 0.95 | 272 | 0.93 | <0.01 |
| 45~ | 178 | 1.33 | 3 241 | 1.24 | 2 217 | 1.07 | 475 | 0.96 | 272 | 0.99 | <0.01 |
| 60~ | 368 | 1.38 | 3 150 | 1.26 | 2 036 | 1.08 | 405 | 1.02 | 197 | 1.01 | <0.01 |
| **LDL-C** | | | | | | | | | | | |
| 18~ | 263 | 2.35 | 2 682 | 2.55 | 1 506 | 2.80 | 356 | 2.85 | 246 | 2.82 | <0.01 |
| 45~ | 178 | 2.61 | 3 196 | 2.72 | 2 105 | 2.92 | 431 | 2.84 | 251 | 2.90 | <0.01 |
| 60~ | 368 | 2.58 | 3 131 | 2.81 | 1 999 | 2.97 | 389 | 2.88 | 188 | 2.99 | <0.01 |

表6-3　不同 BMI 水平下的成年女性调查人群血脂水平 /(mmol·L⁻¹)

| | <18.5 | | 18.5~ | | 24~ | | 28~ | | 30~ | | P 值 |
|---|---|---|---|---|---|---|---|---|---|---|---|
| | N | Mean | N | Mean | N | Mean | N | Mean | N | Mean | |
| **TC** | | | | | | | | | | | |
| 18~ | 448 | 3.94 | 4 464 | 4.15 | 2 006 | 4.32 | 368 | 4.38 | 294 | 4.48 | <0.01 |
| 45~ | 246 | 4.61 | 3 799 | 4.76 | 3 270 | 4.88 | 759 | 4.97 | 538 | 5.00 | <0.01 |
| 60~ | 363 | 4.71 | 2 907 | 4.99 | 2 416 | 5.10 | 539 | 5.18 | 438 | 5.16 | <0.01 |
| **TG** | | | | | | | | | | | |
| 18~ | 448 | 0.80 | 4 464 | 0.97 | 2 006 | 1.30 | 368 | 1.47 | 294 | 1.52 | <0.01 |
| 45~ | 246 | 1.02 | 3 799 | 1.26 | 3 270 | 1.62 | 759 | 1.83 | 538 | 1.85 | <0.01 |
| 60~ | 363 | 1.08 | 2 907 | 1.38 | 2 416 | 1.73 | 539 | 1.84 | 438 | 1.87 | <0.01 |
| **HDL-C** | | | | | | | | | | | |
| 18~ | 448 | 1.34 | 4 464 | 1.27 | 2 006 | 1.14 | 368 | 1.09 | 294 | 1.07 | <0.01 |
| 45~ | 246 | 1.43 | 3 799 | 1.29 | 3 270 | 1.16 | 759 | 1.13 | 538 | 1.10 | <0.01 |
| 60~ | 363 | 1.40 | 2 907 | 1.28 | 2 416 | 1.15 | 539 | 1.14 | 438 | 1.12 | <0.01 |
| **LDL-C** | | | | | | | | | | | |
| 18~ | 448 | 2.24 | 4 449 | 2.45 | 1 985 | 2.60 | 362 | 2.62 | 291 | 2.73 | <0.01 |
| 45~ | 245 | 2.73 | 3 763 | 2.91 | 3 196 | 3.00 | 733 | 3.05 | 518 | 3.08 | <0.01 |
| 60~ | 361 | 2.83 | 2 877 | 3.09 | 2 363 | 3.19 | 527 | 3.23 | 427 | 3.20 | <0.01 |

2. 不同腰围水平下的血脂水平　2012 年成年男性和女性的 TC、TG、LDL-C 水平均随着腰围的增加而呈上升趋势,而 HDL-C 则随着腰围的增加而下降(表 6-4、表 6-5)。

表 6-4　不同腰围水平下的成年男性调查人群血脂水平 /(mmol·L⁻¹)

| | <70cm | | 70cm~ | | 80cm~ | | 90cm~ | | 100cm~ | | P 值 |
|---|---|---|---|---|---|---|---|---|---|---|---|
| | N | Mean | N | Mean | N | Mean | N | Mean | N | Mean | |
| **TC** | | | | | | | | | | | |
| 18~ | 533 | 4.07 | 1 701 | 4.24 | 1 648 | 4.56 | 1 023 | 4.67 | 315 | 4.75 | <0.01 |
| 45~ | 405 | 4.37 | 1 809 | 4.47 | 2 311 | 4.70 | 1 432 | 4.80 | 426 | 4.85 | <0.01 |
| 60~ | 575 | 4.39 | 1 746 | 4.51 | 2 100 | 4.71 | 1 342 | 4.78 | 393 | 4.78 | <0.01 |
| **TG** | | | | | | | | | | | |
| 18~ | 533 | 0.92 | 1 701 | 1.18 | 1 648 | 1.68 | 1 023 | 2.13 | 315 | 2.37 | <0.01 |
| 45~ | 405 | 1.02 | 1 809 | 1.15 | 2 311 | 1.62 | 1 432 | 2.09 | 426 | 2.27 | <0.01 |
| 60~ | 575 | 0.92 | 1 746 | 1.03 | 2 100 | 1.37 | 1 342 | 1.70 | 393 | 1.83 | <0.01 |
| **HDL-C** | | | | | | | | | | | |
| 18~ | 533 | 1.26 | 1 701 | 1.20 | 1 648 | 1.08 | 1 023 | 0.99 | 315 | 0.95 | <0.01 |
| 45~ | 405 | 1.35 | 1 809 | 1.28 | 2 311 | 1.13 | 1 432 | 1.02 | 426 | 0.99 | <0.01 |
| 60~ | 575 | 1.37 | 1 746 | 1.30 | 2 100 | 1.16 | 1 342 | 1.06 | 393 | 1.00 | <0.01 |
| **LDL-C** | | | | | | | | | | | |
| 18~ | 532 | 2.39 | 1 689 | 2.52 | 1 597 | 2.75 | 947 | 2.80 | 288 | 2.82 | <0.01 |
| 45~ | 402 | 2.57 | 1 796 | 2.68 | 2 240 | 2.86 | 1 334 | 2.90 | 389 | 2.91 | <0.01 |
| 60~ | 574 | 2.61 | 1 740 | 2.74 | 2 080 | 2.93 | 1 302 | 2.97 | 379 | 3.00 | <0.01 |

表 6-5　不同腰围水平下的成年女性调查人群血脂水平 /(mmol·L⁻¹)

| | <70cm | | 70cm~ | | 80cm~ | | 90cm~ | | 100cm~ | | P 值 |
|---|---|---|---|---|---|---|---|---|---|---|---|
| | N | Mean | N | Mean | N | Mean | N | Mean | N | Mean | |
| **TC** | | | | | | | | | | | |
| 18~ | 1 767 | 4.06 | 3 224 | 4.18 | 1 941 | 4.33 | 557 | 4.39 | 91 | 4.43 | <0.01 |
| 45~ | 907 | 4.67 | 2 906 | 4.76 | 3 229 | 4.90 | 1 293 | 4.97 | 277 | 4.96 | <0.01 |
| 60~ | 755 | 4.82 | 1 879 | 4.94 | 2 459 | 5.13 | 1 226 | 5.13 | 344 | 5.16 | <0.01 |
| **TG** | | | | | | | | | | | |
| 18~ | 1 767 | 0.84 | 3 224 | 1.01 | 1 941 | 1.33 | 557 | 1.48 | 91 | 1.55 | <0.01 |
| 45~ | 907 | 1.01 | 2 906 | 1.29 | 3 229 | 1.61 | 1 293 | 1.81 | 277 | 1.85 | <0.01 |
| 60~ | 755 | 1.08 | 1 879 | 1.34 | 2 459 | 1.69 | 1 226 | 1.84 | 344 | 1.91 | <0.01 |
| **HDL-C** | | | | | | | | | | | |
| 18~ | 1 767 | 1.32 | 3 224 | 1.25 | 1 941 | 1.14 | 557 | 1.10 | 91 | 1.03 | <0.01 |
| 45~ | 907 | 1.40 | 2 906 | 1.27 | 3 229 | 1.17 | 1 293 | 1.12 | 277 | 1.10 | <0.01 |
| 60~ | 755 | 1.39 | 1 879 | 1.28 | 2 459 | 1.18 | 1 226 | 1.13 | 344 | 1.09 | <0.01 |
| **LDL-C** | | | | | | | | | | | |
| 18~ | 1 764 | 2.36 | 3 219 | 2.48 | 1 914 | 2.59 | 548 | 2.64 | 90 | 2.68 | <0.01 |
| 45~ | 905 | 2.81 | 2 871 | 2.91 | 3 158 | 3.01 | 1 252 | 3.06 | 269 | 3.04 | <0.01 |
| 60~ | 752 | 2.94 | 1 866 | 3.06 | 2 406 | 3.20 | 1 195 | 3.20 | 336 | 3.21 | <0.01 |

### （二）不同 BMI、腰围的人群血脂异常患病率

1. 不同 BMI 水平下的人群血脂异常患病率　2012 年各年龄组成人高 TC 血症、高 TG 血症和低 HDL-C 血症患病率均随着 BMI 的增加呈上升趋势。男性 18 岁组和 60 岁组的高 LDL-C 血症患病率随 BMI 的增加呈先上升后持平的趋势，女性 60 岁组的高 TC 血症随着 BMI 增加呈先上升后下降的趋势，女性 45 岁组及 60 岁组高 LDL-C 血症也有随 BMI 增加呈先上升后下降的趋势。不同 BMI 水平下成年人按年龄血脂异常患病率的变化趋势详见表 6-6、表 6-7。

表 6-6　不同 BMI 水平成年男性调查人群血脂异常患病率分布 /%

| | <18.5 | | 18.5～ | | 24～ | | 28～ | | 30～ | |
|---|---|---|---|---|---|---|---|---|---|---|
| | N | % | N | % | N | % | N | % | N | % |
| **高 TC 血症** | | | | | | | | | | |
| 18～ | 7 | 2.7 | 79 | 2.9 | 89 | 5.6 | 24 | 6.2 | 20 | 7.4 |
| 45～ | 4 | 2.2 | 131 | 4.0 | 162 | 7.3 | 32 | 6.7 | 24 | 8.8 |
| 60～ | 15 | 4.1 | 130 | 4.1 | 133 | 6.5 | 22 | 5.4 | 9 | 4.6 |
| **高 TG 血症** | | | | | | | | | | |
| 18～ | 14 | 5.3 | 253 | 9.3 | 416 | 26.2 | 151 | 38.8 | 121 | 44.5 |
| 45～ | 9 | 5.1 | 335 | 10.3 | 535 | 24.1 | 180 | 37.9 | 89 | 32.7 |
| 60～ | 18 | 4.9 | 181 | 5.7 | 351 | 17.2 | 88 | 21.7 | 47 | 23.9 |
| **低 HDL-C 血症** | | | | | | | | | | |
| 18～ | 70 | 26.6 | 893 | 32.9 | 865 | 54.6 | 270 | 69.4 | 199 | 73.2 |
| 45～ | 38 | 21.3 | 972 | 30.0 | 1 116 | 50.3 | 298 | 62.7 | 165 | 60.7 |
| 60～ | 59 | 16.0 | 833 | 26.4 | 994 | 48.8 | 232 | 57.3 | 113 | 57.4 |
| **高 LDL-C 血症** | | | | | | | | | | |
| 18～ | 6 | 2.3 | 79 | 2.9 | 72 | 4.5 | 19 | 4.9 | 13 | 4.8 |
| 45～ | 6 | 3.4 | 124 | 3.8 | 140 | 6.3 | 19 | 4.0 | 22 | 8.1 |
| 60～ | 12 | 3.3 | 170 | 5.4 | 134 | 6.6 | 26 | 6.4 | 16 | 8.1 |

表 6-7　不同 BMI 水平成年女性调查人群血脂异常患病率分布 /%

| | <18.5 | | 18.5～ | | 24～ | | 28～ | | 30～ | |
|---|---|---|---|---|---|---|---|---|---|---|
| | N | % | N | % | N | % | N | % | N | % |
| **高 TC 血症** | | | | | | | | | | |
| 18～ | 2 | 0.4 | 72 | 1.6 | 49 | 2.4 | 9 | 2.4 | 14 | 4.8 |
| 45～ | 13 | 5.3 | 262 | 6.9 | 274 | 8.4 | 76 | 10.0 | 53 | 9.9 |
| 60～ | 19 | 5.2 | 322 | 11.1 | 316 | 13.1 | 60 | 11.1 | 51 | 11.6 |
| **高 TG 血症** | | | | | | | | | | |
| 18～ | 8 | 1.8 | 171 | 3.8 | 203 | 10.1 | 52 | 14.1 | 53 | 18.0 |
| 45～ | 10 | 4.1 | 326 | 8.6 | 589 | 18.0 | 178 | 23.5 | 133 | 24.7 |
| 60～ | 11 | 3.0 | 325 | 11.2 | 508 | 21.0 | 135 | 25.0 | 116 | 26.5 |
| **低 HDL-C 血症** | | | | | | | | | | |
| 18～ | 72 | 16.1 | 963 | 21.6 | 739 | 36.8 | 158 | 42.9 | 147 | 50.0 |
| 45～ | 38 | 15.4 | 858 | 22.6 | 1 149 | 35.1 | 301 | 39.7 | 234 | 43.5 |
| 60～ | 57 | 15.7 | 728 | 25.0 | 891 | 36.9 | 202 | 37.5 | 184 | 42.0 |

续表

| | <18.5 | | 18.5～ | | 24～ | | 28～ | | 30～ | |
|---|---|---|---|---|---|---|---|---|---|---|
| | N | % | N | % | N | % | N | % | N | % |
| **高 LDL-C 血症** | | | | | | | | | | |
| 18～ | 4 | 0.9 | 81 | 1.8 | 48 | 2.4 | 10 | 2.7 | 13 | 4.4 |
| 45～ | 12 | 4.9 | 264 | 6.9 | 265 | 8.1 | 75 | 9.9 | 52 | 9.7 |
| 60～ | 18 | 5.0 | 310 | 10.7 | 293 | 12.1 | 66 | 12.2 | 43 | 9.8 |

2. 不同腰围的人群血脂异常患病率 高 TG 血症、低 HDL-C 血症、高 LDL-C 血症患病率均随腰围的增加而上升,60 岁及以上男性和 45 岁组女性的高 TC 血症随腰围增加呈现先上升后下降的趋势,60 岁及以上女性高 LDL-C 血症也存在随着腰围增加先快速上升而后下降的趋势(表6-8、表6-9)。

表6-8 不同腰围水平成年男性调查人群血脂异常患病率分布 /%

| | <70cm | | 70cm～ | | 80cm～ | | 90cm～ | | 100cm～ | |
|---|---|---|---|---|---|---|---|---|---|---|
| | N | % | N | % | N | % | N | % | N | % |
| **高 TC 血症** | | | | | | | | | | |
| 18～ | 13 | 2.4 | 39 | 2.3 | 81 | 4.9 | 66 | 6.5 | 20 | 6.3 |
| 45～ | 8 | 2.0 | 63 | 3.5 | 137 | 5.9 | 106 | 7.4 | 39 | 9.2 |
| 60～ | 18 | 3.1 | 64 | 3.7 | 119 | 5.7 | 92 | 6.9 | 16 | 4.1 |
| **高 TG 血症** | | | | | | | | | | |
| 18～ | 21 | 3.9 | 115 | 6.8 | 345 | 20.9 | 337 | 32.9 | 137 | 43.5 |
| 45～ | 18 | 4.4 | 118 | 6.5 | 426 | 18.4 | 433 | 30.2 | 153 | 35.9 |
| 60～ | 18 | 3.1 | 70 | 4.0 | 247 | 11.8 | 260 | 19.4 | 90 | 22.9 |
| **低 HDL-C 血症** | | | | | | | | | | |
| 18～ | 132 | 24.8 | 513 | 30.2 | 789 | 47.9 | 643 | 62.9 | 220 | 69.8 |
| 45～ | 83 | 20.5 | 436 | 24.1 | 999 | 43.2 | 808 | 56.4 | 263 | 61.7 |
| 60～ | 87 | 15.1 | 389 | 22.3 | 821 | 39.1 | 701 | 52.2 | 233 | 59.3 |
| **高 LDL-C 血症** | | | | | | | | | | |
| 18～ | 12 | 2.3 | 47 | 2.8 | 66 | 4.0 | 48 | 4.7 | 16 | 5.1 |
| 45～ | 9 | 2.2 | 58 | 3.2 | 130 | 5.6 | 81 | 5.7 | 33 | 7.7 |
| 60～ | 17 | 3.0 | 76 | 4.4 | 143 | 6.8 | 93 | 6.9 | 29 | 7.4 |

表6-9 不同腰围水平成年女性调查人群血脂异常患病率分布 /%

| | <70cm | | 70cm～ | | 80cm～ | | 90cm～ | | 100cm～ | |
|---|---|---|---|---|---|---|---|---|---|---|
| | N | % | N | % | N | % | N | % | N | % |
| **高 TC 血症** | | | | | | | | | | |
| 18～ | 19 | 1.1 | 51 | 1.6 | 55 | 2.8 | 16 | 2.9 | 5 | 5.5 |
| 45～ | 47 | 5.2 | 209 | 7.2 | 269 | 8.3 | 128 | 9.9 | 25 | 9.0 |
| 60～ | 62 | 8.2 | 171 | 9.1 | 325 | 13.2 | 161 | 13.1 | 49 | 14.2 |
| **高 TG 血症** | | | | | | | | | | |
| 18～ | 34 | 1.9 | 124 | 3.8 | 219 | 11.3 | 94 | 16.9 | 16 | 17.6 |

续表

| | <70cm | | 70cm～ | | 80cm～ | | 90cm～ | | 100cm～ | |
| --- | --- | --- | --- | --- | --- | --- | --- | --- | --- | --- |
| | N | % | N | % | N | % | N | % | N | % |
| 45～ | 31 | 3.4 | 271 | 9.3 | 560 | 17.3 | 304 | 23.5 | 70 | 25.3 |
| 60～ | 26 | 3.4 | 187 | 10.0 | 479 | 19.5 | 306 | 25.0 | 97 | 28.2 |
| 低 HDL-C 血症 | | | | | | | | | | |
| 18～ | 281 | 15.9 | 755 | 23.4 | 744 | 38.3 | 245 | 44.0 | 54 | 59.3 |
| 45～ | 129 | 14.2 | 688 | 23.7 | 1 124 | 34.8 | 517 | 40.0 | 122 | 44.0 |
| 60～ | 119 | 15.8 | 443 | 23.6 | 841 | 34.2 | 504 | 41.1 | 155 | 45.1 |
| 高 LDL-C 血症 | | | | | | | | | | |
| 18～ | 26 | 1.5 | 60 | 1.9 | 50 | 2.6 | 16 | 2.9 | 4 | 4.4 |
| 45～ | 48 | 5.3 | 204 | 7.0 | 268 | 8.3 | 121 | 9.4 | 27 | 9.7 |
| 60～ | 59 | 7.8 | 179 | 9.5 | 306 | 12.4 | 144 | 11.7 | 42 | 12.2 |

　　上述结果表明,超重肥胖以及中心性肥胖对人群血脂水平和血脂异常患病率的影响一致,即随着 BMI 及腰围水平的增加,人群血脂水平和血脂异常患病率均呈上升趋势,表明超重和肥胖是血脂异常的重要危险因素。然而,对于 60 岁及以上人群来讲,肥胖及中心性肥胖者的血脂水平和血脂异常患病率与低年龄组存在差异,这需要进一步的探讨。

## 四、身体活动和膳食结构对血脂异常患病危险性的影响

　　对膳食营养和身体活动与血脂异常关系的联合分析表明,两者与血脂异常之间存在各自独立又相互协同的作用。膳食脂肪供能比高并且静态生活时间长的人,血脂异常的危险越高,反之亦然。与每日静态生活时间<1 小时且膳食脂肪供能比<30% 的人相比,每日静态生活时间≥3 小时,且膳食脂肪供能比≥35% 者患高 TC、高 LDL-C 血症的相对风险分别增加了 90% 和 102%(图 6-15、图 6-16)。

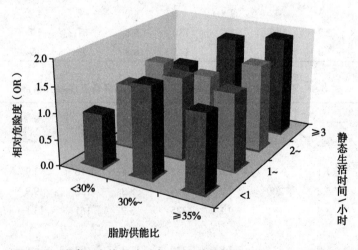

图 6-15　膳食和身体活动对高 TC 血症的协同作用(以 OR 值表示)

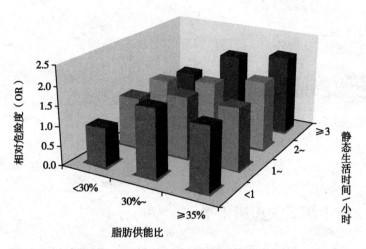

图 6-16　膳食和身体活动对高 LDL-C 血症的协同作用（以 OR 值表示）

# 第七章

# 主要发现及建议

## 一、2012年中国成人血脂水平

总体上讲，2012年我国居民血清TC水平按年龄及性别分布表现一致，即城市高于农村，大城市最高，贫困农村最低。TC水平随年龄增加而升高。青年男性血清TC水平高于青年女性，而中老年女性血清TC水平高于中老年男性。

2012年成年居民血清TG水平表现为男性高于女性，中年人群高于青年和老年人，城市高于农村。大城市高于其他三类地区，贫困农村最低。

2012年我国成年居民血清HDL-C水平女性高于男性，城乡及各年龄人群均无明显差异。

2012年中国成人血清LDL-C水平与TC表现一致，即城市高于农村，大城市最高，贫困农村最低，LDL-C水平随年龄增加逐渐上升，中老年女性血清LDL-C水平高于男性，而青年男性血清LDL-C水平高于青年女性。

与2002年全国居民营养与健康状况调查相比，全国平均TC水平由3.81mmol/L上升到4.50mmol/L，平均增加了0.69mmol/L，全国平均TG水平由1.10mmol/L上升到1.38mmol/L，平均增加了0.28mmol/L；HDL-C水平由2002年的1.30mmol/L下降到1.19mmol/L，平均下降了0.11mmol/L。LDL-C水平由1.99mmol/L增加到2.70mmol/L，增加了0.71mmol/L。10年间血脂水平的迅速上升，说明我们亟须制定血脂防控的策略并实施。

## 二、2012年中国成人血脂异常患病率

### （一）患病率现状

2012年调查人群各种类型血脂异常患病率中，低HDL-C血症患病率最高，为33.9%，男性明显高于女性，各地区各年龄组人群患病率均超过30%。其次是高TG血症，患病率为13.1%，男性明显高于女性，中老年人群高于青年人群，城市高于农村。TC边缘升高率和高TC血症患病率分别为17.4%和4.9%，高LDL-C血症患病率为4.8%和LDL-C边缘升高14.1%，血脂异常是我国快速增加的糖尿病及心血管疾病的重要危险因素，对血脂的防控刻不容缓。

### （二）患病率分布特征

1. 患病率的地区分布特征　分析结果表明，中国人群血清脂质代谢异常的患病率的分

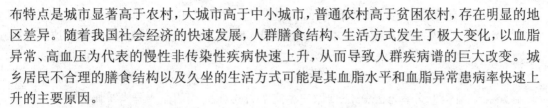

布特点是城市显著高于农村，大城市高于中小城市，普通农村高于贫困农村，存在明显的地区差异。随着我国社会经济的快速发展，人群膳食结构、生活方式发生了极大变化，以血脂异常、高血压为代表的慢性非传染性疾病快速上升，从而导致人群疾病谱的巨大改变。城乡居民不合理的膳食结构以及久坐的生活方式可能是其血脂水平和血脂异常患病率快速上升的主要原因。

2. 患病率的年龄分布特征　成人高 TC 血症患病率在男性和女性都随年龄增加而上升；但多数地区在 50 岁以前上升速度快，随后上升速度减缓，这种特点与以往国内外研究中 TC 水平随年龄先升后降的特点有所不同，这可能与我国人群血脂水平依然处于上升期，且人群他汀类药物使用有限有关。高 LDL-C 血症患病率的年龄分布特征与高 TC 血症相似。低 HDL-C 血症患病率和高 TG 血症患病率在中年人群都显著高于青年和老年人，说明我国中年人群的血脂异常防控力度应该加大。

3. 患病率的性别分布特征　高 TC 血症和高 LDL-C 血症患病率均表现为青年男性高于女性，而中老年女性高于男性；高 TG 血症患病率表现为青年和中年男性高于女性，老年女性高于男性；低 HDL-C 血症表现为各年龄组男性均高于女性。女性在 50 岁左右进入更年期，失去雌激素对 TC 维持较低水平的保护作用，血脂异常的发生风险大大增加。提示各年龄段男性和中老年女性均为血脂异常防治的重点人群。

与 2002 年相比，2012 年我国成人高 TC 血症患病率由 2.9% 上升到 11.0%，增幅近 3 倍；高 TG 血症患病率由 2002 年的 11.9% 上升到 23.7%，增幅近一倍；低 HDL-C 血症患病率由 2002 年的 7.4% 上升到 18.2%，增幅 1 倍多；高 LDL-C 血症患病率由 2002 年的 2.5% 上升到 12.3%，增幅近 4 倍。如此之高的增长幅度，充分说明血脂异常防控的必要性和迫切性。

## 三、2012 年成人血脂检测、血脂异常知晓和治疗状况

从分析结果来看，2012 年我国成人居民血脂检测率、血脂异常知晓率和各种血脂异常治疗率较 2002 年有了较大提升，但仍处于非常低的水平。女性、青年人和农村居民的水平更低，这与十年来血脂水平和异常率逐步升高的形势对比鲜明。血脂四项指标检测费用相对于高血压、肥胖等都要高，方法也较复杂，同时，由于血脂异常往往不易被发现，也没有明显的症状，即便早期体检被发现也不受重视，只有在出现心血管系统损害产生症状之后，才可能被动接受血脂治疗或者运动及饮食的控制。血脂检测率、血脂异常知晓率和治疗率一定程度上反映了居民的健康意识和对疾病的重视程度。本次调查结果提示我国居民对血脂状况的关注度依然不够，对血脂水平的意义和血脂异常带来的健康危害知晓率依然很低。

## 四、血脂影响因素

中国传统上是谷类为主，辅以蔬菜、水果、豆类等植物性食物作为主要的膳食结构，随着我国经济快速增长和食品供应的日益丰富，居民粮谷类食物消费数量逐年减少，加上粮谷类食品加工精细程度高，动物性食物摄入增加，我国居民的膳食模式向西方国家食物结构转变。2012 年中国居民营养与健康状况监测结果显示：与 2002 年、1992 年相比，2012 年

城乡居民碳水化合物供能比继续下降，而脂肪供能比继续上升。随着城乡居民膳食结构的改变，疾病谱也发生着相应变化。本书分析的成人高 TC 血症患病率为 4.9%；TC 边缘升高率为 17.4%，高 TG 血症患病率为 13.1%，TG 边缘升高率为 10.6%；低 HDL-C 血症患病率为 33.9%，高 LDL-C 血症患病率为 4.8%。2012 年结果显示：我国成人超重率为 30.1%、肥胖率为 11.9%；高血压患病率为 25.2%；糖尿病患病率为 9.7%。表明血脂异常等慢性非传染性疾病已经成为危害我国居民健康的主要原因。

**膳食种类和膳食结构对血脂水平和血脂异常患病风险的影响**：分析结果显示，随着肉类和脂肪供能比增加，血清 TC、TG 和 LDL-C 水平显著上升，相应血脂异常患病风险均呈上升趋势。本次调查还显示粮谷类食物摄入量和粮谷类食物供能比的增加，血清 TC、TG 和 LDL-C 水平显著下降，血脂异常患病风险也呈下降趋势。近十年来，我国居民肉类食物消费量大幅增加，脂肪供能比显著上升，粮谷类食物消费大幅降低，这种饮食习惯的变化显然增加了人群血脂异常的风险。同时证明我国传统的膳食模式是有益于健康的，也进一步验证了中国居民膳食指南提出的"食物多样、谷类为主"饮食原则的重要性。

保持我国以植物性食物为主的良好膳食传统，是我国目前预防控制血脂异常重要而有效的途径之一。然而，这并不是说粮谷类食物供能比、碳水化合物供能比越高越好，脂肪供能比越低越好。过高的粮谷类食物供能比、碳水化合物供能比和过低的脂肪供能比会引起其他的许多营养素的缺乏，因此，保持膳食结构的平衡至关重要。另外值得注意的是，精加工的碳水化合物对血脂也存在一定的影响，应避免精制糖、精白米白面的大量摄入。我们应坚持中国营养学会提倡的碳水化合物适宜摄入量为占总能量的 55%～65%，脂肪供能比为占总能量的 20%～30%。这一指导原则既有利于防止血脂异常的发生，又能满足人体生理需要。

**身体活动对血脂水平和血脂异常患病风险的影响**：本次研究结果发现，随着静态生活时间的延长，血脂水平和血脂异常患病率均呈上升趋势。近十年来，我国居民的生活方式发生了较大变化，出行方式以车代步，做家务时间缩短、强度降低，少动多坐的生活方式对血脂异常发生起了推波助澜的作用。同时缺乏身体活动而导致的超重和肥胖也会影响血脂水平。

**超重和肥胖对血脂水平和血脂异常患病率的影响**：本次调查显示，对于青年和中年人，血清 TC、TG、LDL-C 水平以及相应血脂异常患病风险随着 BMI 和腰围的增加而上升，HDL-C 水平和低 HDL-C 患病率风险则随着 BMI 及腰围的增加而下降。提示超重、肥胖是增加血脂异常发病风险的危险因素之一。而老年人的肥胖和中心型肥胖对于血脂水平和血脂异常患病率的规律与低年龄组不同，也说明了超重肥胖对老年人血脂异常影响的复杂性。

## 五、建议措施

1. 2012 年中国城市和农村居民血脂异常患病率均上升很快，城乡居民血脂异常患病率的差距在逐步缩小。建议血脂异常的防治应城乡联动，同时与其他慢性病防治工作有机结合，开展综合防治。

2. 血脂异常对于心血管疾病的危险性始于生命早期，具有不可逆性，并且会随着年龄的增加不断加剧。建议及早开展血脂异常的防治工作。在注重中老年人血脂异常防治的同

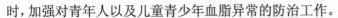
时,加强对青年人以及儿童青少年血脂异常的防治工作。

3. 根据本次调查及以往的研究结果比较,应建立我国人群血脂水平和血脂异常的常规监测制度,将血脂监测逐步纳入国家公共卫生服务体系。

4. 建议加强全人群的健康教育,尤其是血脂水平的意义及血脂异常的健康危害。倡导平衡膳食和健康生活方式,提高居民的健康意识和能力。

# 缩 略 词 表

| | |
|---|---|
| TC | 血清总胆固醇 |
| TG | 血清甘油三酯 |
| HDL-C | 血清高密度脂蛋白胆固醇 |
| LDL-C | 血清低密度脂蛋白胆固醇 |
| 高 TC 血症 | 高胆固醇血症 |
| TC 边缘升高 | 总胆固醇边缘升高 |
| 高 TG 血症 | 高甘油三酯血症 |
| TG 边缘升高 | 甘油三酯边缘升高 |
| 低 HDL-C 血症 | 低高密度脂蛋白胆固醇血症 |
| 高 LDL-C 血症 | 高低密度脂蛋白胆固醇血症 |
| LDL-C 边缘升高 | 低密度脂蛋白胆固醇边缘升高 |

# 第八章
# 分析结果附表

## 一、调查人群基本特征描述

附表 1-1　调查人群按性别、年龄及城乡分布

| 年龄/岁 | 合计 | | | | 城市 | | | | 农村 | | | |
|---|---|---|---|---|---|---|---|---|---|---|---|---|
| | 男性 | | 女性 | | 男性 | | 女性 | | 男性 | | 女性 | |
| | N | % | N | % | N | % | N | % | N | % | N | % |
| 合计 | 45 595 | 100.0 | 61 078 | 100.0 | 22 308 | 100.0 | 31 734 | 100.0 | 23 287 | 100.0 | 29 344 | 100.0 |
| 18～ | 338 | 0.7 | 387 | 0.6 | 133 | 0.6 | 126 | 0.4 | 205 | 0.9 | 261 | 0.9 |
| 20～ | 1 382 | 3.0 | 1 872 | 3.1 | 603 | 2.7 | 851 | 2.7 | 779 | 3.4 | 1 021 | 3.5 |
| 25～ | 1 683 | 3.7 | 2 722 | 4.5 | 799 | 3.6 | 1 333 | 4.2 | 884 | 3.8 | 1 389 | 4.7 |
| 30～ | 2 270 | 5.0 | 3 540 | 5.8 | 1 101 | 4.9 | 1 825 | 5.7 | 1 169 | 5.0 | 1 715 | 5.8 |
| 35～ | 3 342 | 7.3 | 4 973 | 8.1 | 1 594 | 7.2 | 2 546 | 8.0 | 1 748 | 7.5 | 2 427 | 8.3 |
| 40～ | 4 543 | 10.0 | 6 719 | 11.0 | 1 898 | 8.5 | 3 045 | 9.6 | 2 645 | 11.4 | 3 674 | 12.5 |
| 45～ | 5 456 | 12.0 | 8 058 | 13.2 | 2 385 | 10.7 | 3 802 | 12.0 | 3 071 | 13.2 | 4 256 | 14.5 |
| 50～ | 4 871 | 10.7 | 6 766 | 11.1 | 2 494 | 11.2 | 3 795 | 12.0 | 2 377 | 10.2 | 2 971 | 10.1 |
| 55～ | 6 276 | 13.8 | 8 574 | 14.0 | 3 110 | 13.9 | 4 648 | 14.6 | 3 166 | 13.6 | 3 926 | 13.4 |
| 60～ | 5 553 | 12.2 | 6 710 | 11.0 | 2 820 | 12.7 | 3 565 | 11.2 | 2 733 | 11.7 | 3 145 | 10.7 |
| 65～ | 4 066 | 8.9 | 4 672 | 7.6 | 2 084 | 9.3 | 2 625 | 8.3 | 1 982 | 8.5 | 2 047 | 7.0 |
| 70～ | 3 085 | 6.8 | 3 212 | 5.3 | 1 727 | 7.7 | 1 905 | 6.0 | 1 358 | 5.8 | 1 307 | 4.5 |
| 75～ | 1 904 | 4.2 | 1 835 | 3.0 | 1 087 | 4.9 | 1 068 | 3.4 | 817 | 3.5 | 767 | 2.6 |
| 80+ | 826 | 1.8 | 1 038 | 1.7 | 473 | 2.1 | 600 | 1.9 | 353 | 1.5 | 438 | 1.5 |

附表 1-2　调查人群按性别、年龄及地区分布

| 年龄/岁 | 合计 | | 城市小计 | | 农村小计 | | 大城市 | | 中小城市 | | 普通农村 | | 贫困农村 | |
|---|---|---|---|---|---|---|---|---|---|---|---|---|---|---|
| | N | % | N | % | N | % | N | % | N | % | N | % | N | % |
| 合计 | 106 673 | 100.0 | 54 042 | 100.0 | 52 631 | 100.0 | 23 748 | 100.0 | 30 294 | 100.0 | 34 381 | 100.0 | 18 250 | 100.0 |
| 18～ | 725 | 0.7 | 259 | 0.5 | 466 | 0.9 | 116 | 0.5 | 143 | 0.5 | 286 | 0.8 | 180 | 1.0 |
| 20～ | 3 254 | 3.1 | 1 454 | 2.7 | 1 800 | 3.4 | 654 | 2.7 | 800 | 2.6 | 1 030 | 3.0 | 770 | 4.2 |
| 25～ | 4 405 | 4.1 | 2 132 | 4.0 | 2 273 | 4.3 | 1 016 | 4.3 | 1 116 | 3.7 | 1 346 | 3.9 | 927 | 5.1 |
| 30～ | 5 810 | 5.4 | 2 926 | 5.4 | 2 884 | 5.5 | 1 309 | 5.5 | 1 617 | 5.3 | 1 738 | 5.1 | 1 146 | 6.3 |

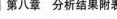

续表

| 年龄/岁 | 合计 N | 合计 % | 城市小计 N | 城市小计 % | 农村小计 N | 农村小计 % | 大城市 N | 大城市 % | 中小城市 N | 中小城市 % | 普通农村 N | 普通农村 % | 贫困农村 N | 贫困农村 % |
|---|---|---|---|---|---|---|---|---|---|---|---|---|---|---|
| 35～ | 8 315 | 7.8 | 4 140 | 7.7 | 4 175 | 7.9 | 1 680 | 7.1 | 2 460 | 8.1 | 2 471 | 7.2 | 1 704 | 9.3 |
| 40～ | 11 262 | 10.6 | 4 943 | 9.1 | 6 319 | 12.0 | 1 806 | 7.6 | 3 137 | 10.4 | 4 033 | 11.7 | 2 286 | 12.5 |
| 45～ | 13 514 | 12.7 | 6 187 | 11.4 | 7 327 | 13.9 | 2 298 | 9.7 | 3 889 | 12.8 | 4 860 | 14.1 | 2 467 | 13.5 |
| 50～ | 11 637 | 10.9 | 6 289 | 11.6 | 5 348 | 10.2 | 2 944 | 12.4 | 3 345 | 11.0 | 3 644 | 10.6 | 1 704 | 9.3 |
| 55～ | 14 850 | 13.9 | 7 758 | 14.4 | 7 092 | 13.5 | 3 459 | 14.6 | 4 299 | 14.2 | 4 891 | 14.2 | 2 201 | 12.1 |
| 60～ | 12 263 | 11.5 | 6 385 | 11.8 | 5 878 | 11.2 | 2 966 | 12.5 | 3 419 | 11.3 | 4 060 | 11.8 | 1 818 | 10.0 |
| 65～ | 8 738 | 8.2 | 4 709 | 8.7 | 4 029 | 7.7 | 2 121 | 8.9 | 2 588 | 8.6 | 2 631 | 7.7 | 1 398 | 7.7 |
| 70～ | 6 297 | 5.9 | 3 632 | 6.7 | 2 665 | 5.0 | 1 757 | 7.4 | 1 875 | 6.2 | 1 757 | 5.1 | 908 | 5.0 |
| 75～ | 3 739 | 3.5 | 2 155 | 4.0 | 1 584 | 3.0 | 1 082 | 4.5 | 1 073 | 3.5 | 1 087 | 3.2 | 497 | 2.7 |
| 80+ | 1 864 | 1.7 | 1 073 | 2.0 | 791 | 1.5 | 540 | 2.3 | 533 | 1.8 | 547 | 1.6 | 244 | 1.3 |

附表 1-3 男性调查人群按年龄及地区分布

| 年龄/岁 | 合计 N | 合计 % | 城市小计 N | 城市小计 % | 农村小计 N | 农村小计 % | 大城市 N | 大城市 % | 中小城市 N | 中小城市 % | 普通农村 N | 普通农村 % | 贫困农村 N | 贫困农村 % |
|---|---|---|---|---|---|---|---|---|---|---|---|---|---|---|
| 合计 | 45 595 | 100.0 | 22 308 | 100.0 | 23 287 | 100.0 | 9 554 | 100.0 | 12 754 | 100.0 | 15 286 | 100.0 | 8 001 | 100.0 |
| 18～ | 338 | 0.7 | 133 | 0.6 | 205 | 0.9 | 59 | 0.6 | 74 | 0.6 | 126 | 0.8 | 79 | 1.0 |
| 20～ | 1 382 | 3.0 | 603 | 2.7 | 779 | 3.4 | 255 | 2.7 | 348 | 2.7 | 463 | 3.0 | 316 | 3.9 |
| 25～ | 1 683 | 3.7 | 799 | 3.6 | 884 | 3.8 | 370 | 3.9 | 429 | 3.4 | 520 | 3.4 | 364 | 4.6 |
| 30～ | 2 270 | 5.0 | 1 101 | 4.9 | 1 169 | 5.0 | 491 | 5.1 | 610 | 4.8 | 689 | 4.5 | 480 | 6.0 |
| 35～ | 3 342 | 7.3 | 1 594 | 7.2 | 1 748 | 7.5 | 657 | 6.9 | 937 | 7.4 | 1 035 | 6.8 | 713 | 8.9 |
| 40～ | 4 543 | 10.0 | 1 898 | 8.5 | 2 645 | 11.4 | 670 | 7.0 | 1 228 | 9.6 | 1 702 | 11.1 | 943 | 11.8 |
| 45～ | 5 456 | 12.0 | 2 385 | 10.7 | 3 071 | 13.2 | 878 | 9.2 | 1 507 | 11.8 | 2 029 | 13.3 | 1 042 | 13.0 |
| 50～ | 4 871 | 10.7 | 2 494 | 11.2 | 2 377 | 10.2 | 1 127 | 11.8 | 1 367 | 10.7 | 1 612 | 10.6 | 765 | 9.6 |
| 55～ | 6 276 | 13.7 | 3 110 | 13.9 | 3 166 | 13.6 | 1 345 | 14.1 | 1 765 | 13.8 | 2 198 | 14.4 | 968 | 12.1 |
| 60～ | 5 553 | 12.2 | 2 820 | 12.6 | 2 733 | 11.7 | 1 268 | 13.3 | 1 552 | 12.2 | 1 904 | 12.5 | 829 | 10.4 |
| 65～ | 4 066 | 8.9 | 2 084 | 9.3 | 1 982 | 8.5 | 908 | 9.5 | 1 176 | 9.2 | 1 275 | 8.3 | 707 | 8.8 |
| 70～ | 3 085 | 6.8 | 1 727 | 7.8 | 1 358 | 5.8 | 779 | 8.1 | 948 | 7.4 | 921 | 6.0 | 437 | 5.5 |
| 75～ | 1 904 | 4.2 | 1 087 | 4.9 | 817 | 3.5 | 513 | 5.4 | 574 | 4.5 | 565 | 3.7 | 252 | 3.1 |
| 80+ | 826 | 1.8 | 473 | 2.1 | 353 | 1.5 | 234 | 2.4 | 239 | 1.9 | 247 | 1.6 | 106 | 1.3 |

附表 1-4 女性调查人群按年龄及地区分布

| 年龄/岁 | 合计 N | 合计 % | 城市小计 N | 城市小计 % | 农村小计 N | 农村小计 % | 大城市 N | 大城市 % | 中小城市 N | 中小城市 % | 普通农村 N | 普通农村 % | 贫困农村 N | 贫困农村 % |
|---|---|---|---|---|---|---|---|---|---|---|---|---|---|---|
| 合计 | 61 078 | 100.0 | 31 734 | 100.0 | 29 344 | 100.0 | 14 194 | 100.0 | 17 540 | 100.0 | 19 095 | 100.0 | 10 249 | 100.0 |
| 18～ | 387 | 0.6 | 126 | 0.4 | 261 | 0.9 | 57 | 0.4 | 69 | 0.4 | 160 | 0.8 | 101 | 1.0 |
| 20～ | 1 872 | 3.1 | 851 | 2.7 | 1 021 | 3.5 | 399 | 2.8 | 452 | 2.6 | 567 | 3.0 | 454 | 4.4 |

续表

| 年龄/岁 | 合计 | | 城市小计 | | 农村小计 | | 大城市 | | 中小城市 | | 普通农村 | | 贫困农村 | |
|---|---|---|---|---|---|---|---|---|---|---|---|---|---|---|
| | N | % | N | % | N | % | N | % | N | % | N | % | N | % |
| 25～ | 2 722 | 4.5 | 1 333 | 4.2 | 1 389 | 4.7 | 646 | 4.5 | 687 | 3.9 | 826 | 4.3 | 563 | 5.5 |
| 30～ | 3 540 | 5.8 | 1 825 | 5.8 | 1 715 | 5.8 | 818 | 5.8 | 1 007 | 5.7 | 1 049 | 5.5 | 666 | 6.5 |
| 35～ | 4 973 | 8.1 | 2 546 | 8.0 | 2 427 | 8.3 | 1 023 | 7.2 | 1 523 | 8.7 | 1 436 | 7.5 | 991 | 9.7 |
| 40～ | 6 719 | 11.0 | 3 045 | 9.6 | 3 674 | 12.5 | 1 136 | 8.0 | 1 909 | 10.9 | 2 331 | 12.2 | 1 343 | 13.1 |
| 45～ | 8 058 | 13.2 | 3 802 | 12.0 | 4 256 | 14.5 | 1 420 | 10.0 | 2 382 | 13.6 | 2 831 | 14.8 | 1 425 | 13.9 |
| 50～ | 6 766 | 11.1 | 3 795 | 11.9 | 2 971 | 10.1 | 1 817 | 12.8 | 1 978 | 11.3 | 2 032 | 10.6 | 939 | 9.2 |
| 55～ | 8 574 | 14.0 | 4 648 | 14.6 | 3 926 | 13.4 | 2 114 | 14.9 | 2 534 | 14.4 | 2 693 | 14.1 | 1 233 | 12.0 |
| 60～ | 6 710 | 11.0 | 3 565 | 11.2 | 3 145 | 10.7 | 1 698 | 12.0 | 1 867 | 10.6 | 2 156 | 11.3 | 989 | 9.6 |
| 65～ | 4 672 | 7.6 | 2 625 | 8.3 | 2 047 | 7.0 | 1 213 | 8.5 | 1 412 | 8.1 | 1 356 | 7.1 | 691 | 6.7 |
| 70～ | 3 212 | 5.3 | 1 905 | 6.0 | 1 307 | 4.5 | 978 | 6.9 | 927 | 5.3 | 836 | 4.4 | 471 | 4.6 |
| 75～ | 1 835 | 3.0 | 1 068 | 3.4 | 767 | 2.6 | 569 | 4.0 | 499 | 2.8 | 522 | 2.7 | 245 | 2.4 |
| 80+ | 1 038 | 1.7 | 600 | 1.9 | 438 | 1.5 | 306 | 2.2 | 294 | 1.7 | 300 | 1.5 | 138 | 1.4 |

附表 1-5　成人的职业分布

| | 合计 | | 城市小计 | | 农村小计 | | 大城市 | | 中小城市 | | 普通农村 | | 贫困农村 | |
|---|---|---|---|---|---|---|---|---|---|---|---|---|---|---|
| | N | % | N | % | N | % | N | % | N | % | N | % | N | % |
| 调查人数 | 106 673 | 100.0 | 54 042 | 100.0 | 52 631 | 100.0 | 23 748 | 100.0 | 30 294 | 100.0 | 34 386 | 100.0 | 18 250 | 100.0 |
| 在校学生 | 741 | 0.7 | 418 | 0.8 | 323 | 0.6 | 231 | 1.0 | 187 | 0.6 | 230 | 0.7 | 93 | 0.5 |
| 家务 | 17 152 | 16.1 | 7 758 | 14.4 | 9 394 | 17.9 | 2 264 | 9.5 | 5 494 | 18.1 | 5 913 | 17.2 | 3 481 | 19.1 |
| 待业 | 3 142 | 2.9 | 2 610 | 4.8 | 532 | 1.0 | 1 498 | 6.3 | 1 112 | 3.7 | 399 | 1.2 | 133 | 0.7 |
| 离退休人员 | 17 390 | 16.3 | 16 247 | 30.1 | 1 143 | 2.2 | 10 422 | 43.9 | 5 825 | 19.2 | 930 | 2.7 | 213 | 1.2 |
| 行政、企事业单位负责人 | 2 087 | 2.0 | 1 707 | 3.2 | 380 | 0.7 | 944 | 4.0 | 763 | 2.5 | 245 | 0.7 | 135 | 0.7 |
| 专业技术人员 | 4 025 | 3.8 | 3 189 | 5.9 | 836 | 1.6 | 1 638 | 6.9 | 1 551 | 5.1 | 532 | 1.5 | 304 | 1.7 |
| 办事人员和有关人员 | 2 623 | 2.5 | 2 282 | 4.2 | 341 | 0.6 | 1 386 | 5.8 | 896 | 3.0 | 246 | 0.7 | 95 | 0.5 |
| 商业、服务业人员 | 6 833 | 6.4 | 4 972 | 9.2 | 1 861 | 3.5 | 2 369 | 10.0 | 2 603 | 8.6 | 1 500 | 4.4 | 361 | 2.0 |
| 农林牧渔水利业生产 | 42 544 | 39.9 | 8 020 | 14.8 | 34 524 | 65.6 | 182 | 0.8 | 7 838 | 25.9 | 22 113 | 64.3 | 12 411 | 68.0 |
| 生产运输设备操作人员 | 2 415 | 2.2 | 1 594 | 2.9 | 821 | 1.6 | 495 | 2.1 | 1 099 | 3.6 | 680 | 2.0 | 141 | 0.8 |
| 其他劳动者* | 7 721 | 7.2 | 5 245 | 9.7 | 2 476 | 4.7 | 2 319 | 9.7 | 2 926 | 9.7 | 1 598 | 4.6 | 883 | 4.8 |

注：* 包括军人

附表 1-6 成年男性的职业分布

| | 合计 | | 城市小计 | | 农村小计 | | 大城市 | | 中小城市 | | 普通农村 | | 贫困农村 | |
|---|---|---|---|---|---|---|---|---|---|---|---|---|---|---|
| | N | % | N | % | N | % | N | % | N | % | N | % | N | % |
| 调查人数 | 45 595 | 100.0 | 22 308 | 100.0 | 23 287 | 100.0 | 9 554 | 100.0 | 12 754 | 100.0 | 15 286 | 100.0 | 8 001 | 100.0 |
| 在校学生 | 340 | 0.7 | 195 | 0.9 | 145 | 0.6 | 107 | 1.1 | 88 | 0.7 | 102 | 0.6 | 43 | 0.5 |
| 家务 | 3 176 | 7.0 | 1 166 | 5.2 | 2 010 | 8.6 | 207 | 2.2 | 959 | 7.5 | 1 206 | 7.9 | 804 | 10.1 |
| 待业 | 1 374 | 3.0 | 1 116 | 5.0 | 258 | 1.1 | 651 | 6.8 | 465 | 3.6 | 195 | 1.3 | 63 | 0.8 |
| 离退休人员 | 7 434 | 16.3 | 6 663 | 29.9 | 771 | 3.3 | 4 038 | 42.3 | 2 625 | 20.6 | 591 | 3.9 | 180 | 2.2 |
| 行政、企事业单位负责人 | 1 220 | 2.7 | 952 | 4.3 | 268 | 1.1 | 499 | 5.2 | 453 | 3.6 | 179 | 1.2 | 89 | 1.1 |
| 专业技术人员 | 2 351 | 5.2 | 1 779 | 8.0 | 572 | 2.5 | 898 | 9.4 | 881 | 6.9 | 356 | 2.3 | 216 | 2.7 |
| 办事人员和有关人员 | 1 207 | 2.6 | 1 005 | 4.5 | 202 | 0.9 | 617 | 6.5 | 388 | 3.0 | 151 | 1.0 | 51 | 0.6 |
| 商业、服务业人员 | 2 946 | 6.5 | 2 066 | 9.2 | 880 | 3.8 | 977 | 10.2 | 1 089 | 8.5 | 690 | 4.5 | 190 | 2.4 |
| 农林牧渔水利业生产 | 19 904 | 43.6 | 3 739 | 16.8 | 16 165 | 69.4 | 91 | 1.0 | 3 648 | 28.6 | 10 406 | 68.1 | 5 759 | 72.0 |
| 生产运输设备操作人员 | 1 766 | 3.9 | 1 125 | 5.0 | 641 | 2.8 | 377 | 3.9 | 748 | 5.9 | 512 | 3.3 | 129 | 1.6 |
| 其他劳动者* | 3 877 | 8.5 | 2 502 | 11.2 | 1 375 | 5.9 | 1 092 | 11.4 | 1 410 | 11.1 | 898 | 5.9 | 477 | 6.0 |

注：* 包括军人

附表 1-7 成年女性的职业分布

| | 合计 | | 城市小计 | | 农村小计 | | 大城市 | | 中小城市 | | 普通农村 | | 贫困农村 | |
|---|---|---|---|---|---|---|---|---|---|---|---|---|---|---|
| | N | % | N | % | N | % | N | % | N | % | N | % | N | % |
| 调查人数 | 61 078 | 100.0 | 31 734 | 100.0 | 29 344 | 100.0 | 14 194 | 100.0 | 17 540 | 100.0 | 19 095 | 100.0 | 10 249 | 100.0 |
| 在校学生 | 401 | 0.6 | 223 | 0.7 | 178 | 0.6 | 124 | 0.9 | 99 | 0.6 | 128 | 0.7 | 50 | 0.5 |
| 家务 | 13 976 | 22.9 | 6 592 | 20.8 | 7 384 | 25.2 | 2 057 | 14.5 | 4 535 | 25.9 | 4 707 | 24.7 | 2 677 | 26.1 |
| 待业 | 1 768 | 2.9 | 1 494 | 4.7 | 274 | 0.9 | 847 | 6.0 | 647 | 3.7 | 204 | 1.1 | 70 | 0.7 |
| 离退休人员 | 9 956 | 16.3 | 9 584 | 30.2 | 372 | 1.3 | 6 384 | 45.0 | 3 200 | 18.2 | 339 | 1.8 | 33 | 0.3 |
| 行政、企事业单位负责人 | 867 | 1.4 | 755 | 2.4 | 112 | 0.4 | 445 | 3.1 | 310 | 1.8 | 66 | 0.3 | 46 | 0.4 |
| 专业技术人员 | 1 674 | 2.7 | 1 410 | 4.4 | 264 | 0.9 | 740 | 5.2 | 670 | 3.8 | 176 | 0.9 | 88 | 0.9 |
| 办事人员和有关人员 | 1 416 | 2.3 | 1 277 | 4.0 | 139 | 0.5 | 769 | 5.4 | 508 | 2.9 | 95 | 0.5 | 44 | 0.4 |
| 商业、服务业人员 | 3 887 | 6.4 | 2 906 | 9.2 | 981 | 3.3 | 1 392 | 9.8 | 1 514 | 8.6 | 810 | 4.2 | 171 | 1.7 |
| 农林牧渔水利业生产 | 22 640 | 37.1 | 4 281 | 13.5 | 18 359 | 62.6 | 91 | 0.7 | 4 190 | 23.9 | 11 707 | 61.3 | 6 652 | 64.9 |
| 生产运输设备操作人员 | 649 | 1.1 | 469 | 1.5 | 180 | 0.6 | 118 | 0.8 | 351 | 2.0 | 168 | 0.9 | 12 | 0.1 |
| 其他劳动者* | 3 844 | 6.3 | 2 743 | 8.6 | 1 101 | 3.7 | 1 227 | 8.6 | 1 516 | 8.6 | 695 | 3.6 | 406 | 4.0 |

注：* 包括军人

附表 1-8　成人的文化程度分布

| | 合计 | | 城市小计 | | 农村小计 | | 大城市 | | 中小城市 | | 普通农村 | | 贫困农村 | |
|---|---|---|---|---|---|---|---|---|---|---|---|---|---|---|
| | N | % | N | % | N | % | N | % | N | % | N | % | N | % |
| 调查人数 | 106 673 | 100.0 | 54 042 | 100.0 | 52 631 | 100.0 | 23 748 | 100.0 | 30 294 | 100.0 | 34 381 | 100.0 | 18 250 | 100.0 |
| 文盲 | 13 663 | 12.8 | 4 251 | 7.9 | 9 412 | 17.9 | 1 203 | 5.1 | 3 048 | 10.1 | 4 818 | 14.0 | 4 594 | 25.2 |
| 小学 | 31 659 | 29.7 | 11 729 | 21.7 | 19 930 | 37.9 | 3 762 | 15.8 | 7 967 | 26.3 | 12 936 | 37.6 | 6 994 | 38.3 |
| 初中 | 36 907 | 34.6 | 18 560 | 34.4 | 18 347 | 34.8 | 7 580 | 31.9 | 10 980 | 36.3 | 13 101 | 38.1 | 5 246 | 28.7 |
| 高中/中专 | 16 556 | 15.5 | 12 396 | 22.9 | 4 160 | 7.9 | 6 543 | 27.6 | 5 853 | 19.3 | 2 974 | 8.7 | 1 186 | 6.5 |
| 大专/职大 | 4 873 | 4.6 | 4 334 | 8.0 | 539 | 1.0 | 2 687 | 11.3 | 1 647 | 5.4 | 378 | 1.1 | 161 | 0.9 |
| 大学及以上 | 3 015 | 2.8 | 2 772 | 5.1 | 243 | 0.5 | 1 973 | 8.3 | 799 | 2.6 | 174 | 0.5 | 69 | 0.4 |

附表 1-9　成年男性的文化程度分布

| | 合计 | | 城市小计 | | 农村小计 | | 大城市 | | 中小城市 | | 普通农村 | | 贫困农村 | |
|---|---|---|---|---|---|---|---|---|---|---|---|---|---|---|
| | N | % | N | % | N | % | N | % | N | % | N | % | N | % |
| 调查人数 | 45 595 | 100.0 | 22 308 | 100.0 | 23 287 | 100.0 | 9 554 | 100.0 | 12 754 | 100.0 | 15 286 | 100.0 | 8 001 | 100.0 |
| 文盲 | 3 172 | 7.0 | 814 | 3.7 | 2 358 | 10.1 | 210 | 2.2 | 604 | 4.7 | 1 165 | 7.6 | 1 193 | 14.9 |
| 小学 | 12 826 | 28.1 | 4 415 | 19.8 | 8 411 | 36.1 | 1 287 | 13.5 | 3 128 | 24.5 | 5 374 | 35.2 | 3 037 | 38.0 |
| 初中 | 17 692 | 38.8 | 8 174 | 36.6 | 9 518 | 40.9 | 3 131 | 32.8 | 5 043 | 39.6 | 6 628 | 43.4 | 2 890 | 36.1 |
| 高中/中专 | 8 006 | 17.6 | 5 440 | 24.4 | 2 566 | 11.0 | 2 681 | 28.0 | 2 759 | 21.6 | 1 812 | 11.8 | 754 | 9.4 |
| 大专/职大 | 2 329 | 5.1 | 2 016 | 9.0 | 313 | 1.4 | 1 215 | 12.7 | 801 | 6.3 | 220 | 1.4 | 93 | 1.2 |
| 大学及以上 | 1 570 | 3.4 | 1 449 | 6.5 | 121 | 0.5 | 1 030 | 10.8 | 419 | 3.3 | 87 | 0.6 | 34 | 0.4 |

附表 1-10　成年女性的文化程度分布

| | 合计 | | 城市小计 | | 农村小计 | | 大城市 | | 中小城市 | | 普通农村 | | 贫困农村 | |
|---|---|---|---|---|---|---|---|---|---|---|---|---|---|---|
| | N | % | N | % | N | % | N | % | N | % | N | % | N | % |
| 调查人数 | 61 078 | 100.0 | 31 734 | 100.0 | 29 344 | 100.0 | 14 194 | 100.0 | 17 540 | 100.0 | 19 095 | 100.0 | 10 249 | 100.0 |
| 文盲 | 10 491 | 17.2 | 3 437 | 10.8 | 7 054 | 24.0 | 993 | 7.0 | 2 444 | 13.9 | 3 653 | 19.1 | 3 401 | 33.2 |
| 小学 | 18 833 | 30.8 | 7 314 | 23.1 | 11 519 | 39.3 | 2 475 | 17.4 | 4 839 | 27.6 | 7 562 | 39.6 | 3 957 | 38.6 |
| 初中 | 19 215 | 31.4 | 10 386 | 32.7 | 8 829 | 30.1 | 4 449 | 31.4 | 5 937 | 33.9 | 6 473 | 33.9 | 2 356 | 23.0 |
| 高中/中专 | 8 550 | 14.0 | 6 956 | 21.9 | 1 594 | 5.4 | 3 862 | 27.2 | 3 094 | 17.6 | 1 162 | 6.1 | 432 | 4.2 |
| 大专/职大 | 2 544 | 4.2 | 2 318 | 7.3 | 226 | 0.8 | 1 472 | 10.4 | 846 | 4.8 | 158 | 0.8 | 68 | 0.7 |
| 大学及以上 | 1 445 | 2.4 | 1 323 | 4.2 | 122 | 0.4 | 943 | 6.6 | 380 | 2.2 | 87 | 0.5 | 35 | 0.3 |

附表 1-11　成人家庭人均年收入水平的地区分布

| 人均年收入/元 | 合计 N | 合计 % | 城市 N | 城市 % | 农村 N | 农村 % | 大城市 N | 大城市 % | 中小城市 N | 中小城市 % | 一般农村 N | 一般农村 % | 贫困农村 N | 贫困农村 % |
|---|---|---|---|---|---|---|---|---|---|---|---|---|---|---|
| 调查人数 | 106 673 | 100.0 | 54 042 | 100.0 | 52 631 | 100.0 | 23 748 | 100.0 | 30 294 | 100.0 | 34 381 | 100.0 | 18 250 | 100.0 |
| 不回答 | 6 253 | 5.9 | 4 291 | 7.9 | 1 962 | 3.8 | 2 384 | 10.0 | 1 907 | 6.3 | 1 459 | 4.3 | 503 | 2.8 |
| <5 000 | 27 196 | 25.5 | 8 461 | 15.7 | 18 735 | 35.6 | 2 240 | 9.4 | 6 221 | 20.5 | 10 323 | 30.0 | 8 412 | 46.1 |
| 5 000~9 999 | 25 173 | 23.6 | 10 077 | 18.6 | 15 096 | 28.7 | 3 104 | 13.1 | 6 973 | 23.0 | 9 865 | 28.7 | 5 231 | 28.7 |
| 10 000~14 999 | 19 819 | 18.6 | 10 761 | 19.9 | 9 058 | 17.2 | 4 539 | 19.1 | 6 222 | 20.5 | 6 636 | 19.3 | 2 422 | 13.3 |
| 15 000~19 999 | 10 569 | 9.9 | 7 039 | 13.0 | 3 530 | 6.7 | 3 565 | 15.0 | 3 474 | 11.5 | 2 719 | 7.9 | 811 | 4.5 |
| 20 000~24 999 | 7 474 | 7.0 | 5 434 | 10.1 | 2 040 | 3.9 | 2 994 | 12.6 | 2 440 | 8.1 | 1 524 | 4.4 | 516 | 2.8 |
| 25 000~29 999 | 3 124 | 2.9 | 2 376 | 4.4 | 748 | 1.4 | 1 419 | 6.0 | 957 | 3.2 | 594 | 1.7 | 154 | 0.8 |
| 30 000~34 999 | 2 329 | 2.2 | 1 785 | 3.3 | 544 | 1.0 | 1 122 | 4.7 | 663 | 2.2 | 466 | 1.4 | 78 | 0.4 |
| 35 000~39 999 | 1 399 | 1.3 | 1 174 | 2.2 | 225 | 0.4 | 774 | 3.3 | 400 | 1.3 | 200 | 0.6 | 25 | 0.1 |
| ≥40 000 | 3 337 | 3.1 | 2 644 | 4.9 | 693 | 1.3 | 1 607 | 6.8 | 1 037 | 3.4 | 595 | 1.7 | 98 | 0.5 |

## 二、居民血脂水平

附表 2-1　调查人群血清 TC 水平 /(mmol·L$^{-1}$)

| 年龄/岁 | N | Mean | SD | $P_{2.5}$ | $P_5$ | $P_{10}$ | $P_{25}$ | $P_{50}$ | $P_{75}$ | $P_{90}$ | $P_{95}$ | $P_{97.5}$ |
|---|---|---|---|---|---|---|---|---|---|---|---|---|
| 合计 | 106 673 | 4.65 | 0.98 | 2.97 | 3.20 | 3.47 | 3.97 | 4.58 | 5.24 | 5.90 | 6.34 | 6.77 |
| 18~ | 725 | 3.81 | 0.79 | 2.48 | 2.69 | 2.87 | 3.27 | 3.72 | 4.25 | 4.88 | 5.26 | 5.57 |
| 20~ | 3 254 | 4.04 | 0.87 | 2.60 | 2.81 | 3.05 | 3.44 | 3.94 | 4.53 | 5.12 | 5.53 | 5.96 |
| 25~ | 4 405 | 4.18 | 0.86 | 2.71 | 2.96 | 3.18 | 3.57 | 4.09 | 4.68 | 5.30 | 5.70 | 6.11 |
| 30~ | 5 810 | 4.27 | 0.88 | 2.80 | 3.01 | 3.25 | 3.66 | 4.19 | 4.77 | 5.42 | 5.82 | 6.24 |
| 35~ | 8 315 | 4.37 | 0.88 | 2.88 | 3.10 | 3.32 | 3.75 | 4.29 | 4.89 | 5.50 | 5.90 | 6.30 |
| 40~ | 11 262 | 4.48 | 0.92 | 2.91 | 3.14 | 3.40 | 3.86 | 4.40 | 5.01 | 5.63 | 6.06 | 6.51 |
| 45~ | 13 514 | 4.65 | 0.94 | 3.04 | 3.27 | 3.54 | 4.00 | 4.57 | 5.19 | 5.83 | 6.24 | 6.73 |
| 50~ | 11 637 | 4.80 | 0.96 | 3.13 | 3.37 | 3.65 | 4.14 | 4.74 | 5.37 | 6.02 | 6.43 | 6.86 |
| 55~ | 14 850 | 4.86 | 0.97 | 3.14 | 3.40 | 3.68 | 4.20 | 4.79 | 5.43 | 6.09 | 6.54 | 6.95 |
| 60~ | 12 263 | 4.87 | 0.99 | 3.10 | 3.36 | 3.66 | 4.19 | 4.81 | 5.47 | 6.12 | 6.54 | 6.97 |
| 65~ | 8 738 | 4.85 | 0.98 | 3.10 | 3.36 | 3.67 | 4.19 | 4.78 | 5.44 | 6.10 | 6.53 | 6.98 |
| 70~ | 6 297 | 4.83 | 0.99 | 3.06 | 3.33 | 3.64 | 4.15 | 4.77 | 5.44 | 6.08 | 6.52 | 6.93 |
| 75~ | 3 739 | 4.84 | 1.00 | 3.08 | 3.34 | 3.64 | 4.15 | 4.77 | 5.42 | 6.11 | 6.58 | 7.04 |
| 80+ | 1 864 | 4.85 | 0.96 | 3.15 | 3.36 | 3.69 | 4.21 | 4.80 | 5.42 | 6.11 | 6.47 | 6.89 |

附表 2-2 男性调查人群血清 TC 水平 /（mmol·L$^{-1}$）

| 年龄/岁 | N | Mean | SD | $P_{2.5}$ | $P_5$ | $P_{10}$ | $P_{25}$ | $P_{50}$ | $P_{75}$ | $P_{90}$ | $P_{95}$ | $P_{97.5}$ |
|---|---|---|---|---|---|---|---|---|---|---|---|---|
| 合计 | 45 595 | 4.60 | 0.95 | 2.94 | 3.17 | 3.45 | 3.94 | 4.53 | 5.17 | 5.81 | 6.24 | 6.66 |
| 18~ | 338 | 3.77 | 0.84 | 2.43 | 2.60 | 2.78 | 3.23 | 3.64 | 4.19 | 4.88 | 5.27 | 5.92 |
| 20~ | 1 382 | 4.07 | 0.91 | 2.46 | 2.74 | 2.99 | 3.44 | 4.00 | 4.65 | 5.25 | 5.61 | 6.01 |
| 25~ | 1 683 | 4.33 | 0.90 | 2.75 | 3.03 | 3.26 | 3.68 | 4.27 | 4.84 | 5.50 | 5.98 | 6.38 |
| 30~ | 2 270 | 4.48 | 0.94 | 2.91 | 3.10 | 3.37 | 3.83 | 4.40 | 5.04 | 5.71 | 6.16 | 6.57 |
| 35~ | 3 342 | 4.51 | 0.92 | 2.88 | 3.12 | 3.39 | 3.86 | 4.45 | 5.08 | 5.70 | 6.12 | 6.47 |
| 40~ | 4 543 | 4.62 | 0.96 | 2.96 | 3.19 | 3.48 | 3.96 | 4.55 | 5.18 | 5.83 | 6.33 | 6.74 |
| 45~ | 5 456 | 4.68 | 0.98 | 3.04 | 3.27 | 3.53 | 3.99 | 4.60 | 5.25 | 5.92 | 6.39 | 6.87 |
| 50~ | 4 871 | 4.66 | 0.93 | 3.03 | 3.28 | 3.53 | 4.02 | 4.60 | 5.22 | 5.85 | 6.27 | 6.69 |
| 55~ | 6 276 | 4.67 | 0.94 | 3.03 | 3.27 | 3.55 | 4.04 | 4.59 | 5.24 | 5.84 | 6.31 | 6.71 |
| 60~ | 5 553 | 4.68 | 0.94 | 2.99 | 3.23 | 3.53 | 4.04 | 4.63 | 5.24 | 5.88 | 6.29 | 6.67 |
| 65~ | 4 066 | 4.64 | 0.92 | 2.98 | 3.24 | 3.51 | 4.01 | 4.58 | 5.21 | 5.80 | 6.22 | 6.57 |
| 70~ | 3 085 | 4.62 | 0.95 | 2.95 | 3.18 | 3.49 | 3.96 | 4.55 | 5.21 | 5.84 | 6.22 | 6.62 |
| 75~ | 1 904 | 4.59 | 0.93 | 2.93 | 3.15 | 3.47 | 3.95 | 4.54 | 5.15 | 5.78 | 6.18 | 6.66 |
| 80+ | 826 | 4.61 | 0.94 | 3.01 | 3.24 | 3.49 | 3.93 | 4.54 | 5.14 | 5.83 | 6.28 | 6.66 |

附表 2-3 女性调查人群血清 TC 水平 /（mmol·L$^{-1}$）

| 年龄/岁 | N | Mean | SD | $P_{2.5}$ | $P_5$ | $P_{10}$ | $P_{25}$ | $P_{50}$ | $P_{75}$ | $P_{90}$ | $P_{95}$ | $P_{97.5}$ |
|---|---|---|---|---|---|---|---|---|---|---|---|---|
| 合计 | 61 078 | 4.69 | 0.99 | 2.99 | 3.22 | 3.49 | 4.00 | 4.62 | 5.29 | 5.97 | 6.42 | 6.85 |
| 18~ | 387 | 3.85 | 0.74 | 2.58 | 2.73 | 2.95 | 3.32 | 3.79 | 4.31 | 4.89 | 5.24 | 5.46 |
| 20~ | 1 872 | 4.01 | 0.84 | 2.68 | 2.87 | 3.08 | 3.45 | 3.90 | 4.45 | 5.05 | 5.46 | 5.93 |
| 25~ | 2 722 | 4.08 | 0.82 | 2.69 | 2.93 | 3.14 | 3.51 | 4.00 | 4.57 | 5.12 | 5.50 | 5.93 |
| 30~ | 3 540 | 4.14 | 0.81 | 2.74 | 2.94 | 3.19 | 3.58 | 4.07 | 4.59 | 5.16 | 5.59 | 5.90 |
| 35~ | 4 973 | 4.27 | 0.83 | 2.88 | 3.09 | 3.30 | 3.69 | 4.18 | 4.76 | 5.32 | 5.71 | 6.16 |
| 40~ | 6 719 | 4.38 | 0.87 | 2.88 | 3.12 | 3.35 | 3.79 | 4.31 | 4.89 | 5.47 | 5.85 | 6.28 |
| 45~ | 8 058 | 4.62 | 0.90 | 3.05 | 3.25 | 3.54 | 4.01 | 4.55 | 5.14 | 5.77 | 6.16 | 6.62 |
| 50~ | 6 766 | 4.90 | 0.97 | 3.24 | 3.46 | 3.75 | 4.25 | 4.84 | 5.47 | 6.10 | 6.53 | 7.01 |
| 55~ | 8 574 | 4.99 | 0.97 | 3.27 | 3.52 | 3.82 | 4.35 | 4.92 | 5.57 | 6.23 | 6.68 | 7.09 |
| 60~ | 6 710 | 5.02 | 1.00 | 3.24 | 3.50 | 3.82 | 4.34 | 4.97 | 5.64 | 6.27 | 6.71 | 7.14 |
| 65~ | 4 672 | 5.03 | 1.00 | 3.26 | 3.54 | 3.84 | 4.37 | 4.95 | 5.64 | 6.29 | 6.78 | 7.18 |
| 70~ | 3 212 | 5.02 | 0.99 | 3.19 | 3.49 | 3.82 | 4.34 | 4.97 | 5.63 | 6.26 | 6.67 | 7.13 |
| 75~ | 1 835 | 5.09 | 1.01 | 3.28 | 3.60 | 3.89 | 4.40 | 5.06 | 5.67 | 6.35 | 6.83 | 7.33 |
| 80+ | 1 038 | 5.03 | 0.94 | 3.26 | 3.55 | 3.89 | 4.44 | 5.00 | 5.60 | 6.25 | 6.63 | 7.04 |

附表 2-4　城市调查人群血清 TC 水平 /(mmol·L$^{-1}$)

| 年龄/岁 | N | Mean | SD | $P_{2.5}$ | $P_5$ | $P_{10}$ | $P_{25}$ | $P_{50}$ | $P_{75}$ | $P_{90}$ | $P_{95}$ | $P_{97.5}$ |
|---|---|---|---|---|---|---|---|---|---|---|---|---|
| 合计 | 54 042 | 4.74 | 0.97 | 3.07 | 3.29 | 3.56 | 4.07 | 4.67 | 5.32 | 5.98 | 6.41 | 6.83 |
| 18~ | 259 | 3.86 | 0.74 | 2.64 | 2.74 | 3.03 | 3.37 | 3.75 | 4.26 | 4.84 | 5.17 | 5.59 |
| 20~ | 1 454 | 4.07 | 0.80 | 2.73 | 2.90 | 3.13 | 3.52 | 4.00 | 4.54 | 5.14 | 5.49 | 5.88 |
| 25~ | 2 132 | 4.23 | 0.85 | 2.85 | 3.03 | 3.24 | 3.64 | 4.15 | 4.73 | 5.34 | 5.76 | 6.18 |
| 30~ | 2 926 | 4.29 | 0.86 | 2.84 | 3.06 | 3.29 | 3.68 | 4.20 | 4.78 | 5.41 | 5.81 | 6.23 |
| 35~ | 4 140 | 4.39 | 0.86 | 2.97 | 3.15 | 3.38 | 3.80 | 4.31 | 4.89 | 5.49 | 5.89 | 6.25 |
| 40~ | 4 943 | 4.53 | 0.89 | 3.01 | 3.21 | 3.47 | 3.92 | 4.46 | 5.07 | 5.65 | 6.08 | 6.51 |
| 45~ | 6 187 | 4.72 | 0.92 | 3.18 | 3.36 | 3.62 | 4.09 | 4.65 | 5.25 | 5.87 | 6.27 | 6.78 |
| 50~ | 6 289 | 4.89 | 0.93 | 3.25 | 3.47 | 3.76 | 4.25 | 4.82 | 5.45 | 6.09 | 6.51 | 6.90 |
| 55~ | 7 758 | 4.95 | 0.95 | 3.26 | 3.51 | 3.80 | 4.31 | 4.89 | 5.51 | 6.17 | 6.62 | 6.98 |
| 60~ | 6 385 | 4.95 | 0.97 | 3.21 | 3.47 | 3.75 | 4.29 | 4.90 | 5.54 | 6.17 | 6.62 | 7.03 |
| 65~ | 4 709 | 4.93 | 0.97 | 3.22 | 3.47 | 3.77 | 4.28 | 4.86 | 5.51 | 6.17 | 6.62 | 7.03 |
| 70~ | 3 632 | 4.92 | 0.99 | 3.14 | 3.41 | 3.74 | 4.24 | 4.85 | 5.52 | 6.14 | 6.58 | 7.09 |
| 75~ | 2 155 | 4.90 | 1.02 | 3.10 | 3.37 | 3.68 | 4.22 | 4.83 | 5.49 | 6.20 | 6.64 | 7.15 |
| 80+ | 1 073 | 4.92 | 0.98 | 3.17 | 3.39 | 3.74 | 4.27 | 4.87 | 5.50 | 6.22 | 6.53 | 7.04 |

附表 2-5　城市男性调查人群血清 TC 水平 /(mmol·L$^{-1}$)

| 年龄/岁 | N | Mean | SD | $P_{2.5}$ | $P_5$ | $P_{10}$ | $P_{25}$ | $P_{50}$ | $P_{75}$ | $P_{90}$ | $P_{95}$ | $P_{97.5}$ |
|---|---|---|---|---|---|---|---|---|---|---|---|---|
| 合计 | 22 308 | 4.66 | 0.93 | 3.04 | 3.26 | 3.53 | 4.03 | 4.61 | 5.23 | 5.85 | 6.26 | 6.68 |
| 18~ | 133 | 3.78 | 0.81 | 2.56 | 2.64 | 2.92 | 3.31 | 3.61 | 4.18 | 4.73 | 5.07 | 5.98 |
| 20~ | 603 | 4.18 | 0.88 | 2.72 | 2.88 | 3.13 | 3.56 | 4.13 | 4.71 | 5.32 | 5.74 | 6.13 |
| 25~ | 799 | 4.41 | 0.91 | 2.88 | 3.11 | 3.37 | 3.77 | 4.32 | 4.95 | 5.59 | 6.06 | 6.45 |
| 30~ | 1 101 | 4.52 | 0.92 | 3.00 | 3.19 | 3.44 | 3.88 | 4.44 | 5.06 | 5.71 | 6.16 | 6.49 |
| 35~ | 1 594 | 4.55 | 0.90 | 2.98 | 3.20 | 3.44 | 3.94 | 4.52 | 5.08 | 5.72 | 6.09 | 6.39 |
| 40~ | 1 898 | 4.66 | 0.91 | 3.08 | 3.26 | 3.56 | 4.04 | 4.62 | 5.22 | 5.81 | 6.25 | 6.60 |
| 45~ | 2 385 | 4.76 | 0.97 | 3.15 | 3.35 | 3.60 | 4.08 | 4.70 | 5.31 | 5.97 | 6.41 | 6.87 |
| 50~ | 2 494 | 4.72 | 0.90 | 3.17 | 3.37 | 3.63 | 4.09 | 4.65 | 5.28 | 5.91 | 6.30 | 6.69 |
| 55~ | 3 110 | 4.74 | 0.92 | 3.11 | 3.37 | 3.64 | 4.15 | 4.68 | 5.29 | 5.90 | 6.30 | 6.76 |
| 60~ | 2 820 | 4.73 | 0.91 | 3.08 | 3.33 | 3.62 | 4.10 | 4.69 | 5.30 | 5.91 | 6.32 | 6.72 |
| 65~ | 2 084 | 4.70 | 0.90 | 3.06 | 3.31 | 3.61 | 4.09 | 4.64 | 5.26 | 5.86 | 6.25 | 6.66 |
| 70~ | 1 727 | 4.70 | 0.93 | 3.07 | 3.30 | 3.58 | 4.06 | 4.63 | 5.25 | 5.88 | 6.29 | 6.65 |
| 75~ | 1 087 | 4.65 | 0.95 | 2.91 | 3.22 | 3.53 | 4.00 | 4.59 | 5.20 | 5.83 | 6.29 | 6.71 |
| 80+ | 473 | 4.68 | 0.96 | 3.06 | 3.26 | 3.54 | 4.03 | 4.65 | 5.21 | 5.90 | 6.32 | 6.80 |

附表 2-6　城市女性调查人群血清 TC 水平 / (mmol·L$^{-1}$)

| 年龄 / 岁 | N | Mean | SD | $P_{2.5}$ | $P_5$ | $P_{10}$ | $P_{25}$ | $P_{50}$ | $P_{75}$ | $P_{90}$ | $P_{95}$ | $P_{97.5}$ |
|---|---|---|---|---|---|---|---|---|---|---|---|---|
| 合计 | 31 734 | 4.78 | 0.99 | 3.10 | 3.31 | 3.59 | 4.09 | 4.71 | 5.38 | 6.06 | 6.51 | 6.93 |
| 18~ | 126 | 3.94 | 0.66 | 2.73 | 3.02 | 3.17 | 3.46 | 3.86 | 4.39 | 4.84 | 5.17 | 5.38 |
| 20~ | 851 | 3.99 | 0.74 | 2.75 | 2.92 | 3.15 | 3.50 | 3.92 | 4.40 | 4.97 | 5.30 | 5.65 |
| 25~ | 1 333 | 4.12 | 0.78 | 2.83 | 3.00 | 3.18 | 3.57 | 4.05 | 4.60 | 5.14 | 5.50 | 5.89 |
| 30~ | 1 825 | 4.15 | 0.79 | 2.81 | 2.99 | 3.24 | 3.60 | 4.08 | 4.59 | 5.15 | 5.54 | 5.89 |
| 35~ | 2 546 | 4.29 | 0.81 | 2.97 | 3.13 | 3.33 | 3.73 | 4.21 | 4.77 | 5.33 | 5.67 | 6.18 |
| 40~ | 3 045 | 4.45 | 0.86 | 2.98 | 3.18 | 3.43 | 3.86 | 4.38 | 4.96 | 5.52 | 5.95 | 6.35 |
| 45~ | 3 802 | 4.69 | 0.89 | 3.18 | 3.38 | 3.63 | 4.09 | 4.62 | 5.21 | 5.80 | 6.18 | 6.68 |
| 50~ | 3 795 | 4.99 | 0.94 | 3.32 | 3.59 | 3.86 | 4.39 | 4.92 | 5.53 | 6.19 | 6.62 | 7.05 |
| 55~ | 4 648 | 5.09 | 0.95 | 3.41 | 3.66 | 3.94 | 4.45 | 5.00 | 5.65 | 6.32 | 6.75 | 7.12 |
| 60~ | 3 565 | 5.12 | 0.98 | 3.34 | 3.61 | 3.91 | 4.45 | 5.07 | 5.69 | 6.35 | 6.77 | 7.25 |
| 65~ | 2 625 | 5.11 | 0.98 | 3.38 | 3.67 | 3.96 | 4.45 | 5.02 | 5.70 | 6.37 | 6.84 | 7.19 |
| 70~ | 1 905 | 5.11 | 1.00 | 3.31 | 3.57 | 3.92 | 4.44 | 5.08 | 5.72 | 6.35 | 6.78 | 7.30 |
| 75~ | 1 068 | 5.15 | 1.02 | 3.34 | 3.60 | 3.92 | 4.47 | 5.10 | 5.73 | 6.42 | 6.89 | 7.37 |
| 80+ | 600 | 5.11 | 0.96 | 3.29 | 3.57 | 3.97 | 4.49 | 5.08 | 5.71 | 6.30 | 6.68 | 7.09 |

附表 2-7　农村调查人群血清 TC 水平 / (mmol·L$^{-1}$)

| 年龄 / 岁 | N | Mean | SD | $P_{2.5}$ | $P_5$ | $P_{10}$ | $P_{25}$ | $P_{50}$ | $P_{75}$ | $P_{90}$ | $P_{95}$ | $P_{97.5}$ |
|---|---|---|---|---|---|---|---|---|---|---|---|---|
| 合计 | 52 631 | 4.57 | 0.98 | 2.89 | 3.12 | 3.40 | 3.89 | 4.49 | 5.15 | 5.82 | 6.26 | 6.69 |
| 18~ | 466 | 3.79 | 0.81 | 2.43 | 2.61 | 2.78 | 3.23 | 3.71 | 4.25 | 4.89 | 5.28 | 5.57 |
| 20~ | 1 800 | 4.01 | 0.92 | 2.50 | 2.73 | 2.98 | 3.39 | 3.89 | 4.52 | 5.12 | 5.57 | 6.02 |
| 25~ | 2 273 | 4.13 | 0.88 | 2.65 | 2.88 | 3.14 | 3.52 | 4.05 | 4.62 | 5.21 | 5.67 | 6.09 |
| 30~ | 2 884 | 4.25 | 0.89 | 2.74 | 2.96 | 3.20 | 3.63 | 4.16 | 4.77 | 5.44 | 5.83 | 6.26 |
| 35~ | 4 175 | 4.34 | 0.90 | 2.78 | 3.05 | 3.28 | 3.70 | 4.25 | 4.88 | 5.50 | 5.91 | 6.35 |
| 40~ | 6 319 | 4.43 | 0.93 | 2.87 | 3.08 | 3.33 | 3.81 | 4.35 | 4.96 | 5.60 | 6.04 | 6.53 |
| 45~ | 7 327 | 4.59 | 0.95 | 2.96 | 3.20 | 3.48 | 3.94 | 4.50 | 5.14 | 5.78 | 6.21 | 6.69 |
| 50~ | 5 348 | 4.70 | 0.98 | 3.01 | 3.28 | 3.54 | 4.03 | 4.63 | 5.27 | 5.93 | 6.33 | 6.82 |
| 55~ | 7 092 | 4.75 | 0.98 | 3.06 | 3.30 | 3.58 | 4.08 | 4.68 | 5.35 | 5.99 | 6.46 | 6.92 |
| 60~ | 5 878 | 4.78 | 1.00 | 3.01 | 3.26 | 3.57 | 4.10 | 4.71 | 5.39 | 6.06 | 6.46 | 6.90 |
| 65~ | 4 029 | 4.76 | 0.99 | 2.99 | 3.27 | 3.56 | 4.08 | 4.69 | 5.36 | 6.00 | 6.44 | 6.85 |
| 70~ | 2 665 | 4.70 | 0.98 | 2.94 | 3.20 | 3.52 | 4.03 | 4.64 | 5.31 | 5.97 | 6.39 | 6.79 |
| 75~ | 1 584 | 4.76 | 0.98 | 3.04 | 3.26 | 3.60 | 4.07 | 4.70 | 5.34 | 5.98 | 6.42 | 6.93 |
| 80+ | 791 | 4.74 | 0.93 | 3.06 | 3.30 | 3.64 | 4.08 | 4.69 | 5.29 | 5.99 | 6.35 | 6.73 |

附表 2-8　农村男性调查人群血清 TC 水平 /(mmol·L⁻¹)

| 年龄/岁 | N | Mean | SD | $P_{2.5}$ | $P_5$ | $P_{10}$ | $P_{25}$ | $P_{50}$ | $P_{75}$ | $P_{90}$ | $P_{95}$ | $P_{97.5}$ |
|---|---|---|---|---|---|---|---|---|---|---|---|---|
| 合计 | 23 287 | 4.53 | 0.97 | 2.86 | 3.10 | 3.38 | 3.86 | 4.45 | 5.12 | 5.76 | 6.21 | 6.63 |
| 18～ | 205 | 3.76 | 0.86 | 2.43 | 2.59 | 2.76 | 3.17 | 3.67 | 4.20 | 4.91 | 5.30 | 5.71 |
| 20～ | 779 | 3.99 | 0.92 | 2.35 | 2.64 | 2.90 | 3.35 | 3.88 | 4.61 | 5.19 | 5.56 | 5.86 |
| 25～ | 884 | 4.25 | 0.89 | 2.71 | 2.94 | 3.19 | 3.62 | 4.20 | 4.76 | 5.40 | 5.81 | 6.22 |
| 30～ | 1 169 | 4.44 | 0.95 | 2.85 | 3.06 | 3.30 | 3.78 | 4.35 | 5.03 | 5.71 | 6.12 | 6.61 |
| 35～ | 1 748 | 4.47 | 0.94 | 2.79 | 3.07 | 3.33 | 3.80 | 4.40 | 5.07 | 5.69 | 6.15 | 6.58 |
| 40～ | 2 645 | 4.59 | 1.00 | 2.91 | 3.12 | 3.42 | 3.91 | 4.51 | 5.15 | 5.84 | 6.35 | 6.82 |
| 45～ | 3 071 | 4.62 | 0.99 | 2.94 | 3.22 | 3.51 | 3.93 | 4.52 | 5.20 | 5.86 | 6.38 | 6.87 |
| 50～ | 2 377 | 4.59 | 0.95 | 2.94 | 3.18 | 3.44 | 3.93 | 4.54 | 5.17 | 5.80 | 6.25 | 6.68 |
| 55～ | 3 166 | 4.60 | 0.95 | 2.98 | 3.21 | 3.48 | 3.95 | 4.50 | 5.19 | 5.81 | 6.31 | 6.67 |
| 60～ | 2 733 | 4.62 | 0.96 | 2.93 | 3.17 | 3.45 | 3.97 | 4.56 | 5.18 | 5.85 | 6.24 | 6.62 |
| 65～ | 1 982 | 4.57 | 0.94 | 2.93 | 3.15 | 3.43 | 3.93 | 4.51 | 5.14 | 5.74 | 6.21 | 6.54 |
| 70～ | 1 358 | 4.53 | 0.97 | 2.83 | 3.09 | 3.39 | 3.86 | 4.45 | 5.13 | 5.78 | 6.17 | 6.59 |
| 75～ | 817 | 4.52 | 0.89 | 2.93 | 3.13 | 3.40 | 3.89 | 4.48 | 5.07 | 5.67 | 6.06 | 6.50 |
| 80+ | 353 | 4.51 | 0.91 | 2.98 | 3.22 | 3.42 | 3.89 | 4.42 | 5.02 | 5.72 | 6.19 | 6.47 |

附表 2-9　农村女性调查人群血清 TC 水平 /(mmol·L⁻¹)

| 年龄/岁 | N | Mean | SD | $P_{2.5}$ | $P_5$ | $P_{10}$ | $P_{25}$ | $P_{50}$ | $P_{75}$ | $P_{90}$ | $P_{95}$ | $P_{97.5}$ |
|---|---|---|---|---|---|---|---|---|---|---|---|---|
| 合计 | 29 344 | 4.59 | 0.99 | 2.91 | 3.14 | 3.41 | 3.91 | 4.51 | 5.18 | 5.86 | 6.30 | 6.74 |
| 18～ | 261 | 3.81 | 0.77 | 2.48 | 2.66 | 2.81 | 3.29 | 3.74 | 4.27 | 4.89 | 5.26 | 5.46 |
| 20～ | 1 021 | 4.02 | 0.91 | 2.64 | 2.85 | 3.05 | 3.42 | 3.89 | 4.49 | 5.09 | 5.59 | 6.25 |
| 25～ | 1 389 | 4.05 | 0.86 | 2.62 | 2.83 | 3.10 | 3.48 | 3.96 | 4.55 | 5.08 | 5.48 | 5.95 |
| 30～ | 1 715 | 4.12 | 0.83 | 2.66 | 2.91 | 3.15 | 3.54 | 4.06 | 4.60 | 5.19 | 5.60 | 5.93 |
| 35～ | 2 427 | 4.24 | 0.85 | 2.78 | 3.04 | 3.25 | 3.65 | 4.14 | 4.74 | 5.31 | 5.73 | 6.11 |
| 40～ | 3 674 | 4.32 | 0.87 | 2.84 | 3.05 | 3.29 | 3.74 | 4.25 | 4.84 | 5.43 | 5.78 | 6.13 |
| 45～ | 4 256 | 4.56 | 0.91 | 2.97 | 3.17 | 3.46 | 3.95 | 4.49 | 5.10 | 5.72 | 6.14 | 6.57 |
| 50～ | 2 971 | 4.79 | 1.00 | 3.10 | 3.37 | 3.63 | 4.13 | 4.71 | 5.34 | 5.99 | 6.40 | 6.91 |
| 55～ | 3 926 | 4.88 | 0.98 | 3.11 | 3.40 | 3.68 | 4.22 | 4.82 | 5.46 | 6.11 | 6.55 | 7.07 |
| 60～ | 3 145 | 4.92 | 1.01 | 3.09 | 3.41 | 3.70 | 4.23 | 4.83 | 5.56 | 6.21 | 6.58 | 7.07 |
| 65～ | 2 047 | 4.94 | 1.01 | 3.14 | 3.41 | 3.72 | 4.26 | 4.88 | 5.55 | 6.16 | 6.63 | 7.12 |
| 70～ | 1 307 | 4.88 | 0.95 | 3.12 | 3.40 | 3.73 | 4.22 | 4.83 | 5.50 | 6.13 | 6.59 | 6.94 |
| 75～ | 767 | 5.01 | 1.00 | 3.26 | 3.61 | 3.85 | 4.32 | 5.01 | 5.57 | 6.25 | 6.75 | 7.12 |
| 80+ | 438 | 4.93 | 0.91 | 3.20 | 3.50 | 3.84 | 4.35 | 4.90 | 5.46 | 6.13 | 6.58 | 6.86 |

附表 2-10 大城市调查人群血清 TC 水平 / (mmol·L⁻¹)

| 年龄 / 岁 | N | Mean | SD | $P_{2.5}$ | $P_5$ | $P_{10}$ | $P_{25}$ | $P_{50}$ | $P_{75}$ | $P_{90}$ | $P_{95}$ | $P_{97.5}$ |
|---|---|---|---|---|---|---|---|---|---|---|---|---|
| 合计 | 23 748 | 4.81 | 0.96 | 3.13 | 3.37 | 3.65 | 4.15 | 4.75 | 5.39 | 6.04 | 6.46 | 6.88 |
| 18~ | 116 | 3.94 | 0.82 | 2.69 | 2.78 | 3.11 | 3.38 | 3.87 | 4.39 | 4.89 | 5.38 | 6.22 |
| 20~ | 654 | 4.14 | 0.80 | 2.78 | 3.00 | 3.22 | 3.60 | 4.03 | 4.61 | 5.22 | 5.59 | 6.03 |
| 25~ | 1 016 | 4.30 | 0.83 | 2.93 | 3.08 | 3.31 | 3.73 | 4.23 | 4.79 | 5.41 | 5.76 | 6.12 |
| 30~ | 1 309 | 4.34 | 0.81 | 2.97 | 3.14 | 3.39 | 3.78 | 4.27 | 4.81 | 5.41 | 5.80 | 6.22 |
| 35~ | 1 680 | 4.47 | 0.85 | 3.11 | 3.28 | 3.47 | 3.88 | 4.39 | 4.98 | 5.52 | 5.97 | 6.33 |
| 40~ | 1 806 | 4.61 | 0.90 | 3.08 | 3.27 | 3.56 | 4.02 | 4.54 | 5.15 | 5.70 | 6.13 | 6.61 |
| 45~ | 2 298 | 4.78 | 0.91 | 3.25 | 3.45 | 3.70 | 4.18 | 4.72 | 5.28 | 5.93 | 6.33 | 6.85 |
| 50~ | 2 944 | 4.94 | 0.92 | 3.25 | 3.53 | 3.85 | 4.33 | 4.88 | 5.47 | 6.11 | 6.51 | 6.93 |
| 55~ | 3 459 | 5.02 | 0.94 | 3.33 | 3.61 | 3.87 | 4.40 | 4.96 | 5.57 | 6.20 | 6.63 | 7.02 |
| 60~ | 2 966 | 5.02 | 0.97 | 3.25 | 3.54 | 3.81 | 4.38 | 4.98 | 5.61 | 6.26 | 6.67 | 7.05 |
| 65~ | 2 121 | 4.99 | 0.97 | 3.28 | 3.54 | 3.81 | 4.34 | 4.93 | 5.56 | 6.20 | 6.74 | 7.11 |
| 70~ | 1 757 | 4.98 | 0.99 | 3.14 | 3.44 | 3.78 | 4.34 | 4.94 | 5.59 | 6.18 | 6.62 | 7.12 |
| 75~ | 1 082 | 4.95 | 1.00 | 3.16 | 3.43 | 3.69 | 4.28 | 4.90 | 5.57 | 6.23 | 6.64 | 7.15 |
| 80+ | 540 | 5.01 | 0.98 | 3.19 | 3.40 | 3.79 | 4.43 | 5.01 | 5.59 | 6.27 | 6.66 | 6.95 |

附表 2-11 大城市男性调查人群血清 TC 水平 / (mmol·L⁻¹)

| 年龄 / 岁 | N | Mean | SD | $P_{2.5}$ | $P_5$ | $P_{10}$ | $P_{25}$ | $P_{50}$ | $P_{75}$ | $P_{90}$ | $P_{95}$ | $P_{97.5}$ |
|---|---|---|---|---|---|---|---|---|---|---|---|---|
| 合计 | 9 554 | 4.73 | 0.92 | 3.08 | 3.31 | 3.59 | 4.10 | 4.69 | 5.29 | 5.90 | 6.30 | 6.71 |
| 18~ | 59 | 3.97 | 0.95 | 2.64 | 2.69 | 3.01 | 3.38 | 3.88 | 4.37 | 5.05 | 6.22 | 6.42 |
| 20~ | 255 | 4.24 | 0.82 | 2.92 | 3.00 | 3.24 | 3.68 | 4.16 | 4.76 | 5.40 | 5.91 | 6.07 |
| 25~ | 370 | 4.47 | 0.92 | 3.02 | 3.11 | 3.43 | 3.83 | 4.36 | 4.96 | 5.59 | 6.05 | 6.45 |
| 30~ | 491 | 4.58 | 0.87 | 3.07 | 3.29 | 3.52 | 3.94 | 4.54 | 5.13 | 5.65 | 6.16 | 6.56 |
| 35~ | 657 | 4.64 | 0.92 | 3.02 | 3.25 | 3.53 | 4.01 | 4.60 | 5.17 | 5.79 | 6.18 | 6.55 |
| 40~ | 670 | 4.80 | 0.94 | 3.11 | 3.32 | 3.67 | 4.12 | 4.79 | 5.39 | 5.95 | 6.48 | 6.84 |
| 45~ | 878 | 4.83 | 0.94 | 3.23 | 3.39 | 3.65 | 4.22 | 4.78 | 5.33 | 6.05 | 6.52 | 6.86 |
| 50~ | 1 127 | 4.75 | 0.87 | 3.13 | 3.37 | 3.67 | 4.14 | 4.72 | 5.32 | 5.91 | 6.23 | 6.56 |
| 55~ | 1 345 | 4.81 | 0.92 | 3.16 | 3.42 | 3.70 | 4.21 | 4.78 | 5.35 | 5.91 | 6.35 | 6.77 |
| 60~ | 1 268 | 4.79 | 0.93 | 3.02 | 3.30 | 3.64 | 4.19 | 4.75 | 5.37 | 5.99 | 6.38 | 6.73 |
| 65~ | 908 | 4.76 | 0.91 | 3.17 | 3.37 | 3.65 | 4.16 | 4.71 | 5.30 | 5.88 | 6.30 | 6.77 |
| 70~ | 779 | 4.76 | 0.93 | 3.08 | 3.35 | 3.66 | 4.14 | 4.71 | 5.29 | 5.94 | 6.36 | 6.70 |
| 75~ | 513 | 4.69 | 0.93 | 3.08 | 3.26 | 3.54 | 4.02 | 4.65 | 5.25 | 5.87 | 6.34 | 6.71 |
| 80+ | 234 | 4.75 | 0.96 | 2.90 | 3.27 | 3.60 | 4.18 | 4.74 | 5.28 | 5.92 | 6.41 | 6.80 |

附表 2-12 大城市女性调查人群血清 TC 水平 /(mmol·L$^{-1}$)

| 年龄/岁 | N | Mean | SD | $P_{2.5}$ | $P_5$ | $P_{10}$ | $P_{25}$ | $P_{50}$ | $P_{75}$ | $P_{90}$ | $P_{95}$ | $P_{97.5}$ |
|---|---|---|---|---|---|---|---|---|---|---|---|---|
| 合计 | 14 194 | 4.87 | 0.98 | 3.18 | 3.41 | 3.68 | 4.18 | 4.80 | 5.45 | 6.12 | 6.57 | 7.01 |
| 18～ | 57 | 3.92 | 0.66 | 2.73 | 2.90 | 3.16 | 3.38 | 3.85 | 4.40 | 4.84 | 4.93 | 5.38 |
| 20～ | 399 | 4.08 | 0.78 | 2.78 | 2.99 | 3.20 | 3.56 | 3.99 | 4.52 | 5.13 | 5.49 | 5.91 |
| 25～ | 646 | 4.20 | 0.76 | 2.85 | 3.05 | 3.25 | 3.68 | 4.14 | 4.66 | 5.23 | 5.56 | 5.86 |
| 30～ | 818 | 4.20 | 0.74 | 2.95 | 3.11 | 3.32 | 3.72 | 4.14 | 4.59 | 5.12 | 5.50 | 5.86 |
| 35～ | 1 023 | 4.37 | 0.78 | 3.14 | 3.29 | 3.45 | 3.81 | 4.28 | 4.81 | 5.34 | 5.60 | 6.17 |
| 40～ | 1 136 | 4.50 | 0.86 | 3.04 | 3.26 | 3.53 | 3.97 | 4.41 | 4.98 | 5.54 | 5.95 | 6.35 |
| 45～ | 1 420 | 4.75 | 0.89 | 3.26 | 3.49 | 3.72 | 4.16 | 4.68 | 5.25 | 5.85 | 6.18 | 6.80 |
| 50～ | 1 817 | 5.05 | 0.93 | 3.41 | 3.67 | 3.98 | 4.46 | 4.97 | 5.56 | 6.23 | 6.66 | 7.13 |
| 55～ | 2 114 | 5.15 | 0.93 | 3.50 | 3.77 | 4.04 | 4.52 | 5.09 | 5.70 | 6.34 | 6.74 | 7.21 |
| 60～ | 1 698 | 5.19 | 0.96 | 3.46 | 3.70 | 4.01 | 4.55 | 5.16 | 5.74 | 6.40 | 6.85 | 7.25 |
| 65～ | 1 213 | 5.16 | 0.98 | 3.42 | 3.71 | 3.97 | 4.49 | 5.10 | 5.74 | 6.43 | 6.94 | 7.30 |
| 70～ | 978 | 5.16 | 1.01 | 3.31 | 3.55 | 4.01 | 4.50 | 5.15 | 5.76 | 6.36 | 6.75 | 7.25 |
| 75～ | 569 | 5.19 | 1.01 | 3.35 | 3.62 | 3.97 | 4.55 | 5.15 | 5.75 | 6.44 | 7.01 | 7.35 |
| 80+ | 306 | 5.20 | 0.95 | 3.30 | 3.63 | 4.13 | 4.60 | 5.17 | 5.76 | 6.41 | 6.72 | 7.12 |

附表 2-13 中小城市调查人群血清 TC 水平 /(mmol·L$^{-1}$)

| 年龄/岁 | N | Mean | SD | $P_{2.5}$ | $P_5$ | $P_{10}$ | $P_{25}$ | $P_{50}$ | $P_{75}$ | $P_{90}$ | $P_{95}$ | $P_{97.5}$ |
|---|---|---|---|---|---|---|---|---|---|---|---|---|
| 合计 | 30 294 | 4.68 | 0.97 | 3.03 | 3.25 | 3.51 | 4.00 | 4.60 | 5.26 | 5.93 | 6.37 | 6.78 |
| 18～ | 143 | 3.79 | 0.67 | 2.58 | 2.74 | 3.02 | 3.36 | 3.68 | 4.16 | 4.68 | 5.06 | 5.27 |
| 20～ | 800 | 4.01 | 0.80 | 2.66 | 2.82 | 3.06 | 3.45 | 3.95 | 4.48 | 5.05 | 5.43 | 5.74 |
| 25～ | 1 116 | 4.17 | 0.85 | 2.80 | 2.99 | 3.20 | 3.55 | 4.08 | 4.69 | 5.31 | 5.76 | 6.28 |
| 30～ | 1 617 | 4.25 | 0.90 | 2.80 | 2.98 | 3.24 | 3.61 | 4.15 | 4.76 | 5.41 | 5.82 | 6.25 |
| 35～ | 2 460 | 4.34 | 0.86 | 2.91 | 3.09 | 3.32 | 3.73 | 4.26 | 4.85 | 5.47 | 5.87 | 6.20 |
| 40～ | 3 137 | 4.49 | 0.88 | 2.98 | 3.18 | 3.43 | 3.88 | 4.43 | 5.03 | 5.59 | 6.03 | 6.42 |
| 45～ | 3 889 | 4.68 | 0.93 | 3.11 | 3.32 | 3.58 | 4.04 | 4.61 | 5.22 | 5.84 | 6.25 | 6.73 |
| 50～ | 3 345 | 4.84 | 0.95 | 3.23 | 3.44 | 3.70 | 4.17 | 4.76 | 5.41 | 6.06 | 6.51 | 6.87 |
| 55～ | 4 299 | 4.90 | 0.95 | 3.22 | 3.45 | 3.75 | 4.25 | 4.83 | 5.45 | 6.13 | 6.62 | 6.95 |
| 60～ | 3 419 | 4.89 | 0.97 | 3.19 | 3.43 | 3.71 | 4.22 | 4.84 | 5.48 | 6.09 | 6.57 | 6.97 |
| 65～ | 2 588 | 4.88 | 0.96 | 3.16 | 3.42 | 3.74 | 4.24 | 4.79 | 5.46 | 6.14 | 6.53 | 6.97 |
| 70～ | 1 875 | 4.85 | 0.99 | 3.14 | 3.41 | 3.70 | 4.16 | 4.78 | 5.46 | 6.08 | 6.54 | 7.02 |
| 75～ | 1 073 | 4.84 | 1.03 | 3.02 | 3.34 | 3.66 | 4.18 | 4.76 | 5.40 | 6.11 | 6.62 | 7.11 |
| 80+ | 533 | 4.83 | 0.98 | 3.17 | 3.36 | 3.68 | 4.20 | 4.75 | 5.36 | 6.15 | 6.48 | 7.06 |

附表 2-14　中小城市男性调查人群血清 TC 水平 /（mmol•L$^{-1}$）

| 年龄/岁 | N | Mean | SD | $P_{2.5}$ | $P_5$ | $P_{10}$ | $P_{25}$ | $P_{50}$ | $P_{75}$ | $P_{90}$ | $P_{95}$ | $P_{97.5}$ |
|---|---|---|---|---|---|---|---|---|---|---|---|---|
| 合计 | 12 754 | 4.62 | 0.93 | 3.00 | 3.23 | 3.50 | 3.98 | 4.55 | 5.18 | 5.81 | 6.23 | 6.64 |
| 18~ | 74 | 3.63 | 0.65 | 2.46 | 2.58 | 2.88 | 3.23 | 3.56 | 4.04 | 4.36 | 4.90 | 5.27 |
| 20~ | 348 | 4.15 | 0.92 | 2.59 | 2.77 | 3.03 | 3.48 | 4.11 | 4.69 | 5.32 | 5.74 | 6.17 |
| 25~ | 429 | 4.37 | 0.91 | 2.72 | 3.06 | 3.28 | 3.70 | 4.27 | 4.90 | 5.52 | 6.06 | 6.41 |
| 30~ | 610 | 4.48 | 0.96 | 2.95 | 3.14 | 3.38 | 3.83 | 4.38 | 5.01 | 5.73 | 6.18 | 6.42 |
| 35~ | 937 | 4.50 | 0.88 | 2.96 | 3.17 | 3.41 | 3.88 | 4.46 | 5.04 | 5.68 | 6.06 | 6.22 |
| 40~ | 1 228 | 4.59 | 0.89 | 3.04 | 3.24 | 3.52 | 3.99 | 4.53 | 5.14 | 5.67 | 6.13 | 6.48 |
| 45~ | 1 507 | 4.72 | 0.98 | 3.09 | 3.32 | 3.56 | 4.01 | 4.65 | 5.29 | 5.93 | 6.39 | 6.88 |
| 50~ | 1 367 | 4.70 | 0.93 | 3.20 | 3.37 | 3.60 | 4.04 | 4.61 | 5.24 | 5.92 | 6.39 | 6.81 |
| 55~ | 1 765 | 4.70 | 0.92 | 3.06 | 3.33 | 3.59 | 4.08 | 4.63 | 5.26 | 5.86 | 6.27 | 6.74 |
| 60~ | 1 552 | 4.69 | 0.90 | 3.11 | 3.34 | 3.60 | 4.06 | 4.64 | 5.26 | 5.85 | 6.19 | 6.64 |
| 65~ | 1 176 | 4.65 | 0.90 | 2.97 | 3.26 | 3.55 | 4.05 | 4.58 | 5.23 | 5.81 | 6.23 | 6.54 |
| 70~ | 948 | 4.65 | 0.94 | 3.07 | 3.28 | 3.54 | 4.01 | 4.56 | 5.21 | 5.83 | 6.23 | 6.62 |
| 75~ | 574 | 4.61 | 0.97 | 2.78 | 3.13 | 3.52 | 3.99 | 4.54 | 5.14 | 5.81 | 6.26 | 6.77 |
| 80+ | 239 | 4.61 | 0.96 | 3.14 | 3.22 | 3.53 | 3.91 | 4.47 | 5.14 | 5.90 | 6.32 | 6.89 |

附表 2-15　中小城市女性调查人群血清 TC 水平 /（mmol•L$^{-1}$）

| 年龄/岁 | N | Mean | SD | $P_{2.5}$ | $P_5$ | $P_{10}$ | $P_{25}$ | $P_{50}$ | $P_{75}$ | $P_{90}$ | $P_{95}$ | $P_{97.5}$ |
|---|---|---|---|---|---|---|---|---|---|---|---|---|
| 合计 | 17 540 | 4.72 | 0.99 | 3.05 | 3.25 | 3.51 | 4.03 | 4.65 | 5.32 | 6.01 | 6.46 | 6.88 |
| 18~ | 69 | 3.96 | 0.65 | 2.73 | 3.02 | 3.19 | 3.52 | 3.90 | 4.31 | 4.92 | 5.22 | 5.55 |
| 20~ | 452 | 3.90 | 0.69 | 2.70 | 2.83 | 3.09 | 3.44 | 3.84 | 4.34 | 4.80 | 5.18 | 5.44 |
| 25~ | 687 | 4.06 | 0.80 | 2.83 | 2.97 | 3.14 | 3.49 | 3.96 | 4.51 | 5.06 | 5.41 | 5.95 |
| 30~ | 1 007 | 4.11 | 0.83 | 2.73 | 2.91 | 3.17 | 3.55 | 4.03 | 4.59 | 5.16 | 5.60 | 5.90 |
| 35~ | 1 523 | 4.25 | 0.83 | 2.89 | 3.05 | 3.27 | 3.67 | 4.17 | 4.74 | 5.31 | 5.74 | 6.18 |
| 40~ | 1 909 | 4.42 | 0.87 | 2.96 | 3.15 | 3.37 | 3.81 | 4.34 | 4.94 | 5.51 | 5.96 | 6.35 |
| 45~ | 2 382 | 4.65 | 0.89 | 3.13 | 3.32 | 3.58 | 4.05 | 4.59 | 5.18 | 5.79 | 6.19 | 6.64 |
| 50~ | 1 978 | 4.94 | 0.95 | 3.29 | 3.49 | 3.79 | 4.29 | 4.88 | 5.51 | 6.14 | 6.56 | 6.96 |
| 55~ | 2 534 | 5.03 | 0.95 | 3.35 | 3.58 | 3.87 | 4.39 | 4.94 | 5.62 | 6.29 | 6.75 | 7.05 |
| 60~ | 1 867 | 5.05 | 0.99 | 3.28 | 3.52 | 3.83 | 4.38 | 5.00 | 5.65 | 6.29 | 6.74 | 7.26 |
| 65~ | 1 412 | 5.06 | 0.97 | 3.30 | 3.63 | 3.94 | 4.41 | 4.95 | 5.65 | 6.32 | 6.76 | 7.11 |
| 70~ | 927 | 5.07 | 0.99 | 3.33 | 3.59 | 3.85 | 4.39 | 5.00 | 5.66 | 6.34 | 6.79 | 7.34 |
| 75~ | 499 | 5.11 | 1.03 | 3.34 | 3.59 | 3.83 | 4.41 | 5.05 | 5.67 | 6.35 | 6.87 | 7.44 |
| 80+ | 294 | 5.01 | 0.96 | 3.27 | 3.51 | 3.89 | 4.39 | 4.93 | 5.62 | 6.23 | 6.63 | 7.06 |

附表 2-16  普通农村调查人群血清 TC 水平 /（mmol·L$^{-1}$）

| 年龄/岁 | N | Mean | SD | $P_{2.5}$ | $P_5$ | $P_{10}$ | $P_{25}$ | $P_{50}$ | $P_{75}$ | $P_{90}$ | $P_{95}$ | $P_{97.5}$ |
|---|---|---|---|---|---|---|---|---|---|---|---|---|
| 合计 | 34 381 | 4.64 | 0.98 | 2.94 | 3.19 | 3.46 | 3.96 | 4.56 | 5.22 | 5.89 | 6.34 | 6.77 |
| 18～ | 286 | 3.84 | 0.85 | 2.43 | 2.67 | 2.78 | 3.27 | 3.78 | 4.35 | 4.96 | 5.33 | 5.71 |
| 20～ | 1 030 | 4.03 | 0.89 | 2.49 | 2.76 | 3.01 | 3.44 | 3.94 | 4.54 | 5.12 | 5.54 | 5.97 |
| 25～ | 1 346 | 4.16 | 0.87 | 2.66 | 2.90 | 3.18 | 3.56 | 4.10 | 4.66 | 5.21 | 5.67 | 6.07 |
| 30～ | 1 738 | 4.28 | 0.89 | 2.79 | 3.00 | 3.25 | 3.67 | 4.18 | 4.78 | 5.47 | 5.86 | 6.27 |
| 35～ | 2 471 | 4.39 | 0.90 | 2.82 | 3.08 | 3.32 | 3.77 | 4.31 | 4.94 | 5.54 | 5.93 | 6.38 |
| 40～ | 4 033 | 4.47 | 0.93 | 2.88 | 3.13 | 3.37 | 3.83 | 4.40 | 4.99 | 5.65 | 6.10 | 6.58 |
| 45～ | 4 860 | 4.64 | 0.94 | 3.01 | 3.25 | 3.53 | 4.00 | 4.56 | 5.19 | 5.83 | 6.27 | 6.70 |
| 50～ | 3 644 | 4.77 | 0.97 | 3.07 | 3.33 | 3.62 | 4.12 | 4.70 | 5.33 | 6.00 | 6.40 | 6.85 |
| 55～ | 4 891 | 4.83 | 0.98 | 3.13 | 3.37 | 3.64 | 4.17 | 4.75 | 5.41 | 6.06 | 6.51 | 7.00 |
| 60～ | 4 060 | 4.86 | 1.00 | 3.11 | 3.36 | 3.66 | 4.17 | 4.80 | 5.48 | 6.14 | 6.54 | 6.96 |
| 65～ | 2 631 | 4.82 | 1.00 | 3.05 | 3.34 | 3.63 | 4.14 | 4.76 | 5.41 | 6.05 | 6.49 | 6.98 |
| 70～ | 1 757 | 4.80 | 0.98 | 3.01 | 3.28 | 3.62 | 4.11 | 4.76 | 5.41 | 6.07 | 6.48 | 6.85 |
| 75～ | 1 087 | 4.82 | 0.98 | 3.11 | 3.34 | 3.65 | 4.11 | 4.76 | 5.40 | 6.08 | 6.51 | 6.98 |
| 80+ | 547 | 4.80 | 0.94 | 3.01 | 3.36 | 3.68 | 4.16 | 4.75 | 5.36 | 6.05 | 6.38 | 6.81 |

附表 2-17  普通农村男性调查人群血清 TC 水平 /（mmol·L$^{-1}$）

| 年龄/岁 | N | Mean | SD | $P_{2.5}$ | $P_5$ | $P_{10}$ | $P_{25}$ | $P_{50}$ | $P_{75}$ | $P_{90}$ | $P_{95}$ | $P_{97.5}$ |
|---|---|---|---|---|---|---|---|---|---|---|---|---|
| 合计 | 15 286 | 4.60 | 0.97 | 2.92 | 3.15 | 3.44 | 3.94 | 4.54 | 5.19 | 5.84 | 6.28 | 6.68 |
| 18～ | 126 | 3.87 | 0.91 | 2.48 | 2.69 | 2.82 | 3.24 | 3.76 | 4.37 | 5.09 | 5.47 | 5.92 |
| 20～ | 463 | 4.04 | 0.93 | 2.35 | 2.69 | 2.96 | 3.41 | 3.94 | 4.67 | 5.20 | 5.58 | 5.97 |
| 25～ | 520 | 4.31 | 0.88 | 2.72 | 2.92 | 3.21 | 3.69 | 4.30 | 4.80 | 5.41 | 5.84 | 6.30 |
| 30～ | 689 | 4.53 | 0.96 | 2.95 | 3.14 | 3.41 | 3.84 | 4.44 | 5.11 | 5.83 | 6.27 | 6.74 |
| 35～ | 1 035 | 4.54 | 0.95 | 2.83 | 3.08 | 3.38 | 3.85 | 4.50 | 5.19 | 5.75 | 6.19 | 6.63 |
| 40～ | 1 702 | 4.63 | 1.00 | 2.92 | 3.16 | 3.45 | 3.95 | 4.56 | 5.19 | 5.90 | 6.38 | 6.84 |
| 45～ | 2 029 | 4.66 | 0.99 | 2.94 | 3.23 | 3.53 | 3.98 | 4.58 | 5.25 | 5.88 | 6.38 | 6.86 |
| 50～ | 1 612 | 4.66 | 0.94 | 2.97 | 3.24 | 3.54 | 4.02 | 4.59 | 5.21 | 5.88 | 6.29 | 6.73 |
| 55～ | 2 198 | 4.68 | 0.95 | 3.07 | 3.27 | 3.53 | 4.03 | 4.58 | 5.26 | 5.87 | 6.40 | 6.77 |
| 60～ | 1 904 | 4.71 | 0.97 | 3.05 | 3.23 | 3.54 | 4.06 | 4.66 | 5.27 | 5.95 | 6.35 | 6.69 |
| 65～ | 1 275 | 4.63 | 0.95 | 2.97 | 3.21 | 3.49 | 3.98 | 4.56 | 5.21 | 5.80 | 6.24 | 6.58 |
| 70～ | 921 | 4.60 | 0.96 | 2.89 | 3.10 | 3.42 | 3.93 | 4.54 | 5.21 | 5.83 | 6.20 | 6.59 |
| 75～ | 565 | 4.56 | 0.90 | 3.01 | 3.15 | 3.45 | 3.92 | 4.51 | 5.10 | 5.74 | 6.11 | 6.51 |
| 80+ | 247 | 4.57 | 0.91 | 2.98 | 3.28 | 3.49 | 3.93 | 4.48 | 5.10 | 5.84 | 6.19 | 6.35 |

附表 2-18 普通农村女性调查人群血清 TC 水平 /(mmol·L$^{-1}$)

| 年龄/岁 | N | Mean | SD | $P_{2.5}$ | $P_5$ | $P_{10}$ | $P_{25}$ | $P_{50}$ | $P_{75}$ | $P_{90}$ | $P_{95}$ | $P_{97.5}$ |
|---|---|---|---|---|---|---|---|---|---|---|---|---|
| 合计 | 19 095 | 4.66 | 0.99 | 2.96 | 3.21 | 3.48 | 3.98 | 4.59 | 5.25 | 5.93 | 6.38 | 6.85 |
| 18~ | 160 | 3.83 | 0.81 | 2.33 | 2.59 | 2.78 | 3.29 | 3.78 | 4.29 | 4.93 | 5.26 | 5.54 |
| 20~ | 567 | 4.02 | 0.86 | 2.67 | 2.87 | 3.07 | 3.44 | 3.94 | 4.45 | 5.06 | 5.49 | 5.96 |
| 25~ | 826 | 4.07 | 0.85 | 2.62 | 2.89 | 3.16 | 3.51 | 3.99 | 4.57 | 5.08 | 5.47 | 5.93 |
| 30~ | 1 049 | 4.12 | 0.80 | 2.69 | 2.93 | 3.17 | 3.57 | 4.05 | 4.59 | 5.11 | 5.56 | 5.84 |
| 35~ | 1 436 | 4.28 | 0.84 | 2.80 | 3.08 | 3.29 | 3.72 | 4.18 | 4.77 | 5.33 | 5.73 | 6.14 |
| 40~ | 2 331 | 4.35 | 0.87 | 2.84 | 3.09 | 3.32 | 3.75 | 4.30 | 4.87 | 5.45 | 5.85 | 6.19 |
| 45~ | 2 831 | 4.62 | 0.91 | 3.03 | 3.25 | 3.54 | 4.01 | 4.54 | 5.14 | 5.78 | 6.21 | 6.66 |
| 50~ | 2 032 | 4.86 | 0.98 | 3.19 | 3.44 | 3.72 | 4.21 | 4.79 | 5.44 | 6.04 | 6.47 | 6.94 |
| 55~ | 2 693 | 4.95 | 0.98 | 3.22 | 3.47 | 3.76 | 4.31 | 4.88 | 5.52 | 6.20 | 6.66 | 7.15 |
| 60~ | 2 156 | 5.00 | 1.01 | 3.22 | 3.51 | 3.81 | 4.30 | 4.94 | 5.63 | 6.27 | 6.69 | 7.10 |
| 65~ | 1 356 | 5.00 | 1.01 | 3.18 | 3.46 | 3.78 | 4.33 | 4.95 | 5.61 | 6.19 | 6.73 | 7.21 |
| 70~ | 836 | 5.01 | 0.94 | 3.30 | 3.58 | 3.87 | 4.32 | 4.97 | 5.65 | 6.28 | 6.73 | 6.99 |
| 75~ | 522 | 5.09 | 0.99 | 3.34 | 3.66 | 3.91 | 4.42 | 5.06 | 5.65 | 6.31 | 6.85 | 7.29 |
| 80+ | 300 | 5.00 | 0.91 | 3.15 | 3.52 | 3.90 | 4.44 | 5.01 | 5.53 | 6.13 | 6.67 | 6.90 |

附表 2-19 贫困农村调查人群血清 TC 水平 /(mmol·L$^{-1}$)

| 年龄/岁 | N | Mean | SD | $P_{2.5}$ | $P_5$ | $P_{10}$ | $P_{25}$ | $P_{50}$ | $P_{75}$ | $P_{90}$ | $P_{95}$ | $P_{97.5}$ |
|---|---|---|---|---|---|---|---|---|---|---|---|---|
| 合计 | 18 250 | 4.43 | 0.96 | 2.81 | 3.03 | 3.29 | 3.77 | 4.35 | 5.01 | 5.66 | 6.10 | 6.52 |
| 18~ | 180 | 3.70 | 0.74 | 2.43 | 2.61 | 2.77 | 3.21 | 3.66 | 4.16 | 4.53 | 5.15 | 5.40 |
| 20~ | 770 | 3.97 | 0.95 | 2.51 | 2.70 | 2.93 | 3.33 | 3.81 | 4.50 | 5.13 | 5.59 | 6.14 |
| 25~ | 927 | 4.08 | 0.89 | 2.64 | 2.83 | 3.08 | 3.47 | 3.96 | 4.57 | 5.24 | 5.66 | 6.09 |
| 30~ | 1 146 | 4.21 | 0.89 | 2.66 | 2.91 | 3.15 | 3.56 | 4.12 | 4.75 | 5.40 | 5.75 | 6.16 |
| 35~ | 1 704 | 4.26 | 0.90 | 2.71 | 3.00 | 3.23 | 3.62 | 4.17 | 4.79 | 5.40 | 5.87 | 6.29 |
| 40~ | 2 286 | 4.37 | 0.93 | 2.86 | 3.02 | 3.28 | 3.76 | 4.27 | 4.90 | 5.54 | 5.91 | 6.39 |
| 45~ | 2 467 | 4.49 | 0.94 | 2.89 | 3.11 | 3.39 | 3.81 | 4.40 | 5.05 | 5.70 | 6.11 | 6.60 |
| 50~ | 1 704 | 4.55 | 0.99 | 2.93 | 3.16 | 3.40 | 3.87 | 4.45 | 5.11 | 5.76 | 6.20 | 6.66 |
| 55~ | 2 201 | 4.59 | 0.95 | 2.93 | 3.16 | 3.46 | 3.93 | 4.51 | 5.18 | 5.79 | 6.24 | 6.67 |
| 60~ | 1 818 | 4.59 | 0.97 | 2.87 | 3.08 | 3.42 | 3.95 | 4.49 | 5.18 | 5.88 | 6.25 | 6.59 |
| 65~ | 1 398 | 4.64 | 0.97 | 2.91 | 3.17 | 3.46 | 3.97 | 4.58 | 5.24 | 5.89 | 6.31 | 6.66 |
| 70~ | 908 | 4.52 | 0.95 | 2.85 | 3.12 | 3.39 | 3.86 | 4.40 | 5.10 | 5.73 | 6.18 | 6.65 |
| 75~ | 497 | 4.63 | 0.96 | 2.92 | 3.16 | 3.49 | 3.99 | 4.60 | 5.20 | 5.76 | 6.20 | 6.76 |
| 80+ | 244 | 4.61 | 0.91 | 3.07 | 3.22 | 3.50 | 3.97 | 4.53 | 5.11 | 5.87 | 6.24 | 6.53 |

附表 2-20 贫困农村男性调查人群血清 TC 水平 /(mmol·L$^{-1}$)

| 年龄/岁 | N | Mean | SD | $P_{2.5}$ | $P_5$ | $P_{10}$ | $P_{25}$ | $P_{50}$ | $P_{75}$ | $P_{90}$ | $P_{95}$ | $P_{97.5}$ |
|---|---|---|---|---|---|---|---|---|---|---|---|---|
| 合计 | 8 001 | 4.40 | 0.95 | 2.78 | 3.01 | 3.28 | 3.75 | 4.32 | 4.97 | 5.61 | 6.05 | 6.51 |
| 18~ | 79 | 3.58 | 0.77 | 2.32 | 2.43 | 2.69 | 3.10 | 3.62 | 3.87 | 4.41 | 5.04 | 5.48 |
| 20~ | 316 | 3.91 | 0.90 | 2.35 | 2.61 | 2.84 | 3.27 | 3.78 | 4.49 | 5.06 | 5.46 | 5.82 |
| 25~ | 364 | 4.18 | 0.90 | 2.66 | 2.98 | 3.16 | 3.57 | 4.06 | 4.68 | 5.38 | 5.72 | 6.21 |
| 30~ | 480 | 4.31 | 0.91 | 2.77 | 2.96 | 3.19 | 3.66 | 4.22 | 4.88 | 5.53 | 5.80 | 6.19 |
| 35~ | 713 | 4.37 | 0.93 | 2.72 | 3.02 | 3.30 | 3.72 | 4.29 | 4.91 | 5.58 | 5.96 | 6.40 |
| 40~ | 943 | 4.52 | 0.99 | 2.89 | 3.10 | 3.38 | 3.84 | 4.40 | 5.08 | 5.74 | 6.33 | 6.77 |
| 45~ | 1 042 | 4.55 | 0.99 | 2.97 | 3.20 | 3.49 | 3.84 | 4.43 | 5.11 | 5.82 | 6.37 | 6.93 |
| 50~ | 765 | 4.44 | 0.94 | 2.89 | 3.09 | 3.31 | 3.77 | 4.35 | 5.03 | 5.62 | 6.05 | 6.61 |
| 55~ | 968 | 4.41 | 0.93 | 2.87 | 3.09 | 3.35 | 3.79 | 4.33 | 4.92 | 5.61 | 6.05 | 6.42 |
| 60~ | 829 | 4.42 | 0.93 | 2.72 | 2.97 | 3.29 | 3.81 | 4.36 | 5.03 | 5.58 | 5.96 | 6.41 |
| 65~ | 707 | 4.47 | 0.92 | 2.88 | 3.08 | 3.34 | 3.84 | 4.41 | 4.98 | 5.62 | 6.12 | 6.42 |
| 70~ | 437 | 4.38 | 0.96 | 2.80 | 3.01 | 3.32 | 3.70 | 4.29 | 4.97 | 5.61 | 6.10 | 6.57 |
| 75~ | 252 | 4.42 | 0.87 | 2.80 | 3.03 | 3.33 | 3.83 | 4.37 | 4.96 | 5.38 | 5.79 | 6.16 |
| 80+ | 106 | 4.39 | 0.90 | 3.00 | 3.07 | 3.24 | 3.80 | 4.40 | 4.85 | 5.46 | 5.92 | 6.47 |

附表 2-21 贫困农村女性调查人群血清 TC 水平 /(mmol·L$^{-1}$)

| 年龄/岁 | N | Mean | SD | $P_{2.5}$ | $P_5$ | $P_{10}$ | $P_{25}$ | $P_{50}$ | $P_{75}$ | $P_{90}$ | $P_{95}$ | $P_{97.5}$ |
|---|---|---|---|---|---|---|---|---|---|---|---|---|
| 合计 | 10 249 | 4.45 | 0.97 | 2.83 | 3.04 | 3.30 | 3.78 | 4.37 | 5.04 | 5.70 | 6.12 | 6.53 |
| 18~ | 101 | 3.79 | 0.71 | 2.60 | 2.69 | 3.01 | 3.29 | 3.69 | 4.24 | 4.65 | 5.26 | 5.40 |
| 20~ | 454 | 4.02 | 0.98 | 2.60 | 2.75 | 3.00 | 3.39 | 3.84 | 4.51 | 5.15 | 5.86 | 6.39 |
| 25~ | 563 | 4.02 | 0.88 | 2.62 | 2.81 | 3.01 | 3.41 | 3.88 | 4.52 | 5.09 | 5.54 | 5.96 |
| 30~ | 666 | 4.14 | 0.88 | 2.66 | 2.87 | 3.11 | 3.48 | 4.07 | 4.63 | 5.28 | 5.68 | 6.16 |
| 35~ | 991 | 4.18 | 0.87 | 2.71 | 2.97 | 3.17 | 3.54 | 4.08 | 4.70 | 5.28 | 5.73 | 6.10 |
| 40~ | 1 343 | 4.26 | 0.87 | 2.84 | 2.99 | 3.23 | 3.69 | 4.21 | 4.78 | 5.34 | 5.67 | 6.02 |
| 45~ | 1 425 | 4.44 | 0.90 | 2.87 | 3.05 | 3.31 | 3.79 | 4.38 | 5.00 | 5.64 | 6.01 | 6.36 |
| 50~ | 939 | 4.64 | 1.01 | 2.99 | 3.28 | 3.52 | 3.97 | 4.53 | 5.18 | 5.85 | 6.27 | 6.86 |
| 55~ | 1 233 | 4.72 | 0.95 | 3.01 | 3.24 | 3.57 | 4.07 | 4.65 | 5.33 | 5.91 | 6.39 | 6.76 |
| 60~ | 989 | 4.73 | 0.99 | 2.99 | 3.24 | 3.52 | 4.08 | 4.64 | 5.31 | 6.04 | 6.36 | 6.88 |
| 65~ | 691 | 4.81 | 0.99 | 3.05 | 3.32 | 3.62 | 4.13 | 4.77 | 5.43 | 6.10 | 6.54 | 6.89 |
| 70~ | 471 | 4.65 | 0.93 | 2.97 | 3.16 | 3.51 | 4.06 | 4.58 | 5.21 | 5.78 | 6.30 | 6.67 |
| 75~ | 245 | 4.84 | 0.99 | 3.16 | 3.38 | 3.70 | 4.14 | 4.84 | 5.48 | 5.93 | 6.49 | 6.83 |
| 80+ | 138 | 4.78 | 0.89 | 3.26 | 3.48 | 3.76 | 4.11 | 4.73 | 5.24 | 6.13 | 6.36 | 6.61 |

附表 2-22　调查人群血清 TG 水平 / (mmol·L⁻¹)

| 年龄 / 岁 | $N$ | $Mean$ | $SD$ | $P_{2.5}$ | $P_5$ | $P_{10}$ | $P_{25}$ | $P_{50}$ | $P_{75}$ | $P_{90}$ | $P_{95}$ | $P_{97.5}$ |
|---|---|---|---|---|---|---|---|---|---|---|---|---|
| 合计 | 106 673 | 1.43 | 1.04 | 0.42 | 0.49 | 0.58 | 0.78 | 1.14 | 1.72 | 2.58 | 3.33 | 4.18 |
| 18~ | 725 | 1.03 | 0.70 | 0.38 | 0.44 | 0.49 | 0.63 | 0.87 | 1.18 | 1.68 | 2.31 | 2.63 |
| 20~ | 3 254 | 1.08 | 0.79 | 0.34 | 0.39 | 0.45 | 0.60 | 0.87 | 1.29 | 1.96 | 2.55 | 3.20 |
| 25~ | 4 405 | 1.17 | 0.93 | 0.35 | 0.40 | 0.47 | 0.62 | 0.89 | 1.37 | 2.12 | 2.85 | 3.74 |
| 30~ | 5 810 | 1.27 | 1.01 | 0.38 | 0.43 | 0.50 | 0.67 | 0.97 | 1.52 | 2.39 | 3.10 | 3.99 |
| 35~ | 8 315 | 1.34 | 1.04 | 0.40 | 0.45 | 0.54 | 0.72 | 1.04 | 1.59 | 2.47 | 3.21 | 4.13 |
| 40~ | 11 262 | 1.41 | 1.09 | 0.41 | 0.47 | 0.56 | 0.75 | 1.09 | 1.69 | 2.62 | 3.47 | 4.37 |
| 45~ | 13 514 | 1.51 | 1.16 | 0.44 | 0.51 | 0.60 | 0.81 | 1.16 | 1.78 | 2.78 | 3.67 | 4.64 |
| 50~ | 11 637 | 1.53 | 1.10 | 0.45 | 0.52 | 0.63 | 0.85 | 1.23 | 1.85 | 2.76 | 3.54 | 4.46 |
| 55~ | 14 850 | 1.53 | 1.07 | 0.46 | 0.53 | 0.63 | 0.85 | 1.24 | 1.87 | 2.74 | 3.47 | 4.27 |
| 60~ | 12 263 | 1.51 | 1.03 | 0.45 | 0.52 | 0.63 | 0.85 | 1.24 | 1.84 | 2.67 | 3.37 | 4.27 |
| 65~ | 8 738 | 1.46 | 0.98 | 0.47 | 0.54 | 0.63 | 0.85 | 1.22 | 1.78 | 2.54 | 3.16 | 3.90 |
| 70~ | 6 297 | 1.41 | 0.92 | 0.46 | 0.54 | 0.63 | 0.82 | 1.16 | 1.70 | 2.45 | 3.12 | 3.86 |
| 75~ | 3 739 | 1.38 | 0.89 | 0.46 | 0.53 | 0.62 | 0.82 | 1.15 | 1.65 | 2.39 | 3.01 | 3.69 |
| 80+ | 1 864 | 1.30 | 0.75 | 0.49 | 0.54 | 0.61 | 0.80 | 1.11 | 1.56 | 2.22 | 2.74 | 3.40 |

附表 2-23　男性调查人群血清 TG 水平 / (mmol·L⁻¹)

| 年龄 / 岁 | $N$ | $Mean$ | $SD$ | $P_{2.5}$ | $P_5$ | $P_{10}$ | $P_{25}$ | $P_{50}$ | $P_{75}$ | $P_{90}$ | $P_{95}$ | $P_{97.5}$ |
|---|---|---|---|---|---|---|---|---|---|---|---|---|
| 合计 | 45 595 | 1.51 | 1.15 | 0.43 | 0.50 | 0.59 | 0.80 | 1.17 | 1.81 | 2.78 | 3.63 | 4.61 |
| 18~ | 338 | 1.10 | 0.68 | 0.40 | 0.45 | 0.50 | 0.68 | 0.94 | 1.25 | 1.86 | 2.43 | 3.11 |
| 20~ | 1 382 | 1.28 | 0.94 | 0.37 | 0.44 | 0.52 | 0.71 | 1.01 | 1.52 | 2.36 | 2.90 | 3.76 |
| 25~ | 1 683 | 1.47 | 1.13 | 0.41 | 0.47 | 0.57 | 0.77 | 1.15 | 1.75 | 2.74 | 3.66 | 4.69 |
| 30~ | 2 270 | 1.65 | 1.28 | 0.42 | 0.50 | 0.59 | 0.82 | 1.27 | 2.04 | 3.12 | 3.99 | 5.21 |
| 35~ | 3 342 | 1.65 | 1.27 | 0.43 | 0.51 | 0.61 | 0.85 | 1.28 | 2.00 | 3.10 | 4.04 | 5.34 |
| 40~ | 4 543 | 1.69 | 1.29 | 0.43 | 0.51 | 0.62 | 0.85 | 1.30 | 2.08 | 3.22 | 4.09 | 5.33 |
| 45~ | 5 456 | 1.73 | 1.38 | 0.46 | 0.52 | 0.63 | 0.87 | 1.31 | 2.07 | 3.32 | 4.32 | 5.73 |
| 50~ | 4 871 | 1.60 | 1.24 | 0.43 | 0.51 | 0.61 | 0.83 | 1.23 | 1.94 | 3.00 | 3.90 | 4.97 |
| 55~ | 6 276 | 1.50 | 1.15 | 0.43 | 0.49 | 0.58 | 0.80 | 1.17 | 1.80 | 2.75 | 3.59 | 4.50 |
| 60~ | 5 553 | 1.41 | 1.03 | 0.42 | 0.48 | 0.57 | 0.78 | 1.13 | 1.69 | 2.52 | 3.21 | 4.16 |
| 65~ | 4 066 | 1.34 | 0.92 | 0.45 | 0.50 | 0.58 | 0.77 | 1.10 | 1.64 | 2.31 | 2.97 | 3.63 |
| 70~ | 3 085 | 1.27 | 0.84 | 0.44 | 0.49 | 0.58 | 0.75 | 1.05 | 1.54 | 2.24 | 2.78 | 3.49 |
| 75~ | 1 904 | 1.22 | 0.77 | 0.44 | 0.50 | 0.58 | 0.74 | 1.02 | 1.45 | 2.09 | 2.63 | 3.07 |
| 80+ | 826 | 1.17 | 0.70 | 0.44 | 0.50 | 0.56 | 0.72 | 0.96 | 1.37 | 2.03 | 2.50 | 3.27 |

附表 2-24　女性调查人群血清 TG 水平 /(mmol·L$^{-1}$)

| 年龄/岁 | N | Mean | SD | $P_{2.5}$ | $P_5$ | $P_{10}$ | $P_{25}$ | $P_{50}$ | $P_{75}$ | $P_{90}$ | $P_{95}$ | $P_{97.5}$ |
|---|---|---|---|---|---|---|---|---|---|---|---|---|
| 合计 | 61 078 | 1.38 | 0.95 | 0.42 | 0.48 | 0.57 | 0.77 | 1.12 | 1.67 | 2.45 | 3.10 | 3.85 |
| 18～ | 387 | 0.98 | 0.72 | 0.35 | 0.42 | 0.48 | 0.60 | 0.81 | 1.12 | 1.52 | 2.01 | 2.62 |
| 20～ | 1 872 | 0.94 | 0.63 | 0.32 | 0.37 | 0.43 | 0.56 | 0.75 | 1.11 | 1.62 | 2.12 | 2.65 |
| 25～ | 2 722 | 0.98 | 0.72 | 0.33 | 0.37 | 0.44 | 0.57 | 0.78 | 1.14 | 1.70 | 2.23 | 2.91 |
| 30～ | 3 540 | 1.04 | 0.69 | 0.36 | 0.41 | 0.47 | 0.61 | 0.84 | 1.23 | 1.82 | 2.29 | 2.80 |
| 35～ | 4 973 | 1.14 | 0.78 | 0.37 | 0.43 | 0.50 | 0.66 | 0.92 | 1.35 | 2.00 | 2.59 | 3.14 |
| 40～ | 6 719 | 1.23 | 0.88 | 0.40 | 0.45 | 0.53 | 0.70 | 0.98 | 1.46 | 2.16 | 2.81 | 3.58 |
| 45～ | 8 058 | 1.36 | 0.96 | 0.43 | 0.50 | 0.58 | 0.78 | 1.09 | 1.60 | 2.40 | 3.08 | 3.87 |
| 50～ | 6 766 | 1.49 | 0.99 | 0.47 | 0.54 | 0.64 | 0.86 | 1.24 | 1.80 | 2.60 | 3.29 | 4.02 |
| 55～ | 8 574 | 1.55 | 1.01 | 0.49 | 0.57 | 0.67 | 0.90 | 1.29 | 1.90 | 2.73 | 3.40 | 4.14 |
| 60～ | 6 710 | 1.60 | 1.02 | 0.50 | 0.58 | 0.69 | 0.93 | 1.33 | 1.95 | 2.76 | 3.46 | 4.36 |
| 65～ | 4 672 | 1.57 | 1.01 | 0.51 | 0.58 | 0.69 | 0.93 | 1.31 | 1.91 | 2.72 | 3.33 | 4.09 |
| 70～ | 3 212 | 1.54 | 0.98 | 0.52 | 0.60 | 0.70 | 0.92 | 1.27 | 1.86 | 2.64 | 3.35 | 4.09 |
| 75～ | 1 835 | 1.54 | 0.98 | 0.52 | 0.58 | 0.70 | 0.93 | 1.29 | 1.84 | 2.63 | 3.37 | 3.97 |
| 80+ | 1 038 | 1.40 | 0.77 | 0.53 | 0.59 | 0.69 | 0.91 | 1.23 | 1.65 | 2.31 | 2.95 | 3.47 |

附表 2-25　城市调查人群血清 TG 水平 /(mmol·L$^{-1}$)

| 年龄/岁 | N | Mean | SD | $P_{2.5}$ | $P_5$ | $P_{10}$ | $P_{25}$ | $P_{50}$ | $P_{75}$ | $P_{90}$ | $P_{95}$ | $P_{97.5}$ |
|---|---|---|---|---|---|---|---|---|---|---|---|---|
| 合计 | 54 042 | 1.49 | 1.05 | 0.44 | 0.51 | 0.60 | 0.82 | 1.20 | 1.80 | 2.65 | 3.38 | 4.25 |
| 18～ | 259 | 1.02 | 0.65 | 0.35 | 0.44 | 0.49 | 0.64 | 0.86 | 1.15 | 1.70 | 2.34 | 2.81 |
| 20～ | 1 454 | 1.06 | 0.75 | 0.35 | 0.41 | 0.47 | 0.60 | 0.86 | 1.26 | 1.86 | 2.42 | 3.09 |
| 25～ | 2 132 | 1.18 | 0.94 | 0.36 | 0.41 | 0.48 | 0.63 | 0.90 | 1.36 | 2.15 | 2.93 | 3.87 |
| 30～ | 2 926 | 1.30 | 1.04 | 0.40 | 0.44 | 0.51 | 0.67 | 0.99 | 1.57 | 2.44 | 3.13 | 4.03 |
| 35～ | 4 140 | 1.37 | 1.08 | 0.40 | 0.46 | 0.54 | 0.72 | 1.06 | 1.64 | 2.53 | 3.27 | 4.29 |
| 40～ | 4 943 | 1.45 | 1.10 | 0.41 | 0.48 | 0.57 | 0.76 | 1.12 | 1.75 | 2.69 | 3.53 | 4.48 |
| 45～ | 6 187 | 1.55 | 1.17 | 0.45 | 0.53 | 0.61 | 0.84 | 1.22 | 1.85 | 2.84 | 3.70 | 4.72 |
| 50～ | 6 289 | 1.57 | 1.11 | 0.48 | 0.55 | 0.65 | 0.88 | 1.28 | 1.89 | 2.80 | 3.60 | 4.47 |
| 55～ | 7 758 | 1.59 | 1.06 | 0.48 | 0.56 | 0.67 | 0.91 | 1.31 | 1.94 | 2.77 | 3.48 | 4.33 |
| 60～ | 6 385 | 1.59 | 1.03 | 0.48 | 0.56 | 0.68 | 0.92 | 1.33 | 1.93 | 2.76 | 3.43 | 4.35 |
| 65～ | 4 709 | 1.54 | 0.97 | 0.50 | 0.57 | 0.68 | 0.92 | 1.30 | 1.87 | 2.63 | 3.26 | 3.98 |
| 70～ | 3 632 | 1.50 | 0.96 | 0.48 | 0.57 | 0.67 | 0.89 | 1.24 | 1.81 | 2.60 | 3.30 | 4.00 |
| 75～ | 2 155 | 1.46 | 0.92 | 0.48 | 0.55 | 0.65 | 0.87 | 1.23 | 1.78 | 2.49 | 3.11 | 3.84 |
| 80+ | 1 073 | 1.40 | 0.81 | 0.51 | 0.57 | 0.64 | 0.86 | 1.19 | 1.67 | 2.37 | 2.99 | 3.56 |

附表 2-26　城市男性调查人群血清 TG 水平 /(mmol·L$^{-1}$)

| 年龄/岁 | N | Mean | SD | $P_{2.5}$ | $P_5$ | $P_{10}$ | $P_{25}$ | $P_{50}$ | $P_{75}$ | $P_{90}$ | $P_{95}$ | $P_{97.5}$ |
|---|---|---|---|---|---|---|---|---|---|---|---|---|
| 合计 | 22 308 | 1.60 | 1.19 | 0.46 | 0.53 | 0.63 | 0.86 | 1.27 | 1.93 | 2.90 | 3.76 | 4.79 |
| 18~ | 133 | 1.08 | 0.62 | 0.40 | 0.45 | 0.52 | 0.68 | 0.94 | 1.25 | 1.84 | 2.43 | 3.11 |
| 20~ | 603 | 1.32 | 0.93 | 0.42 | 0.47 | 0.56 | 0.73 | 1.04 | 1.55 | 2.38 | 2.99 | 3.79 |
| 25~ | 799 | 1.55 | 1.19 | 0.42 | 0.49 | 0.58 | 0.79 | 1.19 | 1.86 | 2.95 | 3.99 | 5.41 |
| 30~ | 1 101 | 1.75 | 1.32 | 0.46 | 0.54 | 0.64 | 0.88 | 1.38 | 2.18 | 3.21 | 4.03 | 5.38 |
| 35~ | 1 594 | 1.78 | 1.37 | 0.46 | 0.55 | 0.64 | 0.92 | 1.41 | 2.16 | 3.26 | 4.34 | 5.74 |
| 40~ | 1 898 | 1.80 | 1.31 | 0.49 | 0.56 | 0.68 | 0.93 | 1.41 | 2.22 | 3.38 | 4.23 | 5.43 |
| 45~ | 2 385 | 1.87 | 1.44 | 0.49 | 0.57 | 0.67 | 0.94 | 1.43 | 2.29 | 3.57 | 4.68 | 5.98 |
| 50~ | 2 494 | 1.72 | 1.30 | 0.47 | 0.56 | 0.66 | 0.91 | 1.34 | 2.09 | 3.13 | 4.20 | 5.46 |
| 55~ | 3 110 | 1.61 | 1.18 | 0.46 | 0.52 | 0.63 | 0.88 | 1.30 | 1.95 | 2.89 | 3.68 | 4.60 |
| 60~ | 2 820 | 1.50 | 1.04 | 0.45 | 0.51 | 0.63 | 0.85 | 1.23 | 1.82 | 2.63 | 3.37 | 4.28 |
| 65~ | 2 084 | 1.45 | 0.99 | 0.46 | 0.53 | 0.63 | 0.84 | 1.21 | 1.75 | 2.44 | 3.14 | 3.90 |
| 70~ | 1 727 | 1.35 | 0.86 | 0.45 | 0.51 | 0.62 | 0.81 | 1.12 | 1.64 | 2.37 | 2.93 | 3.67 |
| 75~ | 1 087 | 1.30 | 0.79 | 0.45 | 0.51 | 0.60 | 0.78 | 1.10 | 1.59 | 2.26 | 2.73 | 3.09 |
| 80+ | 473 | 1.27 | 0.77 | 0.47 | 0.54 | 0.60 | 0.76 | 1.04 | 1.52 | 2.30 | 2.75 | 3.43 |

附表 2-27　城市女性调查人群血清 TG 水平 /(mmol·L$^{-1}$)

| 年龄/岁 | N | Mean | SD | $P_{2.5}$ | $P_5$ | $P_{10}$ | $P_{25}$ | $P_{50}$ | $P_{75}$ | $P_{90}$ | $P_{95}$ | $P_{97.5}$ |
|---|---|---|---|---|---|---|---|---|---|---|---|---|
| 合计 | 31 734 | 1.40 | 0.94 | 0.43 | 0.49 | 0.58 | 0.80 | 1.16 | 1.72 | 2.49 | 3.11 | 3.84 |
| 18~ | 126 | 0.94 | 0.68 | 0.34 | 0.41 | 0.48 | 0.58 | 0.80 | 1.05 | 1.37 | 2.01 | 2.62 |
| 20~ | 851 | 0.88 | 0.52 | 0.32 | 0.38 | 0.44 | 0.55 | 0.74 | 1.06 | 1.42 | 1.80 | 2.19 |
| 25~ | 1 333 | 0.95 | 0.65 | 0.34 | 0.38 | 0.45 | 0.57 | 0.78 | 1.12 | 1.60 | 2.14 | 2.71 |
| 30~ | 1 825 | 1.04 | 0.70 | 0.37 | 0.42 | 0.48 | 0.60 | 0.85 | 1.24 | 1.81 | 2.27 | 2.79 |
| 35~ | 2 546 | 1.12 | 0.75 | 0.38 | 0.44 | 0.50 | 0.66 | 0.91 | 1.32 | 1.97 | 2.56 | 3.08 |
| 40~ | 3 045 | 1.23 | 0.88 | 0.40 | 0.45 | 0.53 | 0.69 | 0.97 | 1.47 | 2.15 | 2.85 | 3.64 |
| 45~ | 3 802 | 1.36 | 0.91 | 0.44 | 0.51 | 0.59 | 0.79 | 1.11 | 1.62 | 2.36 | 3.02 | 3.73 |
| 50~ | 3 795 | 1.48 | 0.95 | 0.48 | 0.55 | 0.65 | 0.86 | 1.25 | 1.78 | 2.56 | 3.23 | 3.96 |
| 55~ | 4 648 | 1.57 | 0.98 | 0.51 | 0.58 | 0.69 | 0.92 | 1.32 | 1.93 | 2.72 | 3.34 | 4.13 |
| 60~ | 3 565 | 1.65 | 1.02 | 0.52 | 0.61 | 0.73 | 0.99 | 1.41 | 2.03 | 2.81 | 3.53 | 4.37 |
| 65~ | 2 625 | 1.61 | 0.95 | 0.54 | 0.62 | 0.73 | 0.99 | 1.38 | 1.97 | 2.76 | 3.33 | 4.03 |
| 70~ | 1 905 | 1.63 | 1.01 | 0.55 | 0.62 | 0.75 | 0.99 | 1.36 | 1.96 | 2.81 | 3.64 | 4.24 |
| 75~ | 1 068 | 1.62 | 1.01 | 0.54 | 0.60 | 0.74 | 0.98 | 1.35 | 1.94 | 2.73 | 3.54 | 4.40 |
| 80+ | 600 | 1.50 | 0.84 | 0.55 | 0.62 | 0.74 | 0.97 | 1.31 | 1.75 | 2.46 | 3.23 | 3.75 |

附表 2-28　农村调查人群血清 TG 水平 /(mmol·L$^{-1}$)

| 年龄/岁 | N | Mean | SD | $P_{2.5}$ | $P_5$ | $P_{10}$ | $P_{25}$ | $P_{50}$ | $P_{75}$ | $P_{90}$ | $P_{95}$ | $P_{97.5}$ |
|---|---|---|---|---|---|---|---|---|---|---|---|---|
| 合计 | 52 631 | 1.38 | 1.03 | 0.41 | 0.47 | 0.56 | 0.75 | 1.08 | 1.64 | 2.50 | 3.26 | 4.11 |
| 18～ | 466 | 1.04 | 0.73 | 0.39 | 0.44 | 0.48 | 0.63 | 0.88 | 1.19 | 1.68 | 2.31 | 2.63 |
| 20～ | 1 800 | 1.10 | 0.83 | 0.33 | 0.37 | 0.45 | 0.60 | 0.87 | 1.32 | 2.07 | 2.66 | 3.26 |
| 25～ | 2 273 | 1.16 | 0.93 | 0.34 | 0.38 | 0.46 | 0.62 | 0.88 | 1.37 | 2.10 | 2.81 | 3.66 |
| 30～ | 2 884 | 1.24 | 0.98 | 0.36 | 0.42 | 0.50 | 0.67 | 0.95 | 1.46 | 2.32 | 3.08 | 3.88 |
| 35～ | 4 175 | 1.31 | 1.00 | 0.39 | 0.45 | 0.53 | 0.71 | 1.02 | 1.55 | 2.41 | 3.16 | 4.00 |
| 40～ | 6 319 | 1.39 | 1.08 | 0.41 | 0.47 | 0.55 | 0.74 | 1.07 | 1.64 | 2.58 | 3.40 | 4.33 |
| 45～ | 7 327 | 1.47 | 1.15 | 0.43 | 0.50 | 0.58 | 0.79 | 1.12 | 1.71 | 2.72 | 3.65 | 4.55 |
| 50～ | 5 348 | 1.49 | 1.09 | 0.42 | 0.49 | 0.60 | 0.82 | 1.18 | 1.79 | 2.70 | 3.49 | 4.44 |
| 55～ | 7 092 | 1.47 | 1.07 | 0.44 | 0.51 | 0.60 | 0.81 | 1.16 | 1.77 | 2.68 | 3.47 | 4.23 |
| 60～ | 5 878 | 1.43 | 1.03 | 0.43 | 0.50 | 0.59 | 0.79 | 1.15 | 1.72 | 2.56 | 3.30 | 4.21 |
| 65～ | 4 029 | 1.38 | 0.98 | 0.44 | 0.51 | 0.59 | 0.78 | 1.12 | 1.66 | 2.43 | 3.05 | 3.79 |
| 70～ | 2 665 | 1.29 | 0.86 | 0.44 | 0.50 | 0.59 | 0.75 | 1.06 | 1.55 | 2.25 | 2.85 | 3.54 |
| 75～ | 1 584 | 1.27 | 0.85 | 0.45 | 0.51 | 0.58 | 0.76 | 1.06 | 1.48 | 2.21 | 2.77 | 3.42 |
| 80+ | 791 | 1.16 | 0.63 | 0.44 | 0.51 | 0.57 | 0.75 | 0.99 | 1.40 | 1.92 | 2.38 | 2.96 |

附表 2-29　农村男性调查人群血清 TG 水平 /(mmol·L$^{-1}$)

| 年龄/岁 | N | Mean | SD | $P_{2.5}$ | $P_5$ | $P_{10}$ | $P_{25}$ | $P_{50}$ | $P_{75}$ | $P_{90}$ | $P_{95}$ | $P_{97.5}$ |
|---|---|---|---|---|---|---|---|---|---|---|---|---|
| 合计 | 23 287 | 1.42 | 1.12 | 0.41 | 0.47 | 0.56 | 0.75 | 1.08 | 1.68 | 2.63 | 3.49 | 4.46 |
| 18～ | 205 | 1.11 | 0.71 | 0.42 | 0.45 | 0.49 | 0.68 | 0.95 | 1.25 | 1.89 | 2.43 | 2.81 |
| 20～ | 779 | 1.25 | 0.95 | 0.36 | 0.41 | 0.48 | 0.67 | 0.98 | 1.48 | 2.35 | 2.86 | 3.72 |
| 25～ | 884 | 1.40 | 1.07 | 0.40 | 0.46 | 0.56 | 0.75 | 1.09 | 1.67 | 2.64 | 3.38 | 4.58 |
| 30～ | 1 169 | 1.55 | 1.24 | 0.38 | 0.47 | 0.56 | 0.77 | 1.17 | 1.83 | 2.99 | 3.86 | 5.15 |
| 35～ | 1 748 | 1.53 | 1.17 | 0.42 | 0.49 | 0.58 | 0.79 | 1.16 | 1.89 | 2.92 | 3.83 | 4.89 |
| 40～ | 2 645 | 1.61 | 1.28 | 0.42 | 0.49 | 0.58 | 0.81 | 1.21 | 1.95 | 3.08 | 3.97 | 5.10 |
| 45～ | 3 071 | 1.62 | 1.32 | 0.44 | 0.50 | 0.61 | 0.82 | 1.21 | 1.92 | 3.11 | 4.14 | 5.49 |
| 50～ | 2 377 | 1.48 | 1.16 | 0.40 | 0.46 | 0.57 | 0.77 | 1.14 | 1.75 | 2.78 | 3.72 | 4.72 |
| 55～ | 3 166 | 1.40 | 1.10 | 0.41 | 0.47 | 0.55 | 0.75 | 1.07 | 1.67 | 2.56 | 3.48 | 4.26 |
| 60～ | 2 733 | 1.31 | 1.02 | 0.40 | 0.46 | 0.54 | 0.70 | 1.03 | 1.55 | 2.38 | 3.07 | 4.04 |
| 65～ | 1 982 | 1.23 | 0.82 | 0.43 | 0.48 | 0.56 | 0.71 | 1.00 | 1.48 | 2.17 | 2.70 | 3.26 |
| 70～ | 1 358 | 1.17 | 0.79 | 0.41 | 0.48 | 0.55 | 0.69 | 0.94 | 1.38 | 1.99 | 2.55 | 3.37 |
| 75～ | 817 | 1.13 | 0.73 | 0.41 | 0.48 | 0.55 | 0.69 | 0.95 | 1.31 | 1.87 | 2.45 | 2.80 |
| 80+ | 353 | 1.03 | 0.58 | 0.41 | 0.47 | 0.53 | 0.69 | 0.89 | 1.18 | 1.74 | 2.12 | 2.79 |

附表 2-30　农村女性调查人群血清 TG 水平 /(mmol·L⁻¹)

| 年龄/岁 | N | Mean | SD | $P_{2.5}$ | $P_5$ | $P_{10}$ | $P_{25}$ | $P_{50}$ | $P_{75}$ | $P_{90}$ | $P_{95}$ | $P_{97.5}$ |
|---|---|---|---|---|---|---|---|---|---|---|---|---|
| 合计 | 29 344 | 1.34 | 0.96 | 0.41 | 0.47 | 0.56 | 0.75 | 1.08 | 1.61 | 2.40 | 3.09 | 3.86 |
| 18~ | 261 | 1.00 | 0.74 | 0.38 | 0.42 | 0.47 | 0.61 | 0.82 | 1.15 | 1.56 | 2.00 | 2.57 |
| 20~ | 1 021 | 0.99 | 0.70 | 0.33 | 0.36 | 0.42 | 0.56 | 0.78 | 1.17 | 1.85 | 2.35 | 2.85 |
| 25~ | 1 389 | 1.00 | 0.78 | 0.32 | 0.37 | 0.43 | 0.56 | 0.78 | 1.16 | 1.78 | 2.41 | 3.15 |
| 30~ | 1 715 | 1.04 | 0.68 | 0.34 | 0.40 | 0.47 | 0.62 | 0.84 | 1.22 | 1.83 | 2.32 | 2.85 |
| 35~ | 2 427 | 1.15 | 0.81 | 0.37 | 0.43 | 0.50 | 0.67 | 0.94 | 1.37 | 2.03 | 2.65 | 3.16 |
| 40~ | 3 674 | 1.23 | 0.87 | 0.40 | 0.46 | 0.53 | 0.70 | 0.99 | 1.45 | 2.17 | 2.80 | 3.53 |
| 45~ | 4 256 | 1.35 | 1.00 | 0.43 | 0.50 | 0.57 | 0.77 | 1.07 | 1.59 | 2.42 | 3.11 | 4.02 |
| 50~ | 2 971 | 1.50 | 1.03 | 0.45 | 0.52 | 0.63 | 0.85 | 1.22 | 1.82 | 2.67 | 3.35 | 4.11 |
| 55~ | 3 926 | 1.53 | 1.04 | 0.48 | 0.55 | 0.65 | 0.87 | 1.24 | 1.87 | 2.76 | 3.47 | 4.23 |
| 60~ | 3 145 | 1.53 | 1.03 | 0.47 | 0.56 | 0.66 | 0.88 | 1.26 | 1.85 | 2.68 | 3.41 | 4.34 |
| 65~ | 2 047 | 1.52 | 1.09 | 0.47 | 0.54 | 0.64 | 0.87 | 1.25 | 1.81 | 2.65 | 3.33 | 4.16 |
| 70~ | 1 307 | 1.41 | 0.91 | 0.47 | 0.56 | 0.65 | 0.84 | 1.16 | 1.70 | 2.38 | 3.03 | 3.72 |
| 75~ | 767 | 1.43 | 0.93 | 0.48 | 0.55 | 0.65 | 0.89 | 1.23 | 1.66 | 2.42 | 3.12 | 3.75 |
| 80+ | 438 | 1.27 | 0.64 | 0.49 | 0.56 | 0.65 | 0.83 | 1.13 | 1.50 | 2.07 | 2.56 | 3.09 |

附表 2-31　大城市调查人群血清 TG 水平 /(mmol·L⁻¹)

| 年龄/岁 | N | Mean | SD | $P_{2.5}$ | $P_5$ | $P_{10}$ | $P_{25}$ | $P_{50}$ | $P_{75}$ | $P_{90}$ | $P_{95}$ | $P_{97.5}$ |
|---|---|---|---|---|---|---|---|---|---|---|---|---|
| 合计 | 23 748 | 1.52 | 1.07 | 0.46 | 0.52 | 0.62 | 0.85 | 1.24 | 1.85 | 2.70 | 3.44 | 4.35 |
| 18~ | 116 | 0.96 | 0.62 | 0.34 | 0.38 | 0.45 | 0.58 | 0.81 | 1.09 | 1.64 | 2.34 | 3.32 |
| 20~ | 654 | 1.03 | 0.67 | 0.36 | 0.41 | 0.48 | 0.60 | 0.86 | 1.22 | 1.74 | 2.32 | 2.82 |
| 25~ | 1 016 | 1.18 | 0.95 | 0.35 | 0.40 | 0.49 | 0.63 | 0.90 | 1.35 | 2.11 | 2.92 | 3.97 |
| 30~ | 1 309 | 1.31 | 1.05 | 0.42 | 0.46 | 0.53 | 0.68 | 1.00 | 1.59 | 2.41 | 3.06 | 4.01 |
| 35~ | 1 680 | 1.36 | 1.08 | 0.41 | 0.47 | 0.55 | 0.72 | 1.05 | 1.64 | 2.43 | 3.21 | 4.45 |
| 40~ | 1 806 | 1.46 | 1.12 | 0.43 | 0.49 | 0.57 | 0.78 | 1.11 | 1.75 | 2.74 | 3.67 | 4.58 |
| 45~ | 2 298 | 1.61 | 1.21 | 0.47 | 0.55 | 0.63 | 0.86 | 1.28 | 1.92 | 3.03 | 3.94 | 5.00 |
| 50~ | 2 944 | 1.60 | 1.11 | 0.49 | 0.57 | 0.67 | 0.90 | 1.30 | 1.94 | 2.85 | 3.58 | 4.57 |
| 55~ | 3 459 | 1.61 | 1.07 | 0.52 | 0.58 | 0.69 | 0.94 | 1.35 | 1.95 | 2.76 | 3.53 | 4.39 |
| 60~ | 2 966 | 1.65 | 1.05 | 0.50 | 0.61 | 0.73 | 0.98 | 1.39 | 2.01 | 2.84 | 3.56 | 4.40 |
| 65~ | 2 121 | 1.61 | 1.02 | 0.54 | 0.62 | 0.73 | 0.97 | 1.36 | 1.94 | 2.79 | 3.41 | 4.23 |
| 70~ | 1 757 | 1.58 | 1.01 | 0.51 | 0.60 | 0.74 | 0.96 | 1.29 | 1.91 | 2.72 | 3.46 | 4.13 |
| 75~ | 1 082 | 1.53 | 0.92 | 0.51 | 0.58 | 0.67 | 0.92 | 1.30 | 1.87 | 2.64 | 3.26 | 3.86 |
| 80+ | 540 | 1.48 | 0.84 | 0.54 | 0.59 | 0.69 | 0.92 | 1.28 | 1.76 | 2.52 | 3.24 | 3.68 |

附表2-32 大城市男性调查人群血清 TG 水平 /(mmol·L$^{-1}$)

| 年龄/岁 | N | Mean | SD | $P_{2.5}$ | $P_5$ | $P_{10}$ | $P_{25}$ | $P_{50}$ | $P_{75}$ | $P_{90}$ | $P_{95}$ | $P_{97.5}$ |
|---|---|---|---|---|---|---|---|---|---|---|---|---|
| 合计 | 9 554 | 1.67 | 1.22 | 0.48 | 0.57 | 0.67 | 0.92 | 1.33 | 1.99 | 3.02 | 3.90 | 5.00 |
| 18~ | 59 | 1.09 | 0.74 | 0.38 | 0.39 | 0.45 | 0.66 | 0.89 | 1.22 | 1.86 | 3.32 | 3.45 |
| 20~ | 255 | 1.28 | 0.78 | 0.46 | 0.49 | 0.58 | 0.76 | 1.07 | 1.55 | 2.16 | 2.81 | 3.33 |
| 25~ | 370 | 1.59 | 1.27 | 0.46 | 0.53 | 0.60 | 0.80 | 1.16 | 1.85 | 3.07 | 4.14 | 5.96 |
| 30~ | 491 | 1.76 | 1.34 | 0.50 | 0.59 | 0.68 | 0.92 | 1.39 | 2.13 | 3.17 | 4.03 | 5.41 |
| 35~ | 657 | 1.81 | 1.40 | 0.47 | 0.59 | 0.67 | 0.92 | 1.42 | 2.14 | 3.27 | 4.61 | 5.93 |
| 40~ | 670 | 1.89 | 1.34 | 0.52 | 0.60 | 0.74 | 0.99 | 1.48 | 2.31 | 3.58 | 4.58 | 5.57 |
| 45~ | 878 | 2.01 | 1.50 | 0.53 | 0.60 | 0.72 | 1.03 | 1.59 | 2.46 | 3.86 | 5.12 | 6.24 |
| 50~ | 1 127 | 1.80 | 1.31 | 0.48 | 0.58 | 0.71 | 0.97 | 1.41 | 2.24 | 3.28 | 4.29 | 5.51 |
| 55~ | 1 345 | 1.67 | 1.18 | 0.51 | 0.57 | 0.67 | 0.94 | 1.37 | 2.01 | 2.99 | 3.79 | 4.60 |
| 60~ | 1 268 | 1.61 | 1.14 | 0.47 | 0.54 | 0.69 | 0.95 | 1.30 | 1.89 | 2.80 | 3.56 | 4.73 |
| 65~ | 908 | 1.54 | 1.03 | 0.53 | 0.60 | 0.69 | 0.92 | 1.30 | 1.82 | 2.62 | 3.31 | 3.98 |
| 70~ | 779 | 1.47 | 0.98 | 0.47 | 0.56 | 0.68 | 0.89 | 1.20 | 1.76 | 2.50 | 3.23 | 3.86 |
| 75~ | 513 | 1.39 | 0.86 | 0.46 | 0.53 | 0.62 | 0.81 | 1.20 | 1.75 | 2.37 | 2.89 | 3.27 |
| 80+ | 234 | 1.38 | 0.85 | 0.46 | 0.54 | 0.60 | 0.80 | 1.14 | 1.69 | 2.46 | 3.15 | 3.71 |

附表2-33 大城市女性调查人群血清 TG 水平 /(mmol·L$^{-1}$)

| 年龄/岁 | N | Mean | SD | $P_{2.5}$ | $P_5$ | $P_{10}$ | $P_{25}$ | $P_{50}$ | $P_{75}$ | $P_{90}$ | $P_{95}$ | $P_{97.5}$ |
|---|---|---|---|---|---|---|---|---|---|---|---|---|
| 合计 | 14 194 | 1.42 | 0.94 | 0.44 | 0.51 | 0.59 | 0.81 | 1.18 | 1.75 | 2.52 | 3.15 | 3.85 |
| 18~ | 57 | 0.83 | 0.44 | 0.34 | 0.35 | 0.44 | 0.55 | 0.75 | 0.98 | 1.27 | 1.45 | 2.32 |
| 20~ | 399 | 0.87 | 0.54 | 0.34 | 0.38 | 0.45 | 0.55 | 0.73 | 1.04 | 1.38 | 1.63 | 2.26 |
| 25~ | 646 | 0.95 | 0.59 | 0.35 | 0.37 | 0.44 | 0.58 | 0.79 | 1.12 | 1.59 | 2.13 | 2.63 |
| 30~ | 818 | 1.04 | 0.71 | 0.40 | 0.44 | 0.49 | 0.61 | 0.85 | 1.23 | 1.81 | 2.22 | 2.64 |
| 35~ | 1 023 | 1.07 | 0.66 | 0.39 | 0.44 | 0.51 | 0.64 | 0.89 | 1.29 | 1.90 | 2.33 | 2.72 |
| 40~ | 1 136 | 1.21 | 0.87 | 0.40 | 0.45 | 0.52 | 0.69 | 0.95 | 1.44 | 2.14 | 2.76 | 3.54 |
| 45~ | 1 420 | 1.37 | 0.91 | 0.45 | 0.53 | 0.61 | 0.79 | 1.11 | 1.62 | 2.50 | 3.20 | 3.79 |
| 50~ | 1 817 | 1.48 | 0.95 | 0.50 | 0.56 | 0.65 | 0.86 | 1.24 | 1.77 | 2.53 | 3.20 | 3.84 |
| 55~ | 2 114 | 1.57 | 0.99 | 0.52 | 0.60 | 0.70 | 0.94 | 1.32 | 1.93 | 2.65 | 3.24 | 4.29 |
| 60~ | 1 698 | 1.69 | 0.97 | 0.54 | 0.64 | 0.77 | 1.01 | 1.47 | 2.10 | 2.87 | 3.59 | 4.26 |
| 65~ | 1 213 | 1.67 | 1.01 | 0.55 | 0.64 | 0.75 | 1.03 | 1.42 | 2.00 | 2.82 | 3.59 | 4.41 |
| 70~ | 978 | 1.68 | 1.02 | 0.57 | 0.68 | 0.79 | 1.02 | 1.40 | 2.02 | 2.88 | 3.67 | 4.25 |
| 75~ | 569 | 1.65 | 0.95 | 0.58 | 0.64 | 0.75 | 1.02 | 1.40 | 1.98 | 2.89 | 3.54 | 4.10 |
| 80+ | 306 | 1.55 | 0.82 | 0.57 | 0.69 | 0.79 | 1.00 | 1.35 | 1.76 | 2.56 | 3.29 | 3.68 |

附表 2-34 中小城市调查人群血清 TG 水平 / (mmol·L⁻¹)

| 年龄/岁 | N | Mean | SD | $P_{2.5}$ | $P_5$ | $P_{10}$ | $P_{25}$ | $P_{50}$ | $P_{75}$ | $P_{90}$ | $P_{95}$ | $P_{97.5}$ |
|---|---|---|---|---|---|---|---|---|---|---|---|---|
| 合计 | 30 294 | 1.46 | 1.04 | 0.43 | 0.50 | 0.59 | 0.80 | 1.17 | 1.77 | 2.61 | 3.34 | 4.16 |
| 18～ | 143 | 1.06 | 0.68 | 0.45 | 0.50 | 0.54 | 0.67 | 0.88 | 1.23 | 1.74 | 2.26 | 2.62 |
| 20～ | 800 | 1.08 | 0.81 | 0.34 | 0.40 | 0.45 | 0.60 | 0.86 | 1.29 | 1.95 | 2.54 | 3.22 |
| 25～ | 1 116 | 1.18 | 0.92 | 0.36 | 0.41 | 0.48 | 0.62 | 0.89 | 1.37 | 2.19 | 2.93 | 3.74 |
| 30～ | 1 617 | 1.30 | 1.03 | 0.38 | 0.43 | 0.50 | 0.66 | 0.98 | 1.56 | 2.47 | 3.20 | 4.12 |
| 35～ | 2 460 | 1.38 | 1.08 | 0.40 | 0.46 | 0.54 | 0.72 | 1.06 | 1.65 | 2.57 | 3.31 | 4.25 |
| 40～ | 3 137 | 1.44 | 1.09 | 0.41 | 0.48 | 0.56 | 0.75 | 1.13 | 1.75 | 2.66 | 3.48 | 4.38 |
| 45～ | 3 889 | 1.52 | 1.14 | 0.45 | 0.52 | 0.61 | 0.83 | 1.19 | 1.82 | 2.74 | 3.60 | 4.53 |
| 50～ | 3 345 | 1.55 | 1.10 | 0.47 | 0.54 | 0.64 | 0.86 | 1.25 | 1.86 | 2.76 | 3.60 | 4.44 |
| 55～ | 4 299 | 1.57 | 1.06 | 0.47 | 0.53 | 0.64 | 0.88 | 1.29 | 1.93 | 2.78 | 3.47 | 4.16 |
| 60～ | 3 419 | 1.53 | 1.01 | 0.46 | 0.52 | 0.64 | 0.87 | 1.28 | 1.87 | 2.65 | 3.34 | 4.20 |
| 65～ | 2 588 | 1.48 | 0.92 | 0.47 | 0.54 | 0.65 | 0.84 | 1.25 | 1.81 | 2.54 | 3.14 | 3.86 |
| 70～ | 1 875 | 1.42 | 0.90 | 0.47 | 0.54 | 0.64 | 0.83 | 1.18 | 1.71 | 2.50 | 3.10 | 3.87 |
| 75～ | 1 073 | 1.39 | 0.92 | 0.47 | 0.53 | 0.62 | 0.83 | 1.16 | 1.66 | 2.38 | 2.98 | 3.72 |
| 80+ | 533 | 1.32 | 0.78 | 0.50 | 0.55 | 0.62 | 0.80 | 1.13 | 1.62 | 2.24 | 2.78 | 3.42 |

附表 2-35 中小城市男性调查人群血清 TG 水平 / (mmol·L⁻¹)

| 年龄/岁 | N | Mean | SD | $P_{2.5}$ | $P_5$ | $P_{10}$ | $P_{25}$ | $P_{50}$ | $P_{75}$ | $P_{90}$ | $P_{95}$ | $P_{97.5}$ |
|---|---|---|---|---|---|---|---|---|---|---|---|---|
| 合计 | 12 754 | 1.55 | 1.16 | 0.45 | 0.51 | 0.61 | 0.82 | 1.21 | 1.87 | 2.82 | 3.66 | 4.63 |
| 18～ | 74 | 1.08 | 0.52 | 0.50 | 0.53 | 0.60 | 0.69 | 0.95 | 1.27 | 1.77 | 2.26 | 2.52 |
| 20～ | 348 | 1.34 | 1.02 | 0.41 | 0.46 | 0.54 | 0.72 | 1.02 | 1.55 | 2.48 | 3.20 | 4.13 |
| 25～ | 429 | 1.53 | 1.12 | 0.41 | 0.48 | 0.58 | 0.78 | 1.24 | 1.86 | 2.81 | 3.66 | 4.64 |
| 30～ | 610 | 1.74 | 1.31 | 0.45 | 0.51 | 0.60 | 0.86 | 1.37 | 2.21 | 3.33 | 4.15 | 5.00 |
| 35～ | 937 | 1.76 | 1.34 | 0.46 | 0.53 | 0.62 | 0.92 | 1.41 | 2.17 | 3.20 | 4.25 | 5.61 |
| 40～ | 1 228 | 1.74 | 1.29 | 0.47 | 0.54 | 0.65 | 0.90 | 1.38 | 2.15 | 3.28 | 4.11 | 5.36 |
| 45～ | 1 507 | 1.79 | 1.39 | 0.47 | 0.55 | 0.65 | 0.89 | 1.36 | 2.19 | 3.45 | 4.35 | 5.89 |
| 50～ | 1 367 | 1.65 | 1.28 | 0.46 | 0.54 | 0.64 | 0.86 | 1.26 | 1.99 | 3.03 | 3.93 | 5.29 |
| 55～ | 1 765 | 1.56 | 1.17 | 0.44 | 0.49 | 0.59 | 0.84 | 1.23 | 1.92 | 2.84 | 3.56 | 4.57 |
| 60～ | 1 552 | 1.42 | 0.94 | 0.42 | 0.49 | 0.60 | 0.80 | 1.15 | 1.75 | 2.51 | 3.21 | 3.97 |
| 65～ | 1 176 | 1.37 | 0.95 | 0.43 | 0.50 | 0.58 | 0.79 | 1.15 | 1.70 | 2.34 | 3.03 | 3.88 |
| 70～ | 948 | 1.26 | 0.75 | 0.44 | 0.50 | 0.60 | 0.76 | 1.05 | 1.53 | 2.21 | 2.73 | 3.57 |
| 75～ | 574 | 1.21 | 0.72 | 0.45 | 0.48 | 0.59 | 0.76 | 1.03 | 1.42 | 2.03 | 2.59 | 3.03 |
| 80+ | 239 | 1.15 | 0.66 | 0.47 | 0.51 | 0.58 | 0.72 | 0.95 | 1.34 | 1.92 | 2.40 | 3.24 |

附表 2-36　中小城市女性调查人群血清 TG 水平 / (mmol·L⁻¹)

| 年龄/岁 | N | Mean | SD | $P_{2.5}$ | $P_5$ | $P_{10}$ | $P_{25}$ | $P_{50}$ | $P_{75}$ | $P_{90}$ | $P_{95}$ | $P_{97.5}$ |
|---|---|---|---|---|---|---|---|---|---|---|---|---|
| 合计 | 17 540 | 1.39 | 0.94 | 0.42 | 0.49 | 0.58 | 0.78 | 1.14 | 1.69 | 2.45 | 3.10 | 3.83 |
| 18~ | 69 | 1.04 | 0.81 | 0.32 | 0.46 | 0.52 | 0.64 | 0.81 | 1.12 | 1.66 | 2.54 | 4.29 |
| 20~ | 452 | 0.88 | 0.51 | 0.31 | 0.36 | 0.42 | 0.55 | 0.75 | 1.09 | 1.46 | 1.82 | 2.07 |
| 25~ | 687 | 0.96 | 0.69 | 0.34 | 0.40 | 0.45 | 0.57 | 0.77 | 1.11 | 1.62 | 2.14 | 2.93 |
| 30~ | 1 007 | 1.04 | 0.70 | 0.35 | 0.41 | 0.47 | 0.60 | 0.84 | 1.25 | 1.81 | 2.33 | 2.82 |
| 35~ | 1 523 | 1.15 | 0.81 | 0.37 | 0.43 | 0.50 | 0.67 | 0.92 | 1.36 | 2.00 | 2.62 | 3.22 |
| 40~ | 1 909 | 1.24 | 0.89 | 0.40 | 0.45 | 0.53 | 0.70 | 0.99 | 1.49 | 2.16 | 2.92 | 3.68 |
| 45~ | 2 382 | 1.35 | 0.91 | 0.44 | 0.49 | 0.58 | 0.79 | 1.11 | 1.62 | 2.31 | 2.89 | 3.67 |
| 50~ | 1 978 | 1.48 | 0.95 | 0.47 | 0.54 | 0.64 | 0.86 | 1.25 | 1.78 | 2.59 | 3.27 | 4.01 |
| 55~ | 2 534 | 1.57 | 0.97 | 0.49 | 0.57 | 0.68 | 0.91 | 1.32 | 1.93 | 2.75 | 3.40 | 4.11 |
| 60~ | 1 867 | 1.62 | 1.06 | 0.50 | 0.59 | 0.70 | 0.95 | 1.36 | 1.98 | 2.76 | 3.49 | 4.42 |
| 65~ | 1 412 | 1.56 | 0.89 | 0.53 | 0.61 | 0.71 | 0.96 | 1.33 | 1.94 | 2.65 | 3.16 | 3.81 |
| 70~ | 927 | 1.58 | 1.01 | 0.52 | 0.60 | 0.71 | 0.95 | 1.33 | 1.88 | 2.71 | 3.52 | 4.22 |
| 75~ | 499 | 1.59 | 1.07 | 0.53 | 0.58 | 0.72 | 0.92 | 1.28 | 1.87 | 2.68 | 3.57 | 4.55 |
| 80+ | 294 | 1.46 | 0.85 | 0.54 | 0.59 | 0.69 | 0.94 | 1.24 | 1.73 | 2.33 | 2.99 | 3.82 |

附表 2-37　普通农村调查人群血清 TG 水平 / (mmol·L⁻¹)

| 年龄/岁 | N | Mean | SD | $P_{2.5}$ | $P_5$ | $P_{10}$ | $P_{25}$ | $P_{50}$ | $P_{75}$ | $P_{90}$ | $P_{95}$ | $P_{97.5}$ |
|---|---|---|---|---|---|---|---|---|---|---|---|---|
| 合计 | 34 381 | 1.41 | 1.08 | 0.41 | 0.48 | 0.57 | 0.76 | 1.10 | 1.68 | 2.57 | 3.37 | 4.25 |
| 18~ | 286 | 1.04 | 0.63 | 0.42 | 0.44 | 0.53 | 0.64 | 0.89 | 1.20 | 1.67 | 2.24 | 2.62 |
| 20~ | 1 030 | 1.09 | 0.84 | 0.34 | 0.37 | 0.45 | 0.61 | 0.86 | 1.24 | 2.07 | 2.66 | 3.18 |
| 25~ | 1 346 | 1.18 | 1.00 | 0.33 | 0.38 | 0.45 | 0.63 | 0.88 | 1.38 | 2.13 | 2.85 | 4.11 |
| 30~ | 1 738 | 1.26 | 1.05 | 0.36 | 0.42 | 0.49 | 0.66 | 0.94 | 1.45 | 2.40 | 3.23 | 4.19 |
| 35~ | 2 471 | 1.34 | 1.08 | 0.40 | 0.45 | 0.52 | 0.72 | 1.04 | 1.57 | 2.44 | 3.25 | 4.09 |
| 40~ | 4 033 | 1.43 | 1.12 | 0.42 | 0.49 | 0.57 | 0.75 | 1.09 | 1.71 | 2.68 | 3.55 | 4.44 |
| 45~ | 4 860 | 1.50 | 1.22 | 0.45 | 0.51 | 0.60 | 0.80 | 1.13 | 1.75 | 2.76 | 3.77 | 4.97 |
| 50~ | 3 644 | 1.53 | 1.13 | 0.48 | 0.51 | 0.61 | 0.83 | 1.20 | 1.85 | 2.82 | 3.65 | 4.62 |
| 55~ | 4 891 | 1.50 | 1.10 | 0.44 | 0.51 | 0.61 | 0.81 | 1.18 | 1.80 | 2.76 | 3.53 | 4.31 |
| 60~ | 4 060 | 1.47 | 1.07 | 0.44 | 0.51 | 0.60 | 0.81 | 1.18 | 1.77 | 2.63 | 3.40 | 4.38 |
| 65~ | 2 631 | 1.41 | 0.96 | 0.46 | 0.52 | 0.60 | 0.80 | 1.16 | 1.71 | 2.48 | 3.14 | 3.88 |
| 70~ | 1 757 | 1.30 | 0.90 | 0.45 | 0.51 | 0.59 | 0.74 | 1.06 | 1.56 | 2.33 | 2.94 | 3.61 |
| 75~ | 1 087 | 1.30 | 0.90 | 0.48 | 0.52 | 0.60 | 0.77 | 1.07 | 1.52 | 2.24 | 2.84 | 3.58 |
| 80+ | 547 | 1.18 | 0.64 | 0.44 | 0.51 | 0.57 | 0.75 | 1.03 | 1.42 | 1.98 | 2.38 | 3.09 |

附表 2-38　普通农村男性调查人群血清 TG 水平 /(mmol·L⁻¹)

| 年龄 / 岁 | N | Mean | SD | $P_{2.5}$ | $P_5$ | $P_{10}$ | $P_{25}$ | $P_{50}$ | $P_{75}$ | $P_{90}$ | $P_{95}$ | $P_{97.5}$ |
|---|---|---|---|---|---|---|---|---|---|---|---|---|
| 合计 | 15 286 | 1.46 | 1.18 | 0.42 | 0.48 | 0.57 | 0.76 | 1.11 | 1.73 | 2.72 | 3.62 | 4.63 |
| 18～ | 126 | 1.16 | 0.75 | 0.42 | 0.48 | 0.54 | 0.70 | 0.96 | 1.29 | 2.00 | 2.62 | 3.52 |
| 20～ | 463 | 1.26 | 0.98 | 0.36 | 0.43 | 0.50 | 0.70 | 0.98 | 1.48 | 2.38 | 2.82 | 3.64 |
| 25～ | 520 | 1.42 | 1.15 | 0.40 | 0.44 | 0.57 | 0.76 | 1.08 | 1.66 | 2.62 | 3.61 | 4.74 |
| 30～ | 689 | 1.65 | 1.36 | 0.42 | 0.50 | 0.58 | 0.80 | 1.20 | 2.04 | 3.25 | 4.18 | 5.61 |
| 35～ | 1 035 | 1.59 | 1.25 | 0.42 | 0.47 | 0.57 | 0.82 | 1.23 | 1.93 | 3.00 | 3.90 | 5.28 |
| 40～ | 1 702 | 1.68 | 1.34 | 0.45 | 0.52 | 0.61 | 0.84 | 1.26 | 2.05 | 3.24 | 4.05 | 5.22 |
| 45～ | 2 029 | 1.67 | 1.42 | 0.46 | 0.51 | 0.62 | 0.83 | 1.21 | 1.96 | 3.20 | 4.32 | 5.93 |
| 50～ | 1 612 | 1.54 | 1.24 | 0.41 | 0.48 | 0.59 | 0.79 | 1.16 | 1.86 | 2.94 | 3.97 | 4.87 |
| 55～ | 2 198 | 1.44 | 1.14 | 0.41 | 0.47 | 0.57 | 0.76 | 1.08 | 1.70 | 2.69 | 3.53 | 4.41 |
| 60～ | 1 904 | 1.35 | 1.07 | 0.40 | 0.47 | 0.55 | 0.72 | 1.06 | 1.57 | 2.46 | 3.10 | 4.26 |
| 65～ | 1 275 | 1.25 | 0.82 | 0.44 | 0.49 | 0.56 | 0.71 | 1.02 | 1.54 | 2.26 | 2.71 | 3.38 |
| 70～ | 921 | 1.19 | 0.84 | 0.42 | 0.48 | 0.55 | 0.68 | 0.95 | 1.41 | 2.10 | 2.60 | 3.33 |
| 75～ | 565 | 1.15 | 0.78 | 0.45 | 0.51 | 0.56 | 0.70 | 0.96 | 1.32 | 1.90 | 2.45 | 2.91 |
| 80+ | 247 | 1.05 | 0.63 | 0.41 | 0.45 | 0.52 | 0.69 | 0.88 | 1.23 | 1.76 | 2.25 | 2.95 |

附表 2-39　普通农村女性调查人群血清 TG 水平 /(mmol·L⁻¹)

| 年龄 / 岁 | N | Mean | SD | $P_{2.5}$ | $P_5$ | $P_{10}$ | $P_{25}$ | $P_{50}$ | $P_{75}$ | $P_{90}$ | $P_{95}$ | $P_{97.5}$ |
|---|---|---|---|---|---|---|---|---|---|---|---|---|
| 合计 | 19 095 | 1.37 | 0.98 | 0.41 | 0.48 | 0.57 | 0.76 | 1.09 | 1.64 | 2.45 | 3.16 | 3.95 |
| 18～ | 160 | 0.94 | 0.50 | 0.42 | 0.44 | 0.51 | 0.62 | 0.83 | 1.11 | 1.47 | 1.70 | 2.22 |
| 20～ | 567 | 0.95 | 0.67 | 0.33 | 0.36 | 0.42 | 0.55 | 0.74 | 1.08 | 1.69 | 2.31 | 2.72 |
| 25～ | 826 | 1.03 | 0.86 | 0.32 | 0.36 | 0.41 | 0.57 | 0.78 | 1.15 | 1.80 | 2.50 | 3.31 |
| 30～ | 1 049 | 1.01 | 0.68 | 0.34 | 0.39 | 0.46 | 0.61 | 0.82 | 1.16 | 1.78 | 2.31 | 2.72 |
| 35～ | 1 436 | 1.16 | 0.83 | 0.37 | 0.43 | 0.50 | 0.67 | 0.95 | 1.38 | 2.05 | 2.65 | 3.24 |
| 40～ | 2 331 | 1.25 | 0.89 | 0.41 | 0.47 | 0.54 | 0.72 | 1.00 | 1.48 | 2.19 | 2.91 | 3.57 |
| 45～ | 2 831 | 1.38 | 1.03 | 0.43 | 0.51 | 0.58 | 0.77 | 1.08 | 1.61 | 2.44 | 3.17 | 4.11 |
| 50～ | 2 032 | 1.52 | 1.04 | 0.46 | 0.54 | 0.64 | 0.86 | 1.24 | 1.85 | 2.69 | 3.48 | 4.25 |
| 55～ | 2 693 | 1.55 | 1.07 | 0.49 | 0.55 | 0.65 | 0.86 | 1.27 | 1.89 | 2.80 | 3.54 | 4.27 |
| 60～ | 2 156 | 1.57 | 1.05 | 0.51 | 0.59 | 0.67 | 0.91 | 1.29 | 1.91 | 2.74 | 3.55 | 4.42 |
| 65～ | 1 356 | 1.56 | 1.06 | 0.50 | 0.55 | 0.66 | 0.90 | 1.28 | 1.86 | 2.74 | 3.45 | 4.20 |
| 70～ | 836 | 1.43 | 0.95 | 0.50 | 0.57 | 0.65 | 0.83 | 1.17 | 1.72 | 2.46 | 3.12 | 3.74 |
| 75～ | 522 | 1.47 | 0.98 | 0.52 | 0.58 | 0.67 | 0.91 | 1.24 | 1.72 | 2.51 | 3.13 | 3.83 |
| 80+ | 300 | 1.29 | 0.64 | 0.49 | 0.57 | 0.66 | 0.86 | 1.17 | 1.55 | 2.10 | 2.57 | 3.09 |

附表 2-40 贫困农村调查人群血清 TG 水平 /(mmol·L$^{-1}$)

| 年龄/岁 | N | Mean | SD | $P_{2.5}$ | $P_5$ | $P_{10}$ | $P_{25}$ | $P_{50}$ | $P_{75}$ | $P_{90}$ | $P_{95}$ | $P_{97.5}$ |
|---|---|---|---|---|---|---|---|---|---|---|---|---|
| 合计 | 18 250 | 1.31 | 0.94 | 0.39 | 0.45 | 0.54 | 0.73 | 1.05 | 1.57 | 2.37 | 3.04 | 3.85 |
| 18~ | 180 | 1.06 | 0.86 | 0.37 | 0.42 | 0.45 | 0.62 | 0.85 | 1.17 | 1.69 | 2.37 | 3.47 |
| 20~ | 770 | 1.12 | 0.81 | 0.32 | 0.37 | 0.45 | 0.59 | 0.90 | 1.40 | 2.08 | 2.63 | 3.30 |
| 25~ | 927 | 1.13 | 0.81 | 0.36 | 0.40 | 0.47 | 0.61 | 0.89 | 1.36 | 2.01 | 2.74 | 3.34 |
| 30~ | 1 146 | 1.22 | 0.85 | 0.36 | 0.43 | 0.50 | 0.69 | 0.97 | 1.49 | 2.18 | 2.88 | 3.56 |
| 35~ | 1 704 | 1.27 | 0.91 | 0.38 | 0.45 | 0.55 | 0.71 | 0.99 | 1.50 | 2.32 | 3.04 | 3.94 |
| 40~ | 2 286 | 1.31 | 0.99 | 0.38 | 0.44 | 0.52 | 0.71 | 1.03 | 1.55 | 2.44 | 3.10 | 4.09 |
| 45~ | 2 467 | 1.40 | 1.01 | 0.41 | 0.47 | 0.56 | 0.77 | 1.11 | 1.66 | 2.61 | 3.33 | 4.10 |
| 50~ | 1 704 | 1.40 | 0.99 | 0.41 | 0.48 | 0.56 | 0.79 | 1.13 | 1.71 | 2.52 | 3.12 | 3.88 |
| 55~ | 2 201 | 1.41 | 0.99 | 0.44 | 0.50 | 0.57 | 0.79 | 1.13 | 1.70 | 2.50 | 3.32 | 4.07 |
| 60~ | 1 818 | 1.34 | 0.92 | 0.41 | 0.46 | 0.56 | 0.74 | 1.08 | 1.61 | 2.38 | 3.10 | 3.94 |
| 65~ | 1 398 | 1.32 | 1.00 | 0.41 | 0.48 | 0.57 | 0.76 | 1.05 | 1.54 | 2.28 | 2.89 | 3.66 |
| 70~ | 908 | 1.25 | 0.78 | 0.42 | 0.49 | 0.59 | 0.77 | 1.06 | 1.51 | 2.05 | 2.62 | 3.40 |
| 75~ | 497 | 1.21 | 0.72 | 0.40 | 0.45 | 0.52 | 0.75 | 1.04 | 1.44 | 2.06 | 2.54 | 3.19 |
| 80+ | 244 | 1.12 | 0.58 | 0.44 | 0.51 | 0.57 | 0.74 | 0.97 | 1.29 | 1.85 | 2.14 | 2.91 |

附表 2-41 贫困农村男性调查人群血清 TG 水平 /(mmol·L$^{-1}$)

| 年龄/岁 | N | Mean | SD | $P_{2.5}$ | $P_5$ | $P_{10}$ | $P_{25}$ | $P_{50}$ | $P_{75}$ | $P_{90}$ | $P_{95}$ | $P_{97.5}$ |
|---|---|---|---|---|---|---|---|---|---|---|---|---|
| 合计 | 8 001 | 1.33 | 0.98 | 0.39 | 0.45 | 0.54 | 0.73 | 1.04 | 1.59 | 2.47 | 3.19 | 4.09 |
| 18~ | 79 | 1.01 | 0.63 | 0.39 | 0.44 | 0.45 | 0.63 | 0.89 | 1.15 | 1.79 | 2.31 | 2.43 |
| 20~ | 316 | 1.22 | 0.90 | 0.33 | 0.39 | 0.46 | 0.63 | 0.96 | 1.46 | 2.30 | 3.02 | 3.96 |
| 25~ | 364 | 1.37 | 0.95 | 0.43 | 0.47 | 0.54 | 0.74 | 1.10 | 1.67 | 2.64 | 2.98 | 3.66 |
| 30~ | 480 | 1.41 | 1.02 | 0.36 | 0.43 | 0.52 | 0.73 | 1.13 | 1.70 | 2.74 | 3.54 | 4.43 |
| 35~ | 713 | 1.45 | 1.05 | 0.42 | 0.50 | 0.59 | 0.76 | 1.11 | 1.78 | 2.77 | 3.68 | 4.57 |
| 40~ | 943 | 1.47 | 1.14 | 0.38 | 0.43 | 0.53 | 0.75 | 1.12 | 1.78 | 2.78 | 3.74 | 4.63 |
| 45~ | 1 042 | 1.52 | 1.11 | 0.41 | 0.47 | 0.57 | 0.81 | 1.21 | 1.82 | 2.95 | 3.71 | 4.29 |
| 50~ | 765 | 1.34 | 0.97 | 0.39 | 0.45 | 0.53 | 0.73 | 1.06 | 1.61 | 2.40 | 3.15 | 3.88 |
| 55~ | 968 | 1.30 | 1.01 | 0.40 | 0.46 | 0.54 | 0.73 | 1.03 | 1.53 | 2.26 | 3.19 | 4.20 |
| 60~ | 829 | 1.22 | 0.87 | 0.40 | 0.44 | 0.52 | 0.68 | 0.97 | 1.49 | 2.20 | 2.99 | 3.83 |
| 65~ | 707 | 1.18 | 0.80 | 0.41 | 0.47 | 0.54 | 0.70 | 0.96 | 1.39 | 2.03 | 2.66 | 3.15 |
| 70~ | 437 | 1.13 | 0.70 | 0.37 | 0.46 | 0.54 | 0.71 | 0.93 | 1.29 | 1.86 | 2.31 | 3.40 |
| 75~ | 252 | 1.07 | 0.61 | 0.38 | 0.44 | 0.53 | 0.68 | 0.93 | 1.27 | 1.76 | 2.36 | 2.62 |
| 80+ | 106 | 0.99 | 0.46 | 0.43 | 0.50 | 0.53 | 0.71 | 0.90 | 1.13 | 1.61 | 1.93 | 2.42 |

附表 2-42　贫困农村女性调查人群血清 TG 水平 /(mmol·L$^{-1}$)

| 年龄/岁 | N | Mean | SD | $P_{2.5}$ | $P_5$ | $P_{10}$ | $P_{25}$ | $P_{50}$ | $P_{75}$ | $P_{90}$ | $P_{95}$ | $P_{97.5}$ |
|---|---|---|---|---|---|---|---|---|---|---|---|---|
| 合计 | 10 249 | 1.29 | 0.90 | 0.39 | 0.45 | 0.54 | 0.73 | 1.05 | 1.55 | 2.30 | 2.93 | 3.63 |
| 18~ | 101 | 1.09 | 1.01 | 0.33 | 0.41 | 0.45 | 0.61 | 0.81 | 1.20 | 1.60 | 2.57 | 3.49 |
| 20~ | 454 | 1.05 | 0.74 | 0.31 | 0.35 | 0.43 | 0.58 | 0.82 | 1.31 | 1.90 | 2.39 | 2.90 |
| 25~ | 563 | 0.97 | 0.66 | 0.34 | 0.38 | 0.44 | 0.56 | 0.77 | 1.16 | 1.77 | 2.13 | 2.98 |
| 30~ | 666 | 1.08 | 0.66 | 0.37 | 0.43 | 0.50 | 0.66 | 0.87 | 1.35 | 1.89 | 2.38 | 3.08 |
| 35~ | 991 | 1.14 | 0.77 | 0.36 | 0.43 | 0.51 | 0.67 | 0.93 | 1.36 | 2.00 | 2.65 | 3.10 |
| 40~ | 1 343 | 1.20 | 0.85 | 0.38 | 0.44 | 0.51 | 0.68 | 0.97 | 1.41 | 2.11 | 2.72 | 3.43 |
| 45~ | 1 425 | 1.31 | 0.92 | 0.41 | 0.47 | 0.55 | 0.76 | 1.06 | 1.56 | 2.40 | 2.98 | 3.75 |
| 50~ | 939 | 1.45 | 1.01 | 0.44 | 0.50 | 0.61 | 0.84 | 1.18 | 1.78 | 2.59 | 3.12 | 3.82 |
| 55~ | 1 233 | 1.49 | 0.97 | 0.47 | 0.55 | 0.64 | 0.88 | 1.20 | 1.79 | 2.68 | 3.39 | 3.98 |
| 60~ | 989 | 1.43 | 0.96 | 0.42 | 0.51 | 0.60 | 0.83 | 1.19 | 1.73 | 2.50 | 3.29 | 4.12 |
| 65~ | 691 | 1.46 | 1.16 | 0.41 | 0.52 | 0.61 | 0.83 | 1.18 | 1.68 | 2.54 | 3.13 | 3.92 |
| 70~ | 471 | 1.36 | 0.84 | 0.45 | 0.52 | 0.65 | 0.84 | 1.15 | 1.65 | 2.23 | 2.85 | 3.46 |
| 75~ | 245 | 1.34 | 0.79 | 0.45 | 0.49 | 0.61 | 0.85 | 1.20 | 1.57 | 2.24 | 2.95 | 3.55 |
| 80+ | 138 | 1.22 | 0.64 | 0.48 | 0.53 | 0.63 | 0.80 | 1.02 | 1.44 | 2.02 | 2.44 | 3.14 |

附表 2-43　调查人群血清 HDL-C 水平 /(mmol·L$^{-1}$)

| 年龄/岁 | N | Mean | SD | $P_{2.5}$ | $P_5$ | $P_{10}$ | $P_{25}$ | $P_{50}$ | $P_{75}$ | $P_{90}$ | $P_{95}$ | $P_{97.5}$ |
|---|---|---|---|---|---|---|---|---|---|---|---|---|
| 合计 | 106 673 | 1.19 | 0.33 | 0.64 | 0.72 | 0.80 | 0.96 | 1.16 | 1.39 | 1.62 | 1.78 | 1.93 |
| 18~ | 725 | 1.15 | 0.27 | 0.69 | 0.75 | 0.82 | 0.96 | 1.14 | 1.32 | 1.51 | 1.59 | 1.67 |
| 20~ | 3 254 | 1.18 | 0.29 | 0.67 | 0.75 | 0.82 | 0.98 | 1.16 | 1.36 | 1.58 | 1.72 | 1.82 |
| 25~ | 4 405 | 1.19 | 0.30 | 0.66 | 0.74 | 0.83 | 0.99 | 1.17 | 1.37 | 1.58 | 1.73 | 1.85 |
| 30~ | 5 810 | 1.18 | 0.30 | 0.66 | 0.73 | 0.815 | 0.97 | 1.16 | 1.36 | 1.57 | 1.71 | 1.83 |
| 35~ | 8 315 | 1.18 | 0.31 | 0.65 | 0.72 | 0.80 | 0.96 | 1.15 | 1.37 | 1.58 | 1.73 | 1.87 |
| 40~ | 11 262 | 1.18 | 0.32 | 0.62 | 0.71 | 0.80 | 0.95 | 1.15 | 1.37 | 1.60 | 1.75 | 1.90 |
| 45~ | 13 514 | 1.18 | 0.33 | 0.63 | 0.71 | 0.79 | 0.95 | 1.16 | 1.39 | 1.61 | 1.76 | 1.89 |
| 50~ | 11 637 | 1.19 | 0.33 | 0.62 | 0.70 | 0.80 | 0.96 | 1.16 | 1.39 | 1.64 | 1.78 | 1.94 |
| 55~ | 14 850 | 1.20 | 0.34 | 0.64 | 0.72 | 0.81 | 0.96 | 1.16 | 1.40 | 1.65 | 1.81 | 1.97 |
| 60~ | 12 263 | 1.20 | 0.34 | 0.64 | 0.72 | 0.80 | 0.96 | 1.16 | 1.39 | 1.65 | 1.82 | 1.98 |
| 65~ | 8 738 | 1.20 | 0.34 | 0.65 | 0.72 | 0.80 | 0.96 | 1.16 | 1.41 | 1.66 | 1.82 | 1.97 |
| 70~ | 6 297 | 1.20 | 0.34 | 0.65 | 0.72 | 0.81 | 0.96 | 1.17 | 1.4 | 1.65 | 1.82 | 1.97 |
| 75~ | 3 739 | 1.21 | 0.34 | 0.65 | 0.71 | 0.81 | 0.97 | 1.18 | 1.42 | 1.66 | 1.84 | 2.00 |
| 80+ | 1 864 | 1.23 | 0.34 | 0.67 | 0.75 | 0.83 | 1.00 | 1.20 | 1.43 | 1.66 | 1.85 | 2.02 |

附表 2-44　男性调查人群血清 HDL-C 水平 /(mmol·L$^{-1}$)

| 年龄/岁 | N | Mean | SD | $P_{2.5}$ | $P_5$ | $P_{10}$ | $P_{25}$ | $P_{50}$ | $P_{75}$ | $P_{90}$ | $P_{95}$ | $P_{97.5}$ |
|---|---|---|---|---|---|---|---|---|---|---|---|---|
| 合计 | 45 595 | 1.15 | 0.34 | 0.61 | 0.68 | 0.77 | 0.92 | 1.11 | 1.34 | 1.59 | 1.77 | 1.93 |
| 18~ | 338 | 1.10 | 0.24 | 0.69 | 0.74 | 0.81 | 0.93 | 1.09 | 1.26 | 1.44 | 1.52 | 1.58 |
| 20~ | 1 382 | 1.10 | 0.27 | 0.64 | 0.70 | 0.78 | 0.91 | 1.08 | 1.26 | 1.45 | 1.58 | 1.70 |
| 25~ | 1 683 | 1.09 | 0.28 | 0.59 | 0.67 | 0.77 | 0.91 | 1.07 | 1.26 | 1.45 | 1.58 | 1.75 |
| 30~ | 2 270 | 1.11 | 0.31 | 0.61 | 0.68 | 0.75 | 0.89 | 1.07 | 1.28 | 1.50 | 1.65 | 1.79 |
| 35~ | 3 342 | 1.11 | 0.32 | 0.59 | 0.67 | 0.75 | 0.89 | 1.07 | 1.29 | 1.52 | 1.69 | 1.86 |
| 40~ | 4 543 | 1.13 | 0.33 | 0.58 | 0.66 | 0.75 | 0.90 | 1.09 | 1.31 | 1.56 | 1.73 | 1.90 |
| 45~ | 5 456 | 1.13 | 0.33 | 0.60 | 0.66 | 0.76 | 0.90 | 1.09 | 1.33 | 1.57 | 1.73 | 1.87 |
| 50~ | 4 871 | 1.15 | 0.34 | 0.59 | 0.66 | 0.76 | 0.92 | 1.11 | 1.34 | 1.60 | 1.78 | 1.97 |
| 55~ | 6 276 | 1.17 | 0.35 | 0.62 | 0.70 | 0.78 | 0.93 | 1.12 | 1.36 | 1.64 | 1.81 | 1.98 |
| 60~ | 5 553 | 1.19 | 0.35 | 0.63 | 0.71 | 0.79 | 0.94 | 1.14 | 1.38 | 1.64 | 1.83 | 1.99 |
| 65~ | 4 066 | 1.18 | 0.34 | 0.63 | 0.70 | 0.78 | 0.93 | 1.13 | 1.39 | 1.65 | 1.81 | 1.98 |
| 70~ | 3 085 | 1.19 | 0.34 | 0.65 | 0.71 | 0.79 | 0.94 | 1.14 | 1.39 | 1.65 | 1.83 | 1.98 |
| 75~ | 1 904 | 1.20 | 0.34 | 0.66 | 0.72 | 0.81 | 0.95 | 1.15 | 1.40 | 1.65 | 1.82 | 2.00 |
| 80+ | 826 | 1.21 | 0.34 | 0.65 | 0.72 | 0.80 | 0.97 | 1.17 | 1.42 | 1.65 | 1.83 | 2.03 |

附表 2-45　女性调查人群血清 HDL-C 水平 /(mmol·L$^{-1}$)

| 年龄/岁 | N | Mean | SD | $P_{2.5}$ | $P_5$ | $P_{10}$ | $P_{25}$ | $P_{50}$ | $P_{75}$ | $P_{90}$ | $P_{95}$ | $P_{97.5}$ |
|---|---|---|---|---|---|---|---|---|---|---|---|---|
| 合计 | 61 078 | 1.22 | 0.32 | 0.67 | 0.75 | 0.84 | 1.00 | 1.20 | 1.42 | 1.64 | 1.79 | 1.93 |
| 18~ | 387 | 1.19 | 0.28 | 0.68 | 0.76 | 0.82 | 1.00 | 1.18 | 1.38 | 1.56 | 1.65 | 1.80 |
| 20~ | 1 872 | 1.25 | 0.30 | 0.73 | 0.79 | 0.89 | 1.04 | 1.23 | 1.42 | 1.64 | 1.77 | 1.89 |
| 25~ | 2 722 | 1.25 | 0.29 | 0.73 | 0.81 | 0.90 | 1.05 | 1.24 | 1.44 | 1.64 | 1.78 | 1.88 |
| 30~ | 3 540 | 1.23 | 0.29 | 0.71 | 0.79 | 0.88 | 1.03 | 1.21 | 1.40 | 1.60 | 1.73 | 1.85 |
| 35~ | 4 973 | 1.22 | 0.30 | 0.70 | 0.77 | 0.86 | 1.01 | 1.20 | 1.42 | 1.61 | 1.75 | 1.88 |
| 40~ | 6 719 | 1.21 | 0.32 | 0.66 | 0.74 | 0.83 | 0.99 | 1.19 | 1.41 | 1.62 | 1.77 | 1.90 |
| 45~ | 8 058 | 1.22 | 0.32 | 0.67 | 0.75 | 0.83 | 1.00 | 1.20 | 1.42 | 1.64 | 1.77 | 1.91 |
| 50~ | 6 766 | 1.22 | 0.32 | 0.66 | 0.74 | 0.83 | 0.99 | 1.19 | 1.43 | 1.65 | 1.79 | 1.92 |
| 55~ | 8 574 | 1.22 | 0.33 | 0.66 | 0.74 | 0.83 | 0.99 | 1.19 | 1.42 | 1.65 | 1.80 | 1.96 |
| 60~ | 6 710 | 1.21 | 0.33 | 0.65 | 0.73 | 0.82 | 0.97 | 1.17 | 1.40 | 1.65 | 1.81 | 1.96 |
| 65~ | 4 672 | 1.22 | 0.34 | 0.66 | 0.73 | 0.82 | 0.98 | 1.19 | 1.43 | 1.67 | 1.82 | 1.97 |
| 70~ | 3 212 | 1.22 | 0.33 | 0.65 | 0.73 | 0.83 | 0.99 | 1.19 | 1.42 | 1.66 | 1.81 | 1.96 |
| 75~ | 1 835 | 1.23 | 0.35 | 0.64 | 0.71 | 0.81 | 0.99 | 1.20 | 1.44 | 1.67 | 1.85 | 2.00 |
| 80+ | 1 038 | 1.25 | 0.33 | 0.71 | 0.76 | 0.87 | 1.02 | 1.22 | 1.44 | 1.66 | 1.86 | 2.02 |

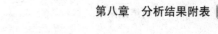

附表 2-46　城市调查人群血清 HDL-C 水平 /(mmol·L$^{-1}$)

| 年龄 / 岁 | N | Mean | SD | $P_{2.5}$ | $P_5$ | $P_{10}$ | $P_{25}$ | $P_{50}$ | $P_{75}$ | $P_{90}$ | $P_{95}$ | $P_{97.5}$ |
|---|---|---|---|---|---|---|---|---|---|---|---|---|
| 合计 | 54 042 | 1.19 | 0.32 | 0.65 | 0.73 | 0.81 | 0.96 | 1.15 | 1.38 | 1.61 | 1.76 | 1.90 |
| 18~ | 259 | 1.17 | 0.25 | 0.75 | 0.82 | 0.89 | 0.99 | 1.15 | 1.30 | 1.52 | 1.59 | 1.67 |
| 20~ | 1 454 | 1.21 | 0.28 | 0.73 | 0.79 | 0.87 | 1.01 | 1.20 | 1.37 | 1.58 | 1.71 | 1.78 |
| 25~ | 2 132 | 1.20 | 0.29 | 0.68 | 0.77 | 0.84 | 1.00 | 1.17 | 1.38 | 1.58 | 1.71 | 1.83 |
| 30~ | 2 926 | 1.17 | 0.29 | 0.66 | 0.73 | 0.82 | 0.97 | 1.15 | 1.35 | 1.54 | 1.69 | 1.80 |
| 35~ | 4 140 | 1.18 | 0.31 | 0.66 | 0.73 | 0.81 | 0.96 | 1.15 | 1.37 | 1.57 | 1.72 | 1.87 |
| 40~ | 4 943 | 1.18 | 0.32 | 0.63 | 0.72 | 0.81 | 0.96 | 1.15 | 1.38 | 1.59 | 1.75 | 1.88 |
| 45~ | 6 187 | 1.18 | 0.32 | 0.64 | 0.72 | 0.80 | 0.96 | 1.16 | 1.38 | 1.61 | 1.74 | 1.89 |
| 50~ | 6 289 | 1.19 | 0.33 | 0.63 | 0.72 | 0.81 | 0.97 | 1.16 | 1.39 | 1.63 | 1.77 | 1.91 |
| 55~ | 7 758 | 1.20 | 0.33 | 0.66 | 0.73 | 0.82 | 0.97 | 1.15 | 1.39 | 1.63 | 1.78 | 1.97 |
| 60~ | 6 385 | 1.18 | 0.32 | 0.65 | 0.72 | 0.80 | 0.95 | 1.14 | 1.36 | 1.61 | 1.77 | 1.92 |
| 65~ | 4 709 | 1.19 | 0.33 | 0.65 | 0.71 | 0.79 | 0.95 | 1.15 | 1.39 | 1.63 | 1.78 | 1.93 |
| 70~ | 3 632 | 1.18 | 0.32 | 0.66 | 0.72 | 0.80 | 0.96 | 1.15 | 1.37 | 1.62 | 1.78 | 1.91 |
| 75~ | 2 155 | 1.20 | 0.33 | 0.64 | 0.71 | 0.80 | 0.96 | 1.17 | 1.40 | 1.63 | 1.79 | 1.96 |
| 80+ | 1 073 | 1.21 | 0.34 | 0.65 | 0.73 | 0.81 | 0.99 | 1.17 | 1.41 | 1.64 | 1.79 | 1.98 |

附表 2-47　城市男性调查人群血清 HDL-C 水平 /(mmol·L$^{-1}$)

| 年龄 / 岁 | N | Mean | SD | $P_{2.5}$ | $P_5$ | $P_{10}$ | $P_{25}$ | $P_{50}$ | $P_{75}$ | $P_{90}$ | $P_{95}$ | $P_{97.5}$ |
|---|---|---|---|---|---|---|---|---|---|---|---|---|
| 合计 | 22 308 | 1.13 | 0.32 | 0.61 | 0.68 | 0.77 | 0.91 | 1.08 | 1.30 | 1.54 | 1.71 | 1.87 |
| 18~ | 133 | 1.13 | 0.23 | 0.82 | 0.84 | 0.88 | 0.95 | 1.10 | 1.26 | 1.45 | 1.57 | 1.58 |
| 20~ | 603 | 1.12 | 0.25 | 0.70 | 0.76 | 0.82 | 0.94 | 1.11 | 1.27 | 1.44 | 1.57 | 1.69 |
| 25~ | 799 | 1.08 | 0.27 | 0.58 | 0.66 | 0.77 | 0.90 | 1.06 | 1.23 | 1.42 | 1.54 | 1.75 |
| 30~ | 1 101 | 1.07 | 0.28 | 0.62 | 0.67 | 0.74 | 0.88 | 1.04 | 1.23 | 1.44 | 1.57 | 1.72 |
| 35~ | 1 594 | 1.08 | 0.30 | 0.58 | 0.66 | 0.74 | 0.87 | 1.04 | 1.24 | 1.46 | 1.62 | 1.78 |
| 40~ | 1 898 | 1.10 | 0.31 | 0.59 | 0.66 | 0.75 | 0.88 | 1.06 | 1.27 | 1.49 | 1.63 | 1.80 |
| 45~ | 2 385 | 1.11 | 0.32 | 0.59 | 0.66 | 0.75 | 0.89 | 1.06 | 1.29 | 1.53 | 1.69 | 1.84 |
| 50~ | 2 494 | 1.12 | 0.33 | 0.58 | 0.65 | 0.75 | 0.90 | 1.08 | 1.30 | 1.55 | 1.72 | 1.90 |
| 55~ | 3 110 | 1.14 | 0.33 | 0.61 | 0.70 | 0.77 | 0.92 | 1.09 | 1.32 | 1.59 | 1.75 | 1.92 |
| 60~ | 2 820 | 1.15 | 0.33 | 0.62 | 0.70 | 0.78 | 0.92 | 1.11 | 1.34 | 1.58 | 1.76 | 1.90 |
| 65~ | 2 084 | 1.14 | 0.33 | 0.62 | 0.68 | 0.76 | 0.91 | 1.10 | 1.34 | 1.58 | 1.75 | 1.91 |
| 70~ | 1 727 | 1.16 | 0.32 | 0.66 | 0.72 | 0.79 | 0.92 | 1.11 | 1.34 | 1.59 | 1.77 | 1.90 |
| 75~ | 1 087 | 1.17 | 0.34 | 0.64 | 0.71 | 0.79 | 0.93 | 1.13 | 1.37 | 1.61 | 1.79 | 1.98 |
| 80+ | 473 | 1.19 | 0.34 | 0.62 | 0.71 | 0.79 | 0.95 | 1.15 | 1.40 | 1.63 | 1.76 | 1.93 |

附表 2-48 城市女性调查人群血清 HDL-C 水平 /(mmol·L$^{-1}$)

| 年龄 / 岁 | N | Mean | SD | $P_{2.5}$ | $P_5$ | $P_{10}$ | $P_{25}$ | $P_{50}$ | $P_{75}$ | $P_{90}$ | $P_{95}$ | $P_{97.5}$ |
|---|---|---|---|---|---|---|---|---|---|---|---|---|
| 合计 | 31 734 | 1.23 | 0.31 | 0.69 | 0.77 | 0.86 | 1.01 | 1.21 | 1.42 | 1.64 | 1.78 | 1.92 |
| 18~ | 126 | 1.22 | 0.26 | 0.69 | 0.77 | 0.93 | 1.06 | 1.21 | 1.39 | 1.55 | 1.64 | 1.82 |
| 20~ | 851 | 1.27 | 0.28 | 0.76 | 0.82 | 0.93 | 1.07 | 1.25 | 1.44 | 1.65 | 1.75 | 1.81 |
| 25~ | 1 333 | 1.27 | 0.28 | 0.79 | 0.84 | 0.92 | 1.07 | 1.25 | 1.46 | 1.64 | 1.76 | 1.86 |
| 30~ | 1 825 | 1.23 | 0.28 | 0.71 | 0.81 | 0.90 | 1.05 | 1.22 | 1.40 | 1.59 | 1.74 | 1.84 |
| 35~ | 2 546 | 1.24 | 0.29 | 0.74 | 0.80 | 0.89 | 1.03 | 1.21 | 1.42 | 1.62 | 1.76 | 1.91 |
| 40~ | 3 045 | 1.24 | 0.31 | 0.68 | 0.77 | 0.87 | 1.02 | 1.21 | 1.43 | 1.65 | 1.79 | 1.90 |
| 45~ | 3 802 | 1.23 | 0.31 | 0.69 | 0.77 | 0.86 | 1.02 | 1.21 | 1.42 | 1.64 | 1.76 | 1.91 |
| 50~ | 3 795 | 1.24 | 0.31 | 0.69 | 0.77 | 0.87 | 1.02 | 1.21 | 1.44 | 1.67 | 1.79 | 1.91 |
| 55~ | 4 648 | 1.23 | 0.32 | 0.69 | 0.77 | 0.86 | 1.01 | 1.20 | 1.42 | 1.64 | 1.81 | 1.99 |
| 60~ | 3 565 | 1.20 | 0.32 | 0.67 | 0.75 | 0.83 | 0.98 | 1.17 | 1.38 | 1.63 | 1.79 | 1.94 |
| 65~ | 2 625 | 1.22 | 0.33 | 0.66 | 0.74 | 0.83 | 0.99 | 1.19 | 1.42 | 1.66 | 1.81 | 1.94 |
| 70~ | 1 905 | 1.21 | 0.32 | 0.65 | 0.73 | 0.83 | 0.99 | 1.18 | 1.40 | 1.63 | 1.80 | 1.94 |
| 75~ | 1 068 | 1.22 | 0.33 | 0.66 | 0.71 | 0.82 | 0.99 | 1.20 | 1.42 | 1.63 | 1.79 | 1.91 |
| 80+ | 600 | 1.23 | 0.34 | 0.68 | 0.75 | 0.84 | 1.01 | 1.20 | 1.44 | 1.66 | 1.87 | 2.00 |

附表 2-49 农村调查人群血清 HDL-C 水平 /(mmol·L$^{-1}$)

| 年龄 / 岁 | N | Mean | SD | $P_{2.5}$ | $P_5$ | $P_{10}$ | $P_{25}$ | $P_{50}$ | $P_{75}$ | $P_{90}$ | $P_{95}$ | $P_{97.5}$ |
|---|---|---|---|---|---|---|---|---|---|---|---|---|
| 合计 | 52 631 | 1.20 | 0.34 | 0.63 | 0.71 | 0.80 | 0.96 | 1.16 | 1.40 | 1.64 | 1.80 | 1.95 |
| 18~ | 466 | 1.14 | 0.28 | 0.68 | 0.74 | 0.79 | 0.94 | 1.13 | 1.33 | 1.50 | 1.59 | 1.69 |
| 20~ | 1 800 | 1.17 | 0.30 | 0.65 | 0.73 | 0.80 | 0.96 | 1.14 | 1.34 | 1.58 | 1.74 | 1.86 |
| 25~ | 2 273 | 1.19 | 0.30 | 0.66 | 0.72 | 0.82 | 0.98 | 1.16 | 1.37 | 1.58 | 1.74 | 1.87 |
| 30~ | 2 884 | 1.19 | 0.31 | 0.66 | 0.73 | 0.81 | 0.96 | 1.17 | 1.37 | 1.60 | 1.72 | 1.85 |
| 35~ | 4 175 | 1.18 | 0.32 | 0.63 | 0.71 | 0.79 | 0.96 | 1.16 | 1.37 | 1.59 | 1.74 | 1.88 |
| 40~ | 6 319 | 1.17 | 0.33 | 0.61 | 0.69 | 0.79 | 0.95 | 1.14 | 1.36 | 1.60 | 1.76 | 1.92 |
| 45~ | 7 327 | 1.19 | 0.33 | 0.62 | 0.70 | 0.79 | 0.95 | 1.16 | 1.39 | 1.62 | 1.77 | 1.90 |
| 50~ | 5 348 | 1.19 | 0.34 | 0.62 | 0.69 | 0.79 | 0.95 | 1.16 | 1.40 | 1.65 | 1.80 | 1.98 |
| 55~ | 7 092 | 1.21 | 0.35 | 0.63 | 0.71 | 0.79 | 0.96 | 1.17 | 1.42 | 1.67 | 1.83 | 1.97 |
| 60~ | 5 878 | 1.22 | 0.35 | 0.63 | 0.72 | 0.80 | 0.97 | 1.18 | 1.43 | 1.68 | 1.87 | 2.03 |
| 65~ | 4 029 | 1.22 | 0.35 | 0.64 | 0.72 | 0.81 | 0.97 | 1.19 | 1.44 | 1.69 | 1.86 | 2.00 |
| 70~ | 2 665 | 1.23 | 0.35 | 0.64 | 0.71 | 0.81 | 0.98 | 1.20 | 1.45 | 1.69 | 1.87 | 2.02 |
| 75~ | 1 584 | 1.24 | 0.35 | 0.66 | 0.72 | 0.82 | 0.99 | 1.19 | 1.46 | 1.70 | 1.88 | 2.02 |
| 80+ | 791 | 1.25 | 0.33 | 0.70 | 0.77 | 0.86 | 1.01 | 1.23 | 1.45 | 1.67 | 1.86 | 2.05 |

附表 2-50 农村男性调查人群血清 HDL-C 水平 / (mmol·L⁻¹)

| 年龄/岁 | N | Mean | SD | $P_{2.5}$ | $P_5$ | $P_{10}$ | $P_{25}$ | $P_{50}$ | $P_{75}$ | $P_{90}$ | $P_{95}$ | $P_{97.5}$ |
|---|---|---|---|---|---|---|---|---|---|---|---|---|
| 合计 | 23 287 | 1.18 | 0.35 | 0.61 | 0.69 | 0.78 | 0.93 | 1.14 | 1.38 | 1.64 | 1.81 | 1.99 |
| 18~ | 205 | 1.09 | 0.25 | 0.66 | 0.74 | 0.76 | 0.91 | 1.08 | 1.25 | 1.44 | 1.50 | 1.57 |
| 20~ | 779 | 1.09 | 0.28 | 0.61 | 0.67 | 0.75 | 0.90 | 1.06 | 1.25 | 1.46 | 1.58 | 1.73 |
| 25~ | 884 | 1.11 | 0.29 | 0.61 | 0.68 | 0.78 | 0.92 | 1.09 | 1.28 | 1.48 | 1.61 | 1.77 |
| 30~ | 1 169 | 1.14 | 0.33 | 0.61 | 0.69 | 0.76 | 0.91 | 1.11 | 1.32 | 1.56 | 1.70 | 1.82 |
| 35~ | 1 748 | 1.14 | 0.33 | 0.59 | 0.67 | 0.76 | 0.91 | 1.11 | 1.32 | 1.57 | 1.75 | 1.93 |
| 40~ | 2 645 | 1.15 | 0.34 | 0.58 | 0.66 | 0.75 | 0.92 | 1.11 | 1.34 | 1.61 | 1.77 | 1.94 |
| 45~ | 3 071 | 1.15 | 0.34 | 0.60 | 0.66 | 0.76 | 0.91 | 1.11 | 1.35 | 1.59 | 1.75 | 1.89 |
| 50~ | 2 377 | 1.19 | 0.35 | 0.60 | 0.68 | 0.78 | 0.94 | 1.15 | 1.39 | 1.65 | 1.84 | 2.02 |
| 55~ | 3 166 | 1.20 | 0.36 | 0.63 | 0.70 | 0.78 | 0.94 | 1.16 | 1.41 | 1.68 | 1.86 | 2.03 |
| 60~ | 2 733 | 1.22 | 0.36 | 0.64 | 0.72 | 0.79 | 0.96 | 1.18 | 1.43 | 1.71 | 1.88 | 2.07 |
| 65~ | 1 982 | 1.22 | 0.36 | 0.65 | 0.72 | 0.81 | 0.97 | 1.18 | 1.45 | 1.70 | 1.86 | 2.00 |
| 70~ | 1 358 | 1.22 | 0.36 | 0.63 | 0.70 | 0.80 | 0.96 | 1.18 | 1.44 | 1.70 | 1.88 | 2.07 |
| 75~ | 817 | 1.23 | 0.34 | 0.69 | 0.75 | 0.82 | 0.98 | 1.19 | 1.45 | 1.69 | 1.86 | 2.01 |
| 80+ | 353 | 1.24 | 0.36 | 0.66 | 0.73 | 0.82 | 0.98 | 1.20 | 1.44 | 1.69 | 1.90 | 2.08 |

附表 2-51 农村女性调查人群血清 HDL-C 水平 / (mmol·L⁻¹)

| 年龄/岁 | N | Mean | SD | $P_{2.5}$ | $P_5$ | $P_{10}$ | $P_{25}$ | $P_{50}$ | $P_{75}$ | $P_{90}$ | $P_{95}$ | $P_{97.5}$ |
|---|---|---|---|---|---|---|---|---|---|---|---|---|
| 合计 | 29 344 | 1.21 | 0.33 | 0.65 | 0.73 | 0.82 | 0.98 | 1.19 | 1.41 | 1.64 | 1.79 | 1.93 |
| 18~ | 261 | 1.18 | 0.29 | 0.68 | 0.75 | 0.81 | 0.98 | 1.15 | 1.37 | 1.56 | 1.65 | 1.74 |
| 20~ | 1 021 | 1.23 | 0.31 | 0.69 | 0.78 | 0.85 | 1.02 | 1.19 | 1.40 | 1.64 | 1.79 | 1.92 |
| 25~ | 1 389 | 1.24 | 0.30 | 0.70 | 0.77 | 0.87 | 1.02 | 1.21 | 1.43 | 1.64 | 1.79 | 1.89 |
| 30~ | 1 715 | 1.22 | 0.30 | 0.70 | 0.78 | 0.86 | 1.01 | 1.19 | 1.40 | 1.61 | 1.72 | 1.87 |
| 35~ | 2 427 | 1.21 | 0.31 | 0.67 | 0.74 | 0.82 | 1.00 | 1.20 | 1.41 | 1.59 | 1.74 | 1.86 |
| 40~ | 3 674 | 1.19 | 0.32 | 0.64 | 0.72 | 0.81 | 0.97 | 1.16 | 1.38 | 1.60 | 1.75 | 1.91 |
| 45~ | 4 256 | 1.21 | 0.33 | 0.65 | 0.73 | 0.82 | 0.98 | 1.18 | 1.42 | 1.63 | 1.78 | 1.90 |
| 50~ | 2 971 | 1.20 | 0.34 | 0.64 | 0.71 | 0.80 | 0.96 | 1.16 | 1.41 | 1.64 | 1.79 | 1.93 |
| 55~ | 3 926 | 1.21 | 0.34 | 0.63 | 0.71 | 0.80 | 0.97 | 1.19 | 1.42 | 1.67 | 1.80 | 1.93 |
| 60~ | 3 145 | 1.21 | 0.34 | 0.63 | 0.71 | 0.80 | 0.97 | 1.18 | 1.43 | 1.66 | 1.83 | 2.00 |
| 65~ | 2 047 | 1.22 | 0.35 | 0.64 | 0.73 | 0.81 | 0.97 | 1.19 | 1.43 | 1.68 | 1.85 | 2.00 |
| 70~ | 1 307 | 1.24 | 0.34 | 0.66 | 0.73 | 0.84 | 1.00 | 1.22 | 1.45 | 1.69 | 1.85 | 2.00 |
| 75~ | 767 | 1.24 | 0.37 | 0.64 | 0.71 | 0.81 | 0.99 | 1.20 | 1.47 | 1.70 | 1.91 | 2.10 |
| 80+ | 438 | 1.27 | 0.32 | 0.74 | 0.80 | 0.91 | 1.04 | 1.24 | 1.45 | 1.66 | 1.85 | 2.05 |

附表 2-52 大城市调查人群血清 HDL-C 水平 /(mmol·L⁻¹)

| 年龄 / 岁 | N | Mean | SD | $P_{2.5}$ | $P_5$ | $P_{10}$ | $P_{25}$ | $P_{50}$ | $P_{75}$ | $P_{90}$ | $P_{95}$ | $P_{97.5}$ |
|---|---|---|---|---|---|---|---|---|---|---|---|---|
| 合计 | 23 748 | 1.16 | 0.31 | 0.62 | 0.70 | 0.79 | 0.95 | 1.13 | 1.35 | 1.57 | 1.72 | 1.86 |
| 18~ | 116 | 1.20 | 0.26 | 0.70 | 0.82 | 0.90 | 1.02 | 1.19 | 1.39 | 1.52 | 1.59 | 1.67 |
| 20~ | 654 | 1.22 | 0.27 | 0.73 | 0.78 | 0.88 | 1.01 | 1.22 | 1.39 | 1.60 | 1.69 | 1.77 |
| 25~ | 1 016 | 1.19 | 0.30 | 0.64 | 0.74 | 0.83 | 0.99 | 1.17 | 1.38 | 1.58 | 1.70 | 1.79 |
| 30~ | 1 309 | 1.17 | 0.29 | 0.65 | 0.73 | 0.82 | 0.97 | 1.15 | 1.36 | 1.55 | 1.69 | 1.83 |
| 35~ | 1 680 | 1.18 | 0.31 | 0.66 | 0.74 | 0.81 | 0.97 | 1.15 | 1.38 | 1.57 | 1.72 | 1.87 |
| 40~ | 1 806 | 1.17 | 0.32 | 0.59 | 0.69 | 0.78 | 0.95 | 1.15 | 1.38 | 1.59 | 1.74 | 1.86 |
| 45~ | 2 298 | 1.15 | 0.32 | 0.62 | 0.70 | 0.78 | 0.93 | 1.13 | 1.35 | 1.57 | 1.71 | 1.85 |
| 50~ | 2 944 | 1.17 | 0.32 | 0.61 | 0.70 | 0.80 | 0.95 | 1.15 | 1.36 | 1.59 | 1.75 | 1.90 |
| 55~ | 3 459 | 1.17 | 0.32 | 0.62 | 0.71 | 0.80 | 0.95 | 1.13 | 1.36 | 1.58 | 1.72 | 1.88 |
| 60~ | 2 966 | 1.14 | 0.31 | 0.61 | 0.69 | 0.78 | 0.93 | 1.12 | 1.31 | 1.56 | 1.71 | 1.85 |
| 65~ | 2 121 | 1.14 | 0.32 | 0.61 | 0.67 | 0.76 | 0.92 | 1.11 | 1.34 | 1.57 | 1.72 | 1.87 |
| 70~ | 1 757 | 1.14 | 0.31 | 0.63 | 0.70 | 0.78 | 0.93 | 1.11 | 1.32 | 1.56 | 1.72 | 1.88 |
| 75~ | 1 082 | 1.16 | 0.31 | 0.62 | 0.69 | 0.77 | 0.93 | 1.12 | 1.35 | 1.58 | 1.76 | 1.87 |
| 80+ | 540 | 1.18 | 0.32 | 0.59 | 0.71 | 0.79 | 0.96 | 1.14 | 1.37 | 1.62 | 1.75 | 1.90 |

附表 2-53 大城市男性调查人群血清 HDL-C 水平 /(mmol·L⁻¹)

| 年龄 / 岁 | N | Mean | SD | $P_{2.5}$ | $P_5$ | $P_{10}$ | $P_{25}$ | $P_{50}$ | $P_{75}$ | $P_{90}$ | $P_{95}$ | $P_{97.5}$ |
|---|---|---|---|---|---|---|---|---|---|---|---|---|
| 合计 | 9 554 | 1.08 | 0.30 | 0.58 | 0.65 | 0.74 | 0.88 | 1.05 | 1.25 | 1.47 | 1.62 | 1.77 |
| 18~ | 59 | 1.16 | 0.26 | 0.78 | 0.82 | 0.89 | 0.94 | 1.12 | 1.29 | 1.52 | 1.57 | 1.61 |
| 20~ | 255 | 1.12 | 0.25 | 0.70 | 0.76 | 0.84 | 0.93 | 1.11 | 1.27 | 1.44 | 1.55 | 1.66 |
| 25~ | 370 | 1.05 | 0.28 | 0.53 | 0.63 | 0.74 | 0.87 | 1.04 | 1.20 | 1.40 | 1.50 | 1.71 |
| 30~ | 491 | 1.06 | 0.28 | 0.61 | 0.66 | 0.73 | 0.88 | 1.03 | 1.22 | 1.40 | 1.52 | 1.72 |
| 35~ | 657 | 1.07 | 0.30 | 0.56 | 0.64 | 0.74 | 0.87 | 1.24 | 1.46 | 1.58 | 1.72 |
| 40~ | 670 | 1.06 | 0.29 | 0.55 | 0.62 | 0.72 | 0.85 | 1.02 | 1.24 | 1.43 | 1.56 | 1.66 |
| 45~ | 878 | 1.06 | 0.30 | 0.52 | 0.64 | 0.72 | 0.86 | 1.03 | 1.21 | 1.46 | 1.57 | 1.79 |
| 50~ | 1 127 | 1.07 | 0.31 | 0.56 | 0.63 | 0.72 | 0.87 | 1.05 | 1.23 | 1.45 | 1.63 | 1.82 |
| 55~ | 1 345 | 1.08 | 0.30 | 0.59 | 0.67 | 0.76 | 0.88 | 1.04 | 1.24 | 1.48 | 1.64 | 1.74 |
| 60~ | 1 268 | 1.10 | 0.30 | 0.58 | 0.67 | 0.75 | 0.89 | 1.07 | 1.27 | 1.49 | 1.62 | 1.76 |
| 65~ | 908 | 1.07 | 0.29 | 0.59 | 0.64 | 0.73 | 0.88 | 1.05 | 1.24 | 1.44 | 1.60 | 1.74 |
| 70~ | 779 | 1.10 | 0.29 | 0.63 | 0.69 | 0.76 | 0.90 | 1.06 | 1.27 | 1.51 | 1.66 | 1.81 |
| 75~ | 513 | 1.11 | 0.31 | 0.59 | 0.66 | 0.75 | 0.90 | 1.07 | 1.29 | 1.54 | 1.71 | 1.85 |
| 80+ | 234 | 1.15 | 0.33 | 0.59 | 0.67 | 0.78 | 0.92 | 1.11 | 1.35 | 1.58 | 1.73 | 1.87 |

附表2-54 大城市女性调查人群血清HDL-C水平/(mmol·L⁻¹)

| 年龄/岁 | N | Mean | SD | $P_{2.5}$ | $P_5$ | $P_{10}$ | $P_{25}$ | $P_{50}$ | $P_{75}$ | $P_{90}$ | $P_{95}$ | $P_{97.5}$ |
|---|---|---|---|---|---|---|---|---|---|---|---|---|
| 合计 | 14 194 | 1.22 | 0.31 | 0.63 | 0.70 | 0.78 | 0.94 | 1.14 | 1.37 | 1.63 | 1.78 | 1.94 |
| 18~ | 57 | 1.25 | 0.25 | 0.69 | 0.75 | 0.93 | 1.07 | 1.21 | 1.45 | 1.55 | 1.64 | 1.67 |
| 20~ | 399 | 1.29 | 0.27 | 0.74 | 0.84 | 0.95 | 1.10 | 1.27 | 1.49 | 1.65 | 1.75 | 1.80 |
| 25~ | 646 | 1.27 | 0.28 | 0.79 | 0.84 | 0.93 | 1.07 | 1.26 | 1.47 | 1.64 | 1.74 | 1.84 |
| 30~ | 818 | 1.24 | 0.28 | 0.73 | 0.81 | 0.91 | 1.05 | 1.22 | 1.41 | 1.60 | 1.75 | 1.85 |
| 35~ | 1 023 | 1.25 | 0.29 | 0.77 | 0.81 | 0.90 | 1.04 | 1.22 | 1.44 | 1.63 | 1.76 | 1.91 |
| 40~ | 1 136 | 1.24 | 0.32 | 0.67 | 0.76 | 0.87 | 1.02 | 1.22 | 1.45 | 1.68 | 1.82 | 1.88 |
| 45~ | 1 420 | 1.21 | 0.31 | 0.68 | 0.74 | 0.84 | 0.99 | 1.19 | 1.41 | 1.64 | 1.76 | 1.90 |
| 50~ | 1 817 | 1.23 | 0.31 | 0.66 | 0.75 | 0.86 | 1.02 | 1.21 | 1.43 | 1.65 | 1.77 | 1.93 |
| 55~ | 2 114 | 1.22 | 0.32 | 0.65 | 0.74 | 0.84 | 1.00 | 1.20 | 1.41 | 1.62 | 1.77 | 1.94 |
| 60~ | 1 698 | 1.18 | 0.32 | 0.64 | 0.72 | 0.81 | 0.96 | 1.15 | 1.34 | 1.61 | 1.77 | 1.92 |
| 65~ | 1 213 | 1.20 | 0.33 | 0.64 | 0.72 | 0.81 | 0.97 | 1.17 | 1.40 | 1.64 | 1.77 | 1.90 |
| 70~ | 978 | 1.18 | 0.31 | 0.62 | 0.71 | 0.81 | 0.97 | 1.15 | 1.37 | 1.60 | 1.76 | 1.90 |
| 75~ | 569 | 1.21 | 0.32 | 0.67 | 0.72 | 0.80 | 0.97 | 1.18 | 1.42 | 1.61 | 1.78 | 1.90 |
| 80+ | 306 | 1.20 | 0.32 | 0.59 | 0.72 | 0.80 | 0.99 | 1.18 | 1.39 | 1.62 | 1.77 | 1.94 |

附表2-55 中小城市调查人群血清HDL-C水平/(mmol·L⁻¹)

| 年龄/岁 | N | Mean | SD | $P_{2.5}$ | $P_5$ | $P_{10}$ | $P_{25}$ | $P_{50}$ | $P_{75}$ | $P_{90}$ | $P_{95}$ | $P_{97.5}$ |
|---|---|---|---|---|---|---|---|---|---|---|---|---|
| 合计 | 30 294 | 1.21 | 0.32 | 0.67 | 0.74 | 0.83 | 0.98 | 1.17 | 1.40 | 1.63 | 1.79 | 1.94 |
| 18~ | 143 | 1.15 | 0.24 | 0.77 | 0.84 | 0.88 | 0.98 | 1.14 | 1.29 | 1.48 | 1.58 | 1.77 |
| 20~ | 800 | 1.19 | 0.28 | 0.71 | 0.79 | 0.86 | 1.00 | 1.17 | 1.36 | 1.56 | 1.71 | 1.81 |
| 25~ | 1 116 | 1.20 | 0.29 | 0.72 | 0.78 | 0.86 | 1.01 | 1.17 | 1.37 | 1.59 | 1.73 | 1.84 |
| 30~ | 1 617 | 1.17 | 0.29 | 0.66 | 0.73 | 0.82 | 0.97 | 1.15 | 1.35 | 1.54 | 1.68 | 1.79 |
| 35~ | 2 460 | 1.17 | 0.30 | 0.66 | 0.73 | 0.82 | 0.96 | 1.14 | 1.36 | 1.57 | 1.72 | 1.86 |
| 40~ | 3 137 | 1.19 | 0.32 | 0.66 | 0.74 | 0.82 | 0.96 | 1.16 | 1.38 | 1.59 | 1.75 | 1.89 |
| 45~ | 3 889 | 1.20 | 0.32 | 0.65 | 0.73 | 0.82 | 0.98 | 1.18 | 1.39 | 1.62 | 1.75 | 1.91 |
| 50~ | 3 345 | 1.21 | 0.33 | 0.65 | 0.74 | 0.83 | 0.98 | 1.17 | 1.41 | 1.65 | 1.79 | 1.92 |
| 55~ | 4 299 | 1.22 | 0.33 | 0.68 | 0.75 | 0.84 | 0.98 | 1.17 | 1.41 | 1.67 | 1.84 | 2.02 |
| 60~ | 3 419 | 1.21 | 0.33 | 0.69 | 0.75 | 0.82 | 0.97 | 1.17 | 1.40 | 1.65 | 1.82 | 1.97 |
| 65~ | 2 588 | 1.22 | 0.34 | 0.69 | 0.73 | 0.82 | 0.98 | 1.19 | 1.43 | 1.67 | 1.83 | 2.00 |
| 70~ | 1 875 | 1.22 | 0.33 | 0.68 | 0.75 | 0.83 | 0.98 | 1.18 | 1.41 | 1.67 | 1.83 | 1.98 |
| 75~ | 1 073 | 1.23 | 0.34 | 0.66 | 0.73 | 0.83 | 0.99 | 1.21 | 1.43 | 1.66 | 1.84 | 2.02 |
| 80+ | 533 | 1.25 | 0.34 | 0.68 | 0.76 | 0.85 | 1.01 | 1.21 | 1.44 | 1.67 | 1.90 | 2.08 |

附表 2-56 中小城市男性调查人群血清 HDL-C 水平 / (mmol·L⁻¹)

| 年龄/岁 | $N$ | Mean | SD | $P_{2.5}$ | $P_5$ | $P_{10}$ | $P_{25}$ | $P_{50}$ | $P_{75}$ | $P_{90}$ | $P_{95}$ | $P_{97.5}$ |
|---|---|---|---|---|---|---|---|---|---|---|---|---|
| 合计 | 12 754 | 1.16 | 0.33 | 0.63 | 0.71 | 0.79 | 0.93 | 1.11 | 1.35 | 1.6 | 1.77 | 1.94 |
| 18~ | 74 | 1.10 | 0.19 | 0.84 | 0.84 | 0.87 | 0.96 | 1.09 | 1.20 | 1.36 | 1.56 | 1.58 |
| 20~ | 348 | 1.12 | 0.25 | 0.66 | 0.76 | 0.82 | 0.94 | 1.10 | 1.27 | 1.45 | 1.58 | 1.70 |
| 25~ | 429 | 1.10 | 0.27 | 0.60 | 0.72 | 0.79 | 0.93 | 1.08 | 1.26 | 1.44 | 1.55 | 1.75 |
| 30~ | 610 | 1.08 | 0.28 | 0.64 | 0.67 | 0.76 | 0.88 | 1.05 | 1.24 | 1.48 | 1.59 | 1.72 |
| 35~ | 937 | 1.08 | 0.30 | 0.60 | 0.67 | 0.74 | 0.88 | 1.04 | 1.24 | 1.46 | 1.64 | 1.79 |
| 40~ | 1 228 | 1.12 | 0.32 | 0.61 | 0.68 | 0.78 | 0.89 | 1.08 | 1.30 | 1.52 | 1.69 | 1.88 |
| 45~ | 1 507 | 1.14 | 0.33 | 0.61 | 0.66 | 0.76 | 0.90 | 1.09 | 1.33 | 1.57 | 1.73 | 1.88 |
| 50~ | 1 367 | 1.16 | 0.34 | 0.60 | 0.68 | 0.77 | 0.93 | 1.11 | 1.36 | 1.61 | 1.78 | 1.98 |
| 55~ | 1 765 | 1.18 | 0.35 | 0.65 | 0.72 | 0.79 | 0.94 | 1.12 | 1.37 | 1.67 | 1.84 | 2.00 |
| 60~ | 1 552 | 1.20 | 0.34 | 0.67 | 0.73 | 0.81 | 0.95 | 1.15 | 1.38 | 1.65 | 1.84 | 1.99 |
| 65~ | 1 176 | 1.20 | 0.35 | 0.65 | 0.72 | 0.78 | 0.94 | 1.15 | 1.40 | 1.66 | 1.84 | 2.01 |
| 70~ | 948 | 1.20 | 0.34 | 0.68 | 0.75 | 0.82 | 0.95 | 1.16 | 1.40 | 1.67 | 1.82 | 2.01 |
| 75~ | 574 | 1.23 | 0.35 | 0.68 | 0.76 | 0.83 | 0.98 | 1.19 | 1.43 | 1.67 | 1.90 | 2.03 |
| 80+ | 239 | 1.22 | 0.34 | 0.65 | 0.74 | 0.83 | 0.98 | 1.19 | 1.42 | 1.65 | 1.79 | 2.12 |

附表 2-57 中小城市女性调查人群血清 HDL-C 水平 / (mmol·L⁻¹)

| 年龄/岁 | $N$ | Mean | SD | $P_{2.5}$ | $P_5$ | $P_{10}$ | $P_{25}$ | $P_{50}$ | $P_{75}$ | $P_{90}$ | $P_{95}$ | $P_{97.5}$ |
|---|---|---|---|---|---|---|---|---|---|---|---|---|
| 合计 | 17 540 | 1.24 | 0.31 | 0.71 | 0.78 | 0.87 | 1.02 | 1.21 | 1.43 | 1.65 | 1.79 | 1.94 |
| 18~ | 69 | 1.21 | 0.27 | 0.68 | 0.77 | 0.92 | 1.05 | 1.18 | 1.32 | 1.58 | 1.77 | 1.90 |
| 20~ | 452 | 1.25 | 0.28 | 0.76 | 0.82 | 0.91 | 1.05 | 1.23 | 1.42 | 1.64 | 1.75 | 1.82 |
| 25~ | 687 | 1.27 | 0.28 | 0.79 | 0.84 | 0.91 | 1.07 | 1.25 | 1.45 | 1.65 | 1.78 | 1.87 |
| 30~ | 1 007 | 1.23 | 0.28 | 0.70 | 0.80 | 0.89 | 1.04 | 1.22 | 1.39 | 1.58 | 1.73 | 1.83 |
| 35~ | 1 523 | 1.23 | 0.29 | 0.72 | 0.80 | 0.87 | 1.02 | 1.20 | 1.41 | 1.61 | 1.75 | 1.91 |
| 40~ | 1 909 | 1.24 | 0.31 | 0.69 | 0.77 | 0.87 | 1.02 | 1.21 | 1.43 | 1.63 | 1.78 | 1.91 |
| 45~ | 2 382 | 1.24 | 0.31 | 0.70 | 0.78 | 0.87 | 1.03 | 1.22 | 1.43 | 1.64 | 1.76 | 1.91 |
| 50~ | 1 978 | 1.25 | 0.31 | 0.71 | 0.78 | 0.88 | 1.02 | 1.22 | 1.44 | 1.67 | 1.8 | 1.90 |
| 55~ | 2 534 | 1.25 | 0.32 | 0.72 | 0.79 | 0.88 | 1.02 | 1.21 | 1.43 | 1.67 | 1.83 | 2.03 |
| 60~ | 1 867 | 1.22 | 0.32 | 0.71 | 0.76 | 0.84 | 1.00 | 1.19 | 1.41 | 1.64 | 1.79 | 1.96 |
| 65~ | 1 412 | 1.24 | 0.33 | 0.70 | 0.75 | 0.84 | 1.00 | 1.21 | 1.45 | 1.68 | 1.83 | 1.95 |
| 70~ | 927 | 1.24 | 0.32 | 0.68 | 0.76 | 0.86 | 1.02 | 1.21 | 1.44 | 1.69 | 1.83 | 1.95 |
| 75~ | 499 | 1.24 | 0.34 | 0.64 | 0.71 | 0.83 | 1.01 | 1.22 | 1.44 | 1.65 | 1.82 | 1.98 |
| 80+ | 294 | 1.27 | 0.34 | 0.72 | 0.77 | 0.88 | 1.03 | 1.23 | 1.47 | 1.70 | 1.90 | 2.07 |

附表 2-58  普通农村调查人群血清 HDL-C 水平 / (mmol·L⁻¹)

| 年龄/岁 | N | Mean | SD | $P_{2.5}$ | $P_5$ | $P_{10}$ | $P_{25}$ | $P_{50}$ | $P_{75}$ | $P_{90}$ | $P_{95}$ | $P_{97.5}$ |
|---|---|---|---|---|---|---|---|---|---|---|---|---|
| 合计 | 34 381 | 1.20 | 0.34 | 0.62 | 0.70 | 0.79 | 0.96 | 1.17 | 1.41 | 1.65 | 1.81 | 1.97 |
| 18～ | 286 | 1.14 | 0.28 | 0.68 | 0.74 | 0.79 | 0.94 | 1.13 | 1.34 | 1.51 | 1.59 | 1.70 |
| 20～ | 1 030 | 1.17 | 0.31 | 0.67 | 0.74 | 0.80 | 0.96 | 1.14 | 1.36 | 1.58 | 1.75 | 1.89 |
| 25～ | 1 346 | 1.19 | 0.31 | 0.67 | 0.72 | 0.82 | 0.98 | 1.16 | 1.39 | 1.58 | 1.74 | 1.86 |
| 30～ | 1 738 | 1.19 | 0.32 | 0.64 | 0.71 | 0.80 | 0.96 | 1.17 | 1.38 | 1.60 | 1.72 | 1.85 |
| 35～ | 2 471 | 1.18 | 0.32 | 0.62 | 0.71 | 0.79 | 0.96 | 1.16 | 1.38 | 1.58 | 1.76 | 1.91 |
| 40～ | 4 033 | 1.17 | 0.33 | 0.59 | 0.68 | 0.77 | 0.94 | 1.13 | 1.37 | 1.61 | 1.76 | 1.92 |
| 45～ | 4 860 | 1.19 | 0.34 | 0.61 | 0.69 | 0.79 | 0.95 | 1.16 | 1.40 | 1.64 | 1.79 | 1.93 |
| 50～ | 3 644 | 1.20 | 0.35 | 0.61 | 0.69 | 0.79 | 0.95 | 1.16 | 1.42 | 1.66 | 1.82 | 1.99 |
| 55～ | 4 891 | 1.21 | 0.35 | 0.62 | 0.70 | 0.79 | 0.96 | 1.18 | 1.43 | 1.68 | 1.83 | 1.98 |
| 60～ | 4 060 | 1.22 | 0.36 | 0.62 | 0.71 | 0.80 | 0.96 | 1.18 | 1.44 | 1.70 | 1.87 | 2.03 |
| 65～ | 2 631 | 1.22 | 0.35 | 0.64 | 0.71 | 0.80 | 0.97 | 1.18 | 1.45 | 1.70 | 1.87 | 2.00 |
| 70～ | 1 757 | 1.25 | 0.36 | 0.64 | 0.71 | 0.81 | 0.99 | 1.22 | 1.48 | 1.72 | 1.88 | 2.07 |
| 75～ | 1 087 | 1.24 | 0.35 | 0.68 | 0.73 | 0.82 | 0.99 | 1.20 | 1.46 | 1.69 | 1.88 | 2.03 |
| 80+ | 547 | 1.26 | 0.35 | 0.68 | 0.75 | 0.84 | 1.01 | 1.23 | 1.45 | 1.69 | 1.87 | 2.09 |

附表 2-59  普通农村男性调查人群血清 HDL-C 水平 / (mmol·L⁻¹)

| 年龄/岁 | N | Mean | SD | $P_{2.5}$ | $P_5$ | $P_{10}$ | $P_{25}$ | $P_{50}$ | $P_{75}$ | $P_{90}$ | $P_{95}$ | $P_{97.5}$ |
|---|---|---|---|---|---|---|---|---|---|---|---|---|
| 合计 | 15 286 | 1.18 | 0.35 | 0.60 | 0.68 | 0.77 | 0.93 | 1.14 | 1.39 | 1.65 | 1.83 | 2.00 |
| 18～ | 126 | 1.10 | 0.26 | 0.66 | 0.74 | 0.79 | 0.91 | 1.09 | 1.28 | 1.45 | 1.53 | 1.59 |
| 20～ | 463 | 1.09 | 0.28 | 0.61 | 0.69 | 0.76 | 0.90 | 1.06 | 1.26 | 1.45 | 1.55 | 1.74 |
| 25～ | 520 | 1.11 | 0.29 | 0.58 | 0.675 | 0.79 | 0.92 | 1.09 | 1.27 | 1.48 | 1.59 | 1.77 |
| 30～ | 689 | 1.13 | 0.33 | 0.59 | 0.68 | 0.74 | 0.90 | 1.11 | 1.32 | 1.55 | 1.68 | 1.82 |
| 35～ | 1 035 | 1.13 | 0.33 | 0.58 | 0.67 | 0.76 | 0.91 | 1.10 | 1.29 | 1.55 | 1.75 | 1.98 |
| 40～ | 1 702 | 1.14 | 0.35 | 0.56 | 0.64 | 0.74 | 0.90 | 1.09 | 1.33 | 1.60 | 1.76 | 1.93 |
| 45～ | 2 029 | 1.15 | 0.35 | 0.59 | 0.65 | 0.76 | 0.91 | 1.11 | 1.37 | 1.62 | 1.79 | 1.93 |
| 50～ | 1 612 | 1.19 | 0.36 | 0.58 | 0.66 | 0.76 | 0.93 | 1.15 | 1.40 | 1.64 | 1.85 | 2.02 |
| 55～ | 2 198 | 1.21 | 0.37 | 0.62 | 0.69 | 0.78 | 0.94 | 1.17 | 1.42 | 1.68 | 1.86 | 2.05 |
| 60～ | 1 904 | 1.22 | 0.37 | 0.62 | 0.71 | 0.79 | 0.96 | 1.18 | 1.44 | 1.72 | 1.89 | 2.08 |
| 65～ | 1 275 | 1.23 | 0.36 | 0.64 | 0.70 | 0.80 | 0.97 | 1.18 | 1.46 | 1.71 | 1.88 | 2.00 |
| 70～ | 921 | 1.23 | 0.37 | 0.64 | 0.69 | 0.78 | 0.96 | 1.20 | 1.46 | 1.71 | 1.90 | 2.08 |
| 75～ | 565 | 1.24 | 0.34 | 0.70 | 0.75 | 0.82 | 0.99 | 1.20 | 1.46 | 1.69 | 1.87 | 2.01 |
| 80+ | 247 | 1.23 | 0.37 | 0.65 | 0.70 | 0.80 | 0.98 | 1.20 | 1.43 | 1.71 | 1.92 | 2.10 |

附表 2-60　普通农村女性调查人群血清 HDL-C 水平 /(mmol·L⁻¹)

| 年龄 / 岁 | N | Mean | SD | $P_{2.5}$ | $P_5$ | $P_{10}$ | $P_{25}$ | $P_{50}$ | $P_{75}$ | $P_{90}$ | $P_{95}$ | $P_{97.5}$ |
|---|---|---|---|---|---|---|---|---|---|---|---|---|
| 合计 | 19 095 | 1.22 | 0.33 | 0.64 | 0.73 | 0.82 | 0.98 | 1.19 | 1.43 | 1.66 | 1.81 | 1.94 |
| 18～ | 160 | 1.18 | 0.30 | 0.68 | 0.75 | 0.79 | 0.95 | 1.16 | 1.42 | 1.56 | 1.66 | 1.77 |
| 20～ | 567 | 1.24 | 0.31 | 0.73 | 0.80 | 0.87 | 1.02 | 1.21 | 1.41 | 1.67 | 1.80 | 1.96 |
| 25～ | 826 | 1.24 | 0.30 | 0.70 | 0.77 | 0.87 | 1.03 | 1.22 | 1.44 | 1.64 | 1.78 | 1.88 |
| 30～ | 1 049 | 1.23 | 0.30 | 0.70 | 0.76 | 0.85 | 1.03 | 1.21 | 1.41 | 1.63 | 1.74 | 1.87 |
| 35～ | 1 436 | 1.22 | 0.31 | 0.66 | 0.73 | 0.82 | 1.00 | 1.21 | 1.42 | 1.61 | 1.76 | 1.88 |
| 40～ | 2 331 | 1.19 | 0.32 | 0.62 | 0.71 | 0.80 | 0.97 | 1.16 | 1.39 | 1.61 | 1.76 | 1.91 |
| 45～ | 2 831 | 1.22 | 0.33 | 0.64 | 0.73 | 0.82 | 0.98 | 1.19 | 1.42 | 1.65 | 1.81 | 1.94 |
| 50～ | 2 032 | 1.21 | 0.34 | 0.63 | 0.71 | 0.81 | 0.97 | 1.17 | 1.43 | 1.66 | 1.81 | 1.97 |
| 55～ | 2 693 | 1.22 | 0.34 | 0.62 | 0.71 | 0.80 | 0.97 | 1.19 | 1.43 | 1.67 | 1.81 | 1.93 |
| 60～ | 2 156 | 1.22 | 0.35 | 0.63 | 0.71 | 0.80 | 0.96 | 1.18 | 1.44 | 1.68 | 1.83 | 2.00 |
| 65～ | 1 356 | 1.22 | 0.35 | 0.64 | 0.73 | 0.80 | 0.97 | 1.19 | 1.43 | 1.69 | 1.86 | 2.00 |
| 70～ | 836 | 1.27 | 0.35 | 0.66 | 0.73 | 0.85 | 1.01 | 1.24 | 1.49 | 1.72 | 1.88 | 2.02 |
| 75～ | 522 | 1.24 | 0.33 | 0.65 | 0.72 | 0.83 | 1.00 | 1.20 | 1.46 | 1.70 | 1.89 | 2.10 |
| 80+ | 300 | 1.28 | 0.33 | 0.71 | 0.79 | 0.91 | 1.04 | 1.26 | 1.46 | 1.68 | 1.86 | 2.05 |

附表 2-61　贫困农村调查人群血清 HDL-C 水平 /(mmol·L⁻¹)

| 年龄 / 岁 | N | Mean | SD | $P_{2.5}$ | $P_5$ | $P_{10}$ | $P_{25}$ | $P_{50}$ | $P_{75}$ | $P_{90}$ | $P_{95}$ | $P_{97.5}$ |
|---|---|---|---|---|---|---|---|---|---|---|---|---|
| 合计 | 18 250 | 1.19 | 0.32 | 0.65 | 0.72 | 0.81 | 0.96 | 1.16 | 1.38 | 1.62 | 1.77 | 1.92 |
| 18～ | 180 | 1.13 | 0.26 | 0.68 | 0.74 | 0.80 | 0.96 | 1.12 | 1.31 | 1.48 | 1.54 | 1.65 |
| 20～ | 770 | 1.16 | 0.30 | 0.64 | 0.69 | 0.79 | 0.96 | 1.13 | 1.32 | 1.55 | 1.70 | 1.80 |
| 25～ | 927 | 1.18 | 0.30 | 0.66 | 0.72 | 0.82 | 0.98 | 1.16 | 1.36 | 1.57 | 1.76 | 1.88 |
| 30～ | 1 146 | 1.18 | 0.31 | 0.69 | 0.75 | 0.83 | 0.97 | 1.14 | 1.36 | 1.59 | 1.70 | 1.86 |
| 35～ | 1 704 | 1.18 | 0.31 | 0.64 | 0.71 | 0.80 | 0.95 | 1.15 | 1.37 | 1.59 | 1.72 | 1.84 |
| 40～ | 2 286 | 1.18 | 0.31 | 0.66 | 0.72 | 0.81 | 0.97 | 1.15 | 1.36 | 1.59 | 1.75 | 1.93 |
| 45～ | 2 467 | 1.18 | 0.32 | 0.64 | 0.72 | 0.79 | 0.95 | 1.15 | 1.38 | 1.58 | 1.73 | 1.84 |
| 50～ | 1 704 | 1.18 | 0.33 | 0.63 | 0.70 | 0.79 | 0.95 | 1.14 | 1.38 | 1.63 | 1.75 | 1.92 |
| 55～ | 2 201 | 1.20 | 0.34 | 0.64 | 0.72 | 0.80 | 0.96 | 1.16 | 1.40 | 1.67 | 1.83 | 1.95 |
| 60～ | 1 818 | 1.21 | 0.34 | 0.65 | 0.73 | 0.82 | 0.97 | 1.18 | 1.40 | 1.65 | 1.85 | 2.00 |
| 65～ | 1 398 | 1.22 | 0.34 | 0.66 | 0.74 | 0.82 | 0.97 | 1.19 | 1.42 | 1.67 | 1.83 | 2.00 |
| 70～ | 908 | 1.20 | 0.33 | 0.65 | 0.72 | 0.82 | 0.97 | 1.17 | 1.39 | 1.65 | 1.81 | 1.97 |
| 75～ | 497 | 1.22 | 0.36 | 0.65 | 0.71 | 0.81 | 0.96 | 1.17 | 1.45 | 1.72 | 1.88 | 2.01 |
| 80+ | 244 | 1.24 | 0.31 | 0.76 | 0.81 | 0.89 | 1.00 | 1.21 | 1.45 | 1.63 | 1.78 | 1.89 |

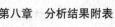

附表 2-62 贫困农村男性调查人群血清 HDL-C 水平 / (mmol·L$^{-1}$)

| 年龄/岁 | N | Mean | SD | $P_{2.5}$ | $P_5$ | $P_{10}$ | $P_{25}$ | $P_{50}$ | $P_{75}$ | $P_{90}$ | $P_{95}$ | $P_{97.5}$ |
|---|---|---|---|---|---|---|---|---|---|---|---|---|
| 合计 | 8 001 | 1.18 | 0.33 | 0.63 | 0.70 | 0.78 | 0.94 | 1.14 | 1.37 | 1.63 | 1.78 | 1.94 |
| 18~ | 79 | 1.07 | 0.24 | 0.61 | 0.70 | 0.74 | 0.91 | 1.08 | 1.22 | 1.41 | 1.48 | 1.51 |
| 20~ | 316 | 1.08 | 0.28 | 0.62 | 0.66 | 0.75 | 0.89 | 1.06 | 1.24 | 1.47 | 1.62 | 1.72 |
| 25~ | 364 | 1.11 | 0.29 | 0.63 | 0.68 | 0.78 | 0.91 | 1.09 | 1.29 | 1.49 | 1.62 | 1.77 |
| 30~ | 480 | 1.15 | 0.32 | 0.65 | 0.70 | 0.77 | 0.92 | 1.10 | 1.33 | 1.59 | 1.71 | 1.83 |
| 35~ | 713 | 1.15 | 0.33 | 0.60 | 0.67 | 0.77 | 0.91 | 1.12 | 1.35 | 1.59 | 1.75 | 1.92 |
| 40~ | 943 | 1.17 | 0.33 | 0.63 | 0.70 | 0.77 | 0.95 | 1.14 | 1.35 | 1.62 | 1.77 | 1.99 |
| 45~ | 1 042 | 1.15 | 0.32 | 0.61 | 0.69 | 0.77 | 0.91 | 1.12 | 1.33 | 1.56 | 1.71 | 1.82 |
| 50~ | 765 | 1.20 | 0.34 | 0.61 | 0.70 | 0.80 | 0.96 | 1.15 | 1.39 | 1.66 | 1.82 | 2.01 |
| 55~ | 968 | 1.19 | 0.35 | 0.63 | 0.72 | 0.80 | 0.95 | 1.15 | 1.38 | 1.68 | 1.86 | 1.99 |
| 60~ | 829 | 1.22 | 0.35 | 0.65 | 0.73 | 0.80 | 0.97 | 1.18 | 1.42 | 1.68 | 1.87 | 2.04 |
| 65~ | 707 | 1.22 | 0.34 | 0.69 | 0.75 | 0.82 | 0.97 | 1.18 | 1.42 | 1.68 | 1.84 | 2.02 |
| 70~ | 437 | 1.20 | 0.35 | 0.63 | 0.71 | 0.84 | 0.96 | 1.17 | 1.39 | 1.69 | 1.86 | 2.01 |
| 75~ | 252 | 1.21 | 0.34 | 0.67 | 0.74 | 0.83 | 0.96 | 1.14 | 1.43 | 1.68 | 1.82 | 1.95 |
| 80+ | 106 | 1.24 | 0.32 | 0.74 | 0.77 | 0.86 | 0.99 | 1.22 | 1.49 | 1.65 | 1.77 | 1.90 |

附表 2-63 贫困农村女性调查人群血清 HDL-C 水平 / (mmol·L$^{-1}$)

| 年龄/岁 | N | Mean | SD | $P_{2.5}$ | $P_5$ | $P_{10}$ | $P_{25}$ | $P_{50}$ | $P_{75}$ | $P_{90}$ | $P_{95}$ | $P_{97.5}$ |
|---|---|---|---|---|---|---|---|---|---|---|---|---|
| 合计 | 10 249 | 1.20 | 0.32 | 0.66 | 0.74 | 0.82 | 0.98 | 1.18 | 1.39 | 1.61 | 1.77 | 1.91 |
| 18~ | 101 | 1.18 | 0.27 | 0.71 | 0.80 | 0.83 | 1.01 | 1.15 | 1.33 | 1.52 | 1.62 | 1.73 |
| 20~ | 454 | 1.21 | 0.30 | 0.65 | 0.74 | 0.82 | 1.02 | 1.18 | 1.37 | 1.59 | 1.77 | 1.86 |
| 25~ | 563 | 1.23 | 0.31 | 0.69 | 0.76 | 0.87 | 1.02 | 1.21 | 1.40 | 1.63 | 1.82 | 1.92 |
| 30~ | 666 | 1.21 | 0.29 | 0.75 | 0.80 | 0.87 | 1.00 | 1.18 | 1.39 | 1.59 | 1.70 | 1.86 |
| 35~ | 991 | 1.20 | 0.29 | 0.68 | 0.75 | 0.83 | 0.98 | 1.18 | 1.38 | 1.57 | 1.71 | 1.83 |
| 40~ | 1 343 | 1.19 | 0.30 | 0.67 | 0.74 | 0.84 | 0.98 | 1.16 | 1.37 | 1.56 | 1.75 | 1.91 |
| 45~ | 1 425 | 1.20 | 0.31 | 0.66 | 0.75 | 0.82 | 0.99 | 1.16 | 1.40 | 1.59 | 1.75 | 1.85 |
| 50~ | 939 | 1.17 | 0.32 | 0.64 | 0.70 | 0.79 | 0.95 | 1.14 | 1.38 | 1.60 | 1.73 | 1.83 |
| 55~ | 1 233 | 1.20 | 0.33 | 0.64 | 0.72 | 0.80 | 0.97 | 1.18 | 1.40 | 1.65 | 1.79 | 1.93 |
| 60~ | 989 | 1.20 | 0.33 | 0.65 | 0.73 | 0.82 | 0.97 | 1.17 | 1.39 | 1.63 | 1.84 | 2.00 |
| 65~ | 691 | 1.22 | 0.34 | 0.63 | 0.73 | 0.82 | 0.97 | 1.20 | 1.43 | 1.66 | 1.82 | 1.97 |
| 70~ | 471 | 1.20 | 0.32 | 0.66 | 0.72 | 0.81 | 0.97 | 1.18 | 1.39 | 1.58 | 1.74 | 1.92 |
| 75~ | 245 | 1.24 | 0.38 | 0.64 | 0.70 | 0.77 | 0.97 | 1.22 | 1.50 | 1.76 | 1.93 | 2.01 |
| 80+ | 138 | 1.24 | 0.30 | 0.78 | 0.82 | 0.89 | 1.02 | 1.20 | 1.40 | 1.63 | 1.81 | 1.89 |

附表2-64 调查人群血清LDL-C水平/(mmol·L$^{-1}$)

| 年龄/岁 | N | Mean | SD | $P_{2.5}$ | $P_5$ | $P_{10}$ | $P_{25}$ | $P_{50}$ | $P_{75}$ | $P_{90}$ | $P_{95}$ | $P_{97.5}$ |
|---|---|---|---|---|---|---|---|---|---|---|---|---|
| 合计 | 104 569 | 2.83 | 0.82 | 1.44 | 1.63 | 1.85 | 2.26 | 2.76 | 3.31 | 3.87 | 4.25 | 4.62 |
| 18~ | 719 | 2.19 | 0.64 | 1.17 | 1.31 | 1.44 | 1.75 | 2.11 | 2.57 | 2.99 | 3.35 | 3.65 |
| 20~ | 3 226 | 2.36 | 0.71 | 1.23 | 1.37 | 1.57 | 1.87 | 2.28 | 2.74 | 3.26 | 3.60 | 3.92 |
| 25~ | 4 336 | 2.46 | 0.71 | 1.28 | 1.47 | 1.65 | 1.98 | 2.38 | 2.88 | 3.37 | 3.69 | 4.06 |
| 30~ | 5 708 | 2.52 | 0.72 | 1.33 | 1.50 | 1.69 | 2.03 | 2.45 | 2.95 | 3.46 | 3.82 | 4.15 |
| 35~ | 8 156 | 2.60 | 0.73 | 1.38 | 1.54 | 1.74 | 2.08 | 2.52 | 3.03 | 3.55 | 3.88 | 4.21 |
| 40~ | 11 007 | 2.68 | 0.77 | 1.38 | 1.57 | 1.77 | 2.16 | 2.61 | 3.12 | 3.64 | 3.99 | 4.36 |
| 45~ | 13 155 | 2.80 | 0.78 | 1.45 | 1.65 | 1.89 | 2.26 | 2.74 | 3.27 | 3.79 | 4.16 | 4.55 |
| 50~ | 11 355 | 2.93 | 0.83 | 1.50 | 1.72 | 1.96 | 2.37 | 2.88 | 3.42 | 3.98 | 4.34 | 4.72 |
| 55~ | 14 535 | 2.98 | 0.82 | 1.54 | 1.75 | 2.01 | 2.42 | 2.91 | 3.46 | 4.01 | 4.42 | 4.75 |
| 60~ | 12 006 | 3.00 | 0.84 | 1.54 | 1.74 | 1.99 | 2.42 | 2.94 | 3.51 | 4.07 | 4.43 | 4.78 |
| 65~ | 8 606 | 2.99 | 0.83 | 1.57 | 1.77 | 2.01 | 2.43 | 2.93 | 3.49 | 4.06 | 4.40 | 4.77 |
| 70~ | 6 216 | 2.99 | 0.83 | 1.54 | 1.75 | 2.00 | 2.42 | 2.91 | 3.50 | 4.05 | 4.42 | 4.75 |
| 75~ | 3 691 | 3.01 | 0.85 | 1.56 | 1.74 | 2.00 | 2.43 | 2.95 | 3.50 | 4.06 | 4.45 | 4.93 |
| 80+ | 1 853 | 3.03 | 0.81 | 1.61 | 1.81 | 2.04 | 2.49 | 2.98 | 3.52 | 4.05 | 4.44 | 4.80 |

附表2-65 男性调查人群血清LDL-C水平/(mmol·L$^{-1}$)

| 年龄/岁 | N | Mean | SD | $P_{2.5}$ | $P_5$ | $P_{10}$ | $P_{25}$ | $P_{50}$ | $P_{75}$ | $P_{90}$ | $P_{95}$ | $P_{97.5}$ |
|---|---|---|---|---|---|---|---|---|---|---|---|---|
| 合计 | 44 375 | 2.78 | 0.80 | 1.41 | 1.60 | 1.83 | 2.23 | 2.72 | 3.27 | 3.81 | 4.17 | 4.51 |
| 18~ | 336 | 2.16 | 0.66 | 1.17 | 1.31 | 1.44 | 1.69 | 2.05 | 2.56 | 2.95 | 3.27 | 3.74 |
| 20~ | 1 362 | 2.41 | 0.74 | 1.16 | 1.33 | 1.52 | 1.86 | 2.33 | 2.86 | 3.36 | 3.73 | 4.01 |
| 25~ | 1 631 | 2.59 | 0.75 | 1.35 | 1.51 | 1.72 | 2.05 | 2.53 | 3.02 | 3.56 | 3.91 | 4.29 |
| 30~ | 2 185 | 2.65 | 0.77 | 1.34 | 1.52 | 1.75 | 2.12 | 2.59 | 3.10 | 3.67 | 3.98 | 4.31 |
| 35~ | 3 217 | 2.69 | 0.77 | 1.36 | 1.55 | 1.76 | 2.13 | 2.64 | 3.15 | 3.71 | 4.02 | 4.31 |
| 40~ | 4 364 | 2.76 | 0.81 | 1.37 | 1.57 | 1.79 | 2.22 | 2.69 | 3.26 | 3.78 | 4.17 | 4.50 |
| 45~ | 5 213 | 2.80 | 0.81 | 1.43 | 1.63 | 1.86 | 2.25 | 2.73 | 3.28 | 3.83 | 4.23 | 4.62 |
| 50~ | 4 708 | 2.81 | 0.80 | 1.41 | 1.61 | 1.85 | 2.25 | 2.75 | 3.30 | 3.84 | 4.19 | 4.53 |
| 55~ | 6 121 | 2.84 | 0.80 | 1.46 | 1.65 | 1.89 | 2.30 | 2.77 | 3.32 | 3.83 | 4.17 | 4.54 |
| 60~ | 5 445 | 2.87 | 0.80 | 1.48 | 1.66 | 1.91 | 2.32 | 2.81 | 3.37 | 3.89 | 4.24 | 4.54 |
| 65~ | 4 023 | 2.86 | 0.78 | 1.51 | 1.69 | 1.93 | 2.32 | 2.8 | 3.34 | 3.87 | 4.21 | 4.49 |
| 70~ | 3 057 | 2.86 | 0.80 | 1.47 | 1.67 | 1.91 | 2.32 | 2.78 | 3.36 | 3.88 | 4.24 | 4.56 |
| 75~ | 1 890 | 2.84 | 0.79 | 1.50 | 1.66 | 1.90 | 2.28 | 2.80 | 3.30 | 3.84 | 4.23 | 4.63 |
| 80+ | 823 | 2.87 | 0.79 | 1.54 | 1.69 | 1.96 | 2.33 | 2.8 | 3.34 | 3.82 | 4.23 | 4.68 |

附表 2-66 女性调查人群血清 LDL-C 水平 /(mmol·L$^{-1}$)

| 年龄/岁 | N | Mean | SD | $P_{2.5}$ | $P_5$ | $P_{10}$ | $P_{25}$ | $P_{50}$ | $P_{75}$ | $P_{90}$ | $P_{95}$ | $P_{97.5}$ |
|---|---|---|---|---|---|---|---|---|---|---|---|---|
| 合计 | 60 194 | 2.86 | 0.83 | 1.46 | 1.65 | 1.87 | 2.28 | 2.78 | 3.34 | 3.93 | 4.31 | 4.68 |
| 18～ | 383 | 2.23 | 0.62 | 1.16 | 1.33 | 1.43 | 1.84 | 2.16 | 2.58 | 3.04 | 3.49 | 3.61 |
| 20～ | 1 864 | 2.33 | 0.68 | 1.28 | 1.41 | 1.6 | 1.89 | 2.25 | 2.68 | 3.17 | 3.52 | 3.87 |
| 25～ | 2 705 | 2.39 | 0.67 | 1.25 | 1.45 | 1.61 | 1.94 | 2.31 | 2.79 | 3.23 | 3.55 | 3.96 |
| 30～ | 3 523 | 2.44 | 0.68 | 1.33 | 1.48 | 1.67 | 1.97 | 2.37 | 2.83 | 3.28 | 3.67 | 3.99 |
| 35～ | 4 939 | 2.53 | 0.70 | 1.40 | 1.53 | 1.72 | 2.04 | 2.46 | 2.95 | 3.42 | 3.73 | 4.08 |
| 40～ | 6 643 | 2.62 | 0.73 | 1.39 | 1.57 | 1.76 | 2.12 | 2.57 | 3.03 | 3.53 | 3.86 | 4.19 |
| 45～ | 7 942 | 2.80 | 0.77 | 1.46 | 1.67 | 1.91 | 2.28 | 2.74 | 3.26 | 3.76 | 4.11 | 4.51 |
| 50～ | 6 647 | 3.02 | 0.84 | 1.61 | 1.83 | 2.05 | 2.47 | 2.95 | 3.49 | 4.06 | 4.43 | 4.82 |
| 55～ | 8 414 | 3.08 | 0.82 | 1.65 | 1.88 | 2.10 | 2.52 | 3.01 | 3.56 | 4.14 | 4.53 | 4.83 |
| 60～ | 6 561 | 3.11 | 0.85 | 1.62 | 1.84 | 2.09 | 2.53 | 3.04 | 3.62 | 4.19 | 4.54 | 4.95 |
| 65～ | 4 583 | 3.11 | 0.85 | 1.64 | 1.85 | 2.11 | 2.54 | 3.04 | 3.62 | 4.19 | 4.58 | 4.96 |
| 70～ | 3 159 | 3.11 | 0.84 | 1.64 | 1.86 | 2.11 | 2.54 | 3.05 | 3.63 | 4.16 | 4.58 | 4.90 |
| 75～ | 1 801 | 3.18 | 0.86 | 1.65 | 1.90 | 2.15 | 2.58 | 3.12 | 3.68 | 4.22 | 4.70 | 5.08 |
| 80+ | 1 030 | 3.16 | 0.81 | 1.70 | 1.90 | 2.17 | 2.62 | 3.13 | 3.65 | 4.19 | 4.52 | 4.87 |

附表 2-67 城市调查人群血清 LDL-C 水平 /(mmol·L$^{-1}$)

| 年龄/岁 | N | Mean | SD | $P_{2.5}$ | $P_5$ | $P_{10}$ | $P_{25}$ | $P_{50}$ | $P_{75}$ | $P_{90}$ | $P_{95}$ | $P_{97.5}$ |
|---|---|---|---|---|---|---|---|---|---|---|---|---|
| 合计 | 52 932 | 2.89 | 0.82 | 1.50 | 1.68 | 1.91 | 2.33 | 2.83 | 3.38 | 3.94 | 4.32 | 4.68 |
| 18～ | 258 | 2.23 | 0.6 | 1.30 | 1.35 | 1.53 | 1.81 | 2.17 | 2.57 | 2.93 | 3.23 | 3.59 |
| 20～ | 1 442 | 2.39 | 0.66 | 1.31 | 1.43 | 1.61 | 1.92 | 2.32 | 2.76 | 3.25 | 3.60 | 3.83 |
| 25～ | 2 098 | 2.51 | 0.70 | 1.37 | 1.51 | 1.70 | 2.02 | 2.42 | 2.92 | 3.42 | 3.73 | 4.07 |
| 30～ | 2 873 | 2.54 | 0.70 | 1.38 | 1.54 | 1.73 | 2.05 | 2.46 | 2.95 | 3.45 | 3.79 | 4.12 |
| 35～ | 4 051 | 2.62 | 0.72 | 1.42 | 1.57 | 1.76 | 2.11 | 2.56 | 3.05 | 3.54 | 3.85 | 4.18 |
| 40～ | 4 822 | 2.72 | 0.76 | 1.41 | 1.61 | 1.82 | 2.20 | 2.65 | 3.16 | 3.68 | 3.99 | 4.41 |
| 45～ | 6 016 | 2.85 | 0.78 | 1.50 | 1.69 | 1.95 | 2.32 | 2.79 | 3.30 | 3.82 | 4.21 | 4.61 |
| 50～ | 6 135 | 3.00 | 0.81 | 1.56 | 1.78 | 2.03 | 2.47 | 2.95 | 3.48 | 4.03 | 4.39 | 4.76 |
| 55～ | 7 594 | 3.05 | 0.81 | 1.63 | 1.84 | 2.09 | 2.51 | 2.99 | 3.53 | 4.08 | 4.47 | 4.78 |
| 60～ | 6 249 | 3.06 | 0.83 | 1.59 | 1.78 | 2.04 | 2.49 | 3.02 | 3.56 | 4.13 | 4.49 | 4.86 |
| 65～ | 4 629 | 3.06 | 0.83 | 1.61 | 1.83 | 2.09 | 2.50 | 2.99 | 3.56 | 4.12 | 4.46 | 4.85 |
| 70～ | 3 577 | 3.06 | 0.84 | 1.61 | 1.81 | 2.06 | 2.48 | 2.99 | 3.57 | 4.11 | 4.53 | 4.88 |
| 75～ | 2 124 | 3.05 | 0.86 | 1.53 | 1.75 | 2.01 | 2.46 | 3.01 | 3.55 | 4.11 | 4.53 | 4.97 |
| 80+ | 1 064 | 3.08 | 0.83 | 1.59 | 1.83 | 2.05 | 2.52 | 3.03 | 3.57 | 4.09 | 4.54 | 4.92 |

附表 2-68　城市男性调查人群血清 LDL-C 水平 /(mmol·L$^{-1}$)

| 年龄/岁 | N | Mean | SD | $P_{2.5}$ | $P_5$ | $P_{10}$ | $P_{25}$ | $P_{50}$ | $P_{75}$ | $P_{90}$ | $P_{95}$ | $P_{97.5}$ |
|---|---|---|---|---|---|---|---|---|---|---|---|---|
| 合计 | 31 129 | 2.87 | 0.81 | 1.47 | 1.66 | 1.9 | 2.31 | 2.81 | 3.36 | 3.91 | 4.29 | 4.65 |
| 18～ | 195 | 2.19 | 0.62 | 1.21 | 1.34 | 1.46 | 1.75 | 2.16 | 2.55 | 2.93 | 3.21 | 3.59 |
| 20～ | 1 057 | 2.39 | 0.67 | 1.29 | 1.42 | 1.6 | 1.92 | 2.32 | 2.77 | 3.29 | 3.62 | 3.86 |
| 25～ | 1 380 | 2.51 | 0.7 | 1.33 | 1.5 | 1.7 | 2.03 | 2.43 | 2.92 | 3.41 | 3.74 | 4.06 |
| 30～ | 1 728 | 2.58 | 0.71 | 1.43 | 1.58 | 1.76 | 2.07 | 2.52 | 3.01 | 3.54 | 3.85 | 4.11 |
| 35～ | 2 300 | 2.66 | 0.73 | 1.42 | 1.58 | 1.79 | 2.16 | 2.61 | 3.1 | 3.58 | 3.91 | 4.28 |
| 40～ | 2 654 | 2.74 | 0.78 | 1.40 | 1.61 | 1.81 | 2.23 | 2.68 | 3.18 | 3.71 | 4.01 | 4.43 |
| 45～ | 3 196 | 2.86 | 0.81 | 1.49 | 1.67 | 1.94 | 2.33 | 2.78 | 3.32 | 3.9 | 4.31 | 4.74 |
| 50～ | 3 354 | 2.96 | 0.79 | 1.51 | 1.73 | 2 | 2.44 | 2.92 | 3.43 | 3.97 | 4.3 | 4.63 |
| 55～ | 4 224 | 3 | 0.81 | 1.57 | 1.78 | 2.03 | 2.45 | 2.94 | 3.47 | 4.01 | 4.42 | 4.72 |
| 60～ | 3 625 | 3.03 | 0.82 | 1.56 | 1.76 | 2 | 2.46 | 2.99 | 3.53 | 4.08 | 4.44 | 4.78 |
| 65～ | 2 806 | 3.01 | 0.81 | 1.57 | 1.8 | 2.03 | 2.44 | 2.96 | 3.53 | 4.06 | 4.37 | 4.76 |
| 70～ | 2 335 | 3.04 | 0.84 | 1.58 | 1.79 | 2.04 | 2.47 | 2.95 | 3.54 | 4.11 | 4.53 | 4.87 |
| 75～ | 1 486 | 3.03 | 0.85 | 1.55 | 1.75 | 2.01 | 2.45 | 2.99 | 3.5 | 4.08 | 4.48 | 4.97 |
| 80+ | 789 | 3.07 | 0.84 | 1.56 | 1.82 | 2.05 | 2.52 | 3.02 | 3.54 | 4.08 | 4.48 | 4.95 |

附表 2-69　城市女性调查人群血清 LDL-C 水平 /(mmol·L$^{-1}$)

| 年龄/岁 | N | Mean | SD | $P_{2.5}$ | $P_5$ | $P_{10}$ | $P_{25}$ | $P_{50}$ | $P_{75}$ | $P_{90}$ | $P_{95}$ | $P_{97.5}$ |
|---|---|---|---|---|---|---|---|---|---|---|---|---|
| 合计 | 9 554 | 4.73 | 0.92 | 3.08 | 3.31 | 3.59 | 4.10 | 4.69 | 5.29 | 5.90 | 6.30 | 6.71 |
| 18～ | 59 | 3.97 | 0.95 | 2.64 | 2.69 | 3.01 | 3.38 | 3.88 | 4.37 | 5.05 | 6.22 | 6.42 |
| 20～ | 255 | 4.24 | 0.82 | 2.92 | 3.00 | 3.24 | 3.68 | 4.16 | 4.76 | 5.40 | 5.91 | 6.07 |
| 25～ | 370 | 4.47 | 0.92 | 3.02 | 3.11 | 3.43 | 3.83 | 4.36 | 4.96 | 5.59 | 6.05 | 6.45 |
| 30～ | 491 | 4.58 | 0.87 | 3.07 | 3.29 | 3.52 | 3.94 | 4.54 | 5.13 | 5.65 | 6.16 | 6.56 |
| 35～ | 657 | 4.64 | 0.92 | 3.02 | 3.25 | 3.53 | 4.01 | 4.60 | 5.17 | 5.79 | 6.18 | 6.55 |
| 40～ | 670 | 4.80 | 0.94 | 3.11 | 3.32 | 3.67 | 4.12 | 4.79 | 5.39 | 5.95 | 6.48 | 6.84 |
| 45～ | 878 | 4.83 | 0.94 | 3.23 | 3.39 | 3.65 | 4.22 | 4.78 | 5.33 | 6.05 | 6.52 | 6.86 |
| 50～ | 1 127 | 4.75 | 0.87 | 3.13 | 3.37 | 3.67 | 4.14 | 4.72 | 5.32 | 5.91 | 6.23 | 6.56 |
| 55～ | 1 345 | 4.81 | 0.92 | 3.16 | 3.42 | 3.70 | 4.21 | 4.78 | 5.35 | 5.91 | 6.35 | 6.77 |
| 60～ | 1 268 | 4.79 | 0.93 | 3.02 | 3.30 | 3.64 | 4.19 | 4.75 | 5.37 | 5.99 | 6.38 | 6.73 |
| 65～ | 908 | 4.76 | 0.91 | 3.17 | 3.37 | 3.65 | 4.16 | 4.71 | 5.30 | 5.88 | 6.30 | 6.77 |
| 70～ | 779 | 4.76 | 0.93 | 3.08 | 3.35 | 3.66 | 4.14 | 4.71 | 5.29 | 5.94 | 6.36 | 6.70 |
| 75～ | 513 | 4.69 | 0.93 | 3.08 | 3.26 | 3.54 | 4.02 | 4.65 | 5.25 | 5.87 | 6.34 | 6.71 |
| 80+ | 234 | 4.75 | 0.96 | 2.90 | 3.27 | 3.60 | 4.18 | 4.74 | 5.28 | 5.92 | 6.41 | 6.80 |

附表 2-70 农村调查人群血清 LDL-C 水平 /（mmol·L$^{-1}$）

| 年龄/岁 | N | Mean | SD | $P_{2.5}$ | $P_5$ | $P_{10}$ | $P_{25}$ | $P_{50}$ | $P_{75}$ | $P_{90}$ | $P_{95}$ | $P_{97.5}$ |
|---|---|---|---|---|---|---|---|---|---|---|---|---|
| 合计 | 51 637 | 2.76 | 0.82 | 1.39 | 1.58 | 1.8 | 2.2 | 2.68 | 3.24 | 3.80 | 4.17 | 4.54 |
| 18~ | 461 | 2.18 | 0.66 | 1.14 | 1.29 | 1.41 | 1.73 | 2.07 | 2.57 | 3.04 | 3.39 | 3.66 |
| 20~ | 1 784 | 2.35 | 0.75 | 1.18 | 1.34 | 1.53 | 1.84 | 2.24 | 2.74 | 3.26 | 3.62 | 3.98 |
| 25~ | 2 238 | 2.42 | 0.71 | 1.24 | 1.42 | 1.60 | 1.94 | 2.35 | 2.85 | 3.31 | 3.67 | 4.04 |
| 30~ | 2 835 | 2.51 | 0.74 | 1.27 | 1.45 | 1.65 | 2.00 | 2.43 | 2.94 | 3.48 | 3.85 | 4.18 |
| 35~ | 4 105 | 2.58 | 0.75 | 1.33 | 1.52 | 1.73 | 2.05 | 2.48 | 3.01 | 3.55 | 3.92 | 4.25 |
| 40~ | 6 185 | 2.65 | 0.78 | 1.37 | 1.54 | 1.73 | 2.12 | 2.58 | 3.08 | 3.62 | 3.99 | 4.34 |
| 45~ | 7 139 | 2.76 | 0.78 | 1.42 | 1.61 | 1.85 | 2.22 | 2.69 | 3.22 | 3.76 | 4.13 | 4.51 |
| 50~ | 5 220 | 2.85 | 0.84 | 1.44 | 1.67 | 1.90 | 2.28 | 2.77 | 3.33 | 3.91 | 4.27 | 4.63 |
| 55~ | 6 941 | 2.89 | 0.83 | 1.48 | 1.68 | 1.93 | 2.33 | 2.82 | 3.38 | 3.94 | 4.31 | 4.73 |
| 60~ | 5 757 | 2.93 | 0.83 | 1.49 | 1.70 | 1.95 | 2.36 | 2.85 | 3.43 | 3.98 | 4.34 | 4.70 |
| 65~ | 3 977 | 2.92 | 0.82 | 1.53 | 1.71 | 1.94 | 2.34 | 2.85 | 3.40 | 3.98 | 4.33 | 4.68 |
| 70~ | 2 639 | 2.89 | 0.80 | 1.47 | 1.69 | 1.93 | 2.34 | 2.81 | 3.40 | 3.94 | 4.26 | 4.62 |
| 75~ | 1 567 | 2.95 | 0.82 | 1.59 | 1.74 | 1.98 | 2.38 | 2.89 | 3.43 | 3.97 | 4.35 | 4.83 |
| 80+ | 789 | 2.96 | 0.77 | 1.62 | 1.81 | 2.01 | 2.42 | 2.88 | 3.45 | 3.95 | 4.34 | 4.60 |

附表 2-71 农村男性调查人群血清 LDL-C 水平 /（mmol·L$^{-1}$）

| 年龄/岁 | N | Mean | SD | $P_{2.5}$ | $P_5$ | $P_{10}$ | $P_{25}$ | $P_{50}$ | $P_{75}$ | $P_{90}$ | $P_{95}$ | $P_{97.5}$ |
|---|---|---|---|---|---|---|---|---|---|---|---|---|
| 合计 | 29 895 | 2.73 | 0.81 | 1.37 | 1.56 | 1.78 | 2.17 | 2.66 | 3.22 | 3.77 | 4.15 | 4.50 |
| 18~ | 392 | 2.18 | 0.66 | 1.04 | 1.28 | 1.42 | 1.73 | 2.08 | 2.55 | 3.00 | 3.49 | 3.74 |
| 20~ | 1 363 | 2.33 | 0.74 | 1.17 | 1.34 | 1.53 | 1.83 | 2.23 | 2.72 | 3.25 | 3.61 | 3.97 |
| 25~ | 1 536 | 2.43 | 0.71 | 1.21 | 1.41 | 1.59 | 1.94 | 2.35 | 2.85 | 3.34 | 3.65 | 3.99 |
| 30~ | 1 686 | 2.53 | 0.76 | 1.25 | 1.44 | 1.64 | 2.01 | 2.44 | 2.99 | 3.54 | 3.87 | 4.20 |
| 35~ | 2 228 | 2.62 | 0.77 | 1.32 | 1.51 | 1.73 | 2.07 | 2.53 | 3.07 | 3.67 | 4.01 | 4.31 |
| 40~ | 3 179 | 2.70 | 0.81 | 1.35 | 1.54 | 1.75 | 2.15 | 2.62 | 3.15 | 3.70 | 4.09 | 4.44 |
| 45~ | 3 603 | 2.77 | 0.81 | 1.42 | 1.61 | 1.84 | 2.23 | 2.70 | 3.24 | 3.79 | 4.18 | 4.58 |
| 50~ | 2 776 | 2.79 | 0.82 | 1.39 | 1.59 | 1.84 | 2.22 | 2.72 | 3.27 | 3.84 | 4.20 | 4.58 |
| 55~ | 3 780 | 2.82 | 0.81 | 1.45 | 1.64 | 1.87 | 2.27 | 2.75 | 3.32 | 3.85 | 4.20 | 4.60 |
| 60~ | 3 286 | 2.87 | 0.82 | 1.46 | 1.65 | 1.90 | 2.31 | 2.80 | 3.36 | 3.92 | 4.25 | 4.54 |
| 65~ | 2 450 | 2.86 | 0.81 | 1.50 | 1.69 | 1.90 | 2.30 | 2.79 | 3.34 | 3.90 | 4.23 | 4.52 |
| 70~ | 1 843 | 2.86 | 0.80 | 1.47 | 1.67 | 1.89 | 2.31 | 2.78 | 3.37 | 3.90 | 4.20 | 4.58 |
| 75~ | 1 168 | 2.90 | 0.81 | 1.54 | 1.69 | 1.93 | 2.33 | 2.84 | 3.37 | 3.94 | 4.29 | 4.73 |
| 80+ | 605 | 2.91 | 0.75 | 1.63 | 1.79 | 2.00 | 2.37 | 2.81 | 3.37 | 3.86 | 4.27 | 4.55 |

附表 2-72 农村女性调查人群血清 LDL-C 水平 /(mmol·L⁻¹)

| 年龄/岁 | N | Mean | SD | $P_{2.5}$ | $P_5$ | $P_{10}$ | $P_{25}$ | $P_{50}$ | $P_{75}$ | $P_{90}$ | $P_{95}$ | $P_{97.5}$ |
|---|---|---|---|---|---|---|---|---|---|---|---|---|
| 合计 | 28 909 | 2.74 | 0.82 | 1.38 | 1.56 | 1.78 | 2.18 | 2.67 | 3.22 | 3.8 | 4.17 | 4.54 |
| 18～ | 377 | 2.19 | 0.68 | 1.14 | 1.29 | 1.42 | 1.72 | 2.06 | 2.58 | 3.15 | 3.50 | 3.74 |
| 20～ | 1 607 | 2.34 | 0.72 | 1.19 | 1.34 | 1.54 | 1.83 | 2.25 | 2.73 | 3.25 | 3.61 | 3.97 |
| 25～ | 1 828 | 2.42 | 0.71 | 1.25 | 1.45 | 1.60 | 1.93 | 2.34 | 2.83 | 3.30 | 3.67 | 4.05 |
| 30～ | 1 980 | 2.46 | 0.71 | 1.27 | 1.43 | 1.64 | 1.97 | 2.39 | 2.88 | 3.37 | 3.74 | 4.09 |
| 35～ | 2 486 | 2.53 | 0.72 | 1.35 | 1.51 | 1.71 | 2.02 | 2.44 | 2.95 | 3.46 | 3.83 | 4.17 |
| 40～ | 3 505 | 2.59 | 0.73 | 1.37 | 1.53 | 1.71 | 2.09 | 2.55 | 3.01 | 3.52 | 3.87 | 4.19 |
| 45～ | 3 855 | 2.76 | 0.77 | 1.42 | 1.61 | 1.87 | 2.22 | 2.70 | 3.22 | 3.75 | 4.11 | 4.44 |
| 50～ | 2 651 | 2.92 | 0.86 | 1.53 | 1.74 | 1.98 | 2.36 | 2.83 | 3.39 | 3.96 | 4.30 | 4.73 |
| 55～ | 3 483 | 2.97 | 0.83 | 1.52 | 1.74 | 2.01 | 2.41 | 2.91 | 3.46 | 4.02 | 4.42 | 4.79 |
| 60～ | 2 821 | 3.00 | 0.84 | 1.54 | 1.76 | 2.00 | 2.41 | 2.91 | 3.52 | 4.10 | 4.42 | 4.81 |
| 65～ | 1 893 | 2.99 | 0.84 | 1.56 | 1.74 | 1.98 | 2.40 | 2.92 | 3.49 | 4.04 | 4.47 | 4.85 |
| 70～ | 1 233 | 2.94 | 0.80 | 1.47 | 1.71 | 2.02 | 2.40 | 2.87 | 3.44 | 3.99 | 4.35 | 4.72 |
| 75～ | 742 | 3.02 | 0.83 | 1.62 | 1.85 | 2.06 | 2.46 | 2.94 | 3.53 | 4.03 | 4.42 | 5.00 |
| 80+ | 448 | 2.98 | 0.76 | 1.58 | 1.78 | 2.04 | 2.45 | 2.94 | 3.45 | 3.99 | 4.35 | 4.60 |

附表 2-73 大城市调查人群血清 LDL-C 水平 /(mmol·L⁻¹)

| 年龄/岁 | N | Mean | SD | $P_{2.5}$ | $P_5$ | $P_{10}$ | $P_{25}$ | $P_{50}$ | $P_{75}$ | $P_{90}$ | $P_{95}$ | $P_{97.5}$ |
|---|---|---|---|---|---|---|---|---|---|---|---|---|
| 合计 | 23 221 | 2.97 | 0.82 | 1.57 | 1.76 | 1.99 | 2.41 | 2.92 | 3.46 | 4.01 | 4.39 | 4.75 |
| 18～ | 116 | 2.31 | 0.63 | 1.30 | 1.44 | 1.62 | 1.89 | 2.23 | 2.62 | 2.93 | 3.25 | 4.09 |
| 20～ | 650 | 2.46 | 0.68 | 1.38 | 1.52 | 1.69 | 1.99 | 2.35 | 2.84 | 3.43 | 3.71 | 3.95 |
| 25～ | 997 | 2.58 | 0.70 | 1.48 | 1.60 | 1.76 | 2.08 | 2.52 | 2.97 | 3.47 | 3.78 | 4.10 |
| 30～ | 1 285 | 2.59 | 0.68 | 1.46 | 1.63 | 1.81 | 2.11 | 2.53 | 2.99 | 3.45 | 3.82 | 4.12 |
| 35～ | 1 640 | 2.69 | 0.71 | 1.53 | 1.66 | 1.86 | 2.19 | 2.62 | 3.12 | 3.60 | 3.90 | 4.25 |
| 40～ | 1 760 | 2.80 | 0.77 | 1.51 | 1.69 | 1.90 | 2.30 | 2.74 | 3.26 | 3.74 | 4.08 | 4.48 |
| 45～ | 2 225 | 2.92 | 0.77 | 1.58 | 1.79 | 2.02 | 2.40 | 2.89 | 3.35 | 3.86 | 4.21 | 4.66 |
| 50～ | 2 868 | 3.07 | 0.80 | 1.60 | 1.84 | 2.12 | 2.55 | 3.02 | 3.53 | 4.07 | 4.41 | 4.79 |
| 55～ | 3 382 | 3.14 | 0.80 | 1.73 | 1.94 | 2.16 | 2.6 | 3.09 | 3.61 | 4.15 | 4.51 | 4.80 |
| 60～ | 2 894 | 3.14 | 0.83 | 1.66 | 1.85 | 2.11 | 2.58 | 3.12 | 3.64 | 4.22 | 4.55 | 4.93 |
| 65～ | 2 077 | 3.14 | 0.83 | 1.70 | 1.90 | 2.16 | 2.56 | 3.07 | 3.64 | 4.19 | 4.57 | 4.91 |
| 70～ | 1 726 | 3.13 | 0.84 | 1.63 | 1.87 | 2.12 | 2.57 | 3.09 | 3.63 | 4.18 | 4.56 | 4.88 |
| 75～ | 1 067 | 3.11 | 0.86 | 1.54 | 1.75 | 2.01 | 2.51 | 3.04 | 3.63 | 4.18 | 4.60 | 5.06 |
| 80+ | 534 | 3.17 | 0.84 | 1.58 | 1.88 | 2.10 | 2.62 | 3.15 | 3.67 | 4.17 | 4.58 | 4.97 |

附表 2-74　大城市男性调查人群血清 LDL-C 水平 /(mmol·L$^{-1}$)

| 年龄/岁 | N | Mean | SD | $P_{2.5}$ | $P_5$ | $P_{10}$ | $P_{25}$ | $P_{50}$ | $P_{75}$ | $P_{90}$ | $P_{95}$ | $P_{97.5}$ |
|---|---|---|---|---|---|---|---|---|---|---|---|---|
| 合计 | 9 231 | 2.92 | 0.79 | 1.52 | 1.72 | 1.96 | 2.38 | 2.89 | 3.40 | 3.92 | 4.25 | 4.59 |
| 18~ | 59 | 2.32 | 0.73 | 1.28 | 1.44 | 1.54 | 1.79 | 2.22 | 2.69 | 3.11 | 3.77 | 4.24 |
| 20~ | 252 | 2.55 | 0.71 | 1.32 | 1.42 | 1.70 | 2.10 | 2.49 | 3.01 | 3.56 | 3.82 | 4.01 |
| 25~ | 353 | 2.73 | 0.77 | 1.54 | 1.68 | 1.84 | 2.20 | 2.66 | 3.13 | 3.60 | 4.04 | 4.47 |
| 30~ | 471 | 2.76 | 0.72 | 1.53 | 1.69 | 1.88 | 2.25 | 2.72 | 3.16 | 3.67 | 4.00 | 4.36 |
| 35~ | 621 | 2.80 | 0.77 | 1.46 | 1.65 | 1.83 | 2.24 | 2.79 | 3.27 | 3.76 | 4.07 | 4.41 |
| 40~ | 636 | 2.94 | 0.83 | 1.46 | 1.64 | 1.94 | 2.39 | 2.94 | 3.40 | 3.94 | 4.41 | 4.70 |
| 45~ | 822 | 2.92 | 0.79 | 1.51 | 1.73 | 1.95 | 2.38 | 2.91 | 3.36 | 3.96 | 4.27 | 4.68 |
| 50~ | 1 079 | 2.91 | 0.75 | 1.51 | 1.72 | 1.98 | 2.40 | 2.87 | 3.41 | 3.89 | 4.17 | 4.43 |
| 55~ | 1 308 | 2.99 | 0.78 | 1.58 | 1.79 | 2.04 | 2.46 | 2.96 | 3.45 | 3.97 | 4.23 | 4.58 |
| 60~ | 1 233 | 2.99 | 0.80 | 1.53 | 1.75 | 1.99 | 2.42 | 2.98 | 3.50 | 4.04 | 4.39 | 4.68 |
| 65~ | 891 | 3.01 | 0.79 | 1.67 | 1.85 | 2.07 | 2.46 | 2.96 | 3.52 | 4.03 | 4.32 | 4.63 |
| 70~ | 765 | 3.00 | 0.78 | 1.61 | 1.82 | 2.05 | 2.47 | 2.95 | 3.47 | 4.00 | 4.34 | 4.63 |
| 75~ | 509 | 2.96 | 0.81 | 1.50 | 1.67 | 1.96 | 2.42 | 2.91 | 3.43 | 4.02 | 4.35 | 4.82 |
| 80+ | 232 | 2.98 | 0.82 | 1.51 | 1.67 | 1.99 | 2.45 | 2.99 | 3.49 | 3.82 | 4.41 | 4.92 |

附表 2-75　大城市女性调查人群血清 LDL-C 水平 /(mmol·L$^{-1}$)

| 年龄/岁 | N | Mean | SD | $P_{2.5}$ | $P_5$ | $P_{10}$ | $P_{25}$ | $P_{50}$ | $P_{75}$ | $P_{90}$ | $P_{95}$ | $P_{97.5}$ |
|---|---|---|---|---|---|---|---|---|---|---|---|---|
| 合计 | 13 990 | 3.01 | 0.83 | 1.60 | 1.79 | 2.01 | 2.43 | 2.94 | 3.50 | 4.06 | 4.47 | 4.83 |
| 18~ | 57 | 2.29 | 0.51 | 1.33 | 1.33 | 1.64 | 1.98 | 2.24 | 2.61 | 2.86 | 3.21 | 3.25 |
| 20~ | 398 | 2.40 | 0.65 | 1.40 | 1.54 | 1.67 | 1.93 | 2.29 | 2.72 | 3.32 | 3.60 | 3.87 |
| 25~ | 644 | 2.49 | 0.64 | 1.44 | 1.58 | 1.70 | 2.04 | 2.43 | 2.90 | 3.38 | 3.64 | 3.94 |
| 30~ | 814 | 2.50 | 0.63 | 1.44 | 1.59 | 1.77 | 2.06 | 2.43 | 2.83 | 3.25 | 3.68 | 4.03 |
| 35~ | 1 019 | 2.63 | 0.66 | 1.56 | 1.67 | 1.86 | 2.16 | 2.56 | 3.04 | 3.48 | 3.74 | 4.05 |
| 40~ | 1 124 | 2.73 | 0.73 | 1.53 | 1.70 | 1.89 | 2.26 | 2.66 | 3.11 | 3.59 | 3.91 | 4.27 |
| 45~ | 1 403 | 2.92 | 0.76 | 1.61 | 1.84 | 2.04 | 2.41 | 2.88 | 3.35 | 3.82 | 4.15 | 4.65 |
| 50~ | 1 789 | 3.16 | 0.82 | 1.68 | 1.95 | 2.23 | 2.64 | 3.09 | 3.61 | 4.17 | 4.56 | 5.01 |
| 55~ | 2 074 | 3.24 | 0.80 | 1.84 | 2.05 | 2.27 | 2.71 | 3.16 | 3.70 | 4.29 | 4.63 | 4.89 |
| 60~ | 1 661 | 3.26 | 0.82 | 1.77 | 1.95 | 2.24 | 2.70 | 3.21 | 3.73 | 4.32 | 4.72 | 5.04 |
| 65~ | 1 186 | 3.23 | 0.85 | 1.76 | 1.94 | 2.25 | 2.65 | 3.17 | 3.72 | 4.32 | 4.72 | 5.02 |
| 70~ | 961 | 3.24 | 0.88 | 1.68 | 1.93 | 2.15 | 2.66 | 3.19 | 3.77 | 4.28 | 4.66 | 5.03 |
| 75~ | 558 | 3.24 | 0.89 | 1.59 | 1.86 | 2.15 | 2.70 | 3.2 | 3.76 | 4.29 | 4.87 | 5.13 |
| 80+ | 302 | 3.32 | 0.83 | 1.82 | 2.00 | 2.39 | 2.77 | 3.28 | 3.84 | 4.31 | 4.58 | 5.15 |

附表 2-76 中小城市调查人群血清 LDL-C 水平 /(mmol·L$^{-1}$)

| 年龄 / 岁 | N | Mean | SD | $P_{2.5}$ | $P_5$ | $P_{10}$ | $P_{25}$ | $P_{50}$ | $P_{75}$ | $P_{90}$ | $P_{95}$ | $P_{97.5}$ |
|---|---|---|---|---|---|---|---|---|---|---|---|---|
| 合计 | 29 711 | 2.83 | 0.81 | 1.45 | 1.64 | 1.86 | 2.26 | 2.75 | 3.31 | 3.87 | 4.26 | 4.62 |
| 18～ | 142 | 2.16 | 0.57 | 1.21 | 1.35 | 1.48 | 1.74 | 2.11 | 2.55 | 2.89 | 3.14 | 3.53 |
| 20～ | 792 | 2.33 | 0.63 | 1.25 | 1.36 | 1.57 | 1.89 | 2.29 | 2.7 | 3.15 | 3.46 | 3.72 |
| 25～ | 1 101 | 2.44 | 0.71 | 1.27 | 1.45 | 1.65 | 1.97 | 2.34 | 2.85 | 3.34 | 3.64 | 4.07 |
| 30～ | 1 588 | 2.49 | 0.72 | 1.33 | 1.49 | 1.67 | 2.00 | 2.39 | 2.93 | 3.44 | 3.76 | 4.12 |
| 35～ | 2 411 | 2.56 | 0.72 | 1.35 | 1.51 | 1.70 | 2.06 | 2.50 | 2.99 | 3.48 | 3.79 | 4.15 |
| 40～ | 3 062 | 2.67 | 0.75 | 1.39 | 1.58 | 1.78 | 2.16 | 2.59 | 3.11 | 3.63 | 3.91 | 4.26 |
| 45～ | 3 791 | 2.81 | 0.78 | 1.49 | 1.66 | 1.91 | 2.27 | 2.73 | 3.27 | 3.79 | 4.21 | 4.58 |
| 50～ | 3 267 | 2.95 | 0.81 | 1.54 | 1.76 | 1.97 | 2.40 | 2.90 | 3.42 | 4.00 | 4.36 | 4.74 |
| 55～ | 4 212 | 2.98 | 0.81 | 1.58 | 1.78 | 2.02 | 2.44 | 2.91 | 3.46 | 4.01 | 4.45 | 4.75 |
| 60～ | 3 355 | 3.00 | 0.83 | 1.54 | 1.73 | 1.98 | 2.43 | 2.93 | 3.49 | 4.05 | 4.43 | 4.76 |
| 65～ | 2 552 | 2.99 | 0.82 | 1.56 | 1.78 | 2.04 | 2.44 | 2.92 | 3.49 | 4.06 | 4.39 | 4.73 |
| 70～ | 1 851 | 2.99 | 0.83 | 1.59 | 1.76 | 2.02 | 2.42 | 2.90 | 3.49 | 4.06 | 4.50 | 4.87 |
| 75～ | 1 057 | 2.99 | 0.85 | 1.51 | 1.74 | 2.01 | 2.42 | 2.92 | 3.45 | 4.06 | 4.47 | 4.91 |
| 80+ | 530 | 2.99 | 0.82 | 1.60 | 1.75 | 1.98 | 2.47 | 2.91 | 3.45 | 4.06 | 4.48 | 4.73 |

附表 2-77 中小城市男性调查人群血清 LDL-C 水平 /(mmol·L$^{-1}$)

| 年龄 / 岁 | N | Mean | SD | $P_{2.5}$ | $P_5$ | $P_{10}$ | $P_{25}$ | $P_{50}$ | $P_{75}$ | $P_{90}$ | $P_{95}$ | $P_{97.5}$ |
|---|---|---|---|---|---|---|---|---|---|---|---|---|
| 合计 | 12 417 | 2.78 | 0.79 | 1.42 | 1.60 | 1.84 | 2.24 | 2.72 | 3.27 | 3.79 | 4.16 | 4.50 |
| 18～ | 74 | 2.04 | 0.58 | 1.17 | 1.31 | 1.43 | 1.62 | 1.91 | 2.31 | 2.89 | 3.03 | 3.24 |
| 20～ | 340 | 2.43 | 0.72 | 1.19 | 1.34 | 1.54 | 1.92 | 2.41 | 2.86 | 3.38 | 3.69 | 3.98 |
| 25～ | 418 | 2.59 | 0.75 | 1.33 | 1.47 | 1.70 | 2.08 | 2.49 | 3.04 | 3.60 | 4.04 | 4.39 |
| 30～ | 585 | 2.62 | 0.76 | 1.24 | 1.52 | 1.76 | 2.11 | 2.56 | 3.05 | 3.63 | 3.96 | 4.32 |
| 35～ | 901 | 2.66 | 0.75 | 1.33 | 1.51 | 1.72 | 2.13 | 2.64 | 3.12 | 3.63 | 3.91 | 4.21 |
| 40～ | 1 177 | 2.73 | 0.76 | 1.33 | 1.58 | 1.80 | 2.22 | 2.68 | 3.19 | 3.71 | 4.00 | 4.27 |
| 45～ | 1 435 | 2.81 | 0.82 | 1.47 | 1.63 | 1.87 | 2.23 | 2.73 | 3.32 | 3.84 | 4.31 | 4.68 |
| 50～ | 1 322 | 2.83 | 0.81 | 1.43 | 1.62 | 1.85 | 2.29 | 2.74 | 3.31 | 3.88 | 4.26 | 4.54 |
| 55～ | 1 718 | 2.83 | 0.78 | 1.44 | 1.67 | 1.88 | 2.32 | 2.77 | 3.31 | 3.80 | 4.17 | 4.60 |
| 60～ | 1 531 | 2.86 | 0.78 | 1.51 | 1.66 | 1.90 | 2.32 | 2.82 | 3.37 | 3.86 | 4.22 | 4.52 |
| 65～ | 1 163 | 2.84 | 0.75 | 1.52 | 1.66 | 1.95 | 2.32 | 2.78 | 3.34 | 3.86 | 4.19 | 4.42 |
| 70～ | 943 | 2.87 | 0.81 | 1.53 | 1.68 | 1.93 | 2.33 | 2.78 | 3.36 | 3.94 | 4.31 | 4.63 |
| 75～ | 571 | 2.83 | 0.82 | 1.42 | 1.64 | 1.93 | 2.28 | 2.78 | 3.28 | 3.83 | 4.22 | 4.54 |
| 80+ | 239 | 2.86 | 0.78 | 1.53 | 1.64 | 1.97 | 2.36 | 2.79 | 3.31 | 3.86 | 4.29 | 4.65 |

附表 2-78 中小城市女性调查人群血清 LDL-C 水平 /(mmol·L⁻¹)

| 年龄/岁 | N | Mean | SD | $P_{2.5}$ | $P_5$ | $P_{10}$ | $P_{25}$ | $P_{50}$ | $P_{75}$ | $P_{90}$ | $P_{95}$ | $P_{97.5}$ |
|---|---|---|---|---|---|---|---|---|---|---|---|---|
| 合计 | 17 294 | 2.86 | 0.83 | 1.48 | 1.66 | 1.88 | 2.28 | 2.78 | 3.34 | 3.93 | 4.33 | 4.68 |
| 18～ | 68 | 2.29 | 0.54 | 1.35 | 1.42 | 1.70 | 1.91 | 2.31 | 2.58 | 2.95 | 3.51 | 3.59 |
| 20～ | 452 | 2.25 | 0.55 | 1.30 | 1.38 | 1.60 | 1.88 | 2.23 | 2.58 | 2.98 | 3.21 | 3.48 |
| 25～ | 683 | 2.35 | 0.66 | 1.22 | 1.44 | 1.61 | 1.91 | 2.24 | 2.74 | 3.17 | 3.46 | 3.84 |
| 30～ | 1 003 | 2.42 | 0.69 | 1.33 | 1.48 | 1.65 | 1.92 | 2.33 | 2.84 | 3.27 | 3.65 | 3.98 |
| 35～ | 1 510 | 2.50 | 0.70 | 1.36 | 1.51 | 1.69 | 2.02 | 2.42 | 2.91 | 3.38 | 3.66 | 4.07 |
| 40～ | 1 885 | 2.63 | 0.73 | 1.41 | 1.59 | 1.77 | 2.13 | 2.56 | 3.06 | 3.56 | 3.90 | 4.26 |
| 45～ | 2 356 | 2.81 | 0.76 | 1.50 | 1.68 | 1.94 | 2.30 | 2.74 | 3.26 | 3.76 | 4.13 | 4.52 |
| 50～ | 1 945 | 3.03 | 0.81 | 1.68 | 1.86 | 2.06 | 2.48 | 2.98 | 3.50 | 4.05 | 4.45 | 4.82 |
| 55～ | 2 494 | 3.08 | 0.81 | 1.67 | 1.91 | 2.13 | 2.53 | 3.01 | 3.56 | 4.15 | 4.55 | 4.82 |
| 60～ | 1 824 | 3.11 | 0.86 | 1.61 | 1.83 | 2.07 | 2.52 | 3.04 | 3.62 | 4.19 | 4.57 | 4.98 |
| 65～ | 1 389 | 3.12 | 0.85 | 1.66 | 1.87 | 2.15 | 2.55 | 3.03 | 3.61 | 4.21 | 4.54 | 4.99 |
| 70～ | 908 | 3.12 | 0.84 | 1.69 | 1.87 | 2.13 | 2.55 | 3.06 | 3.64 | 4.20 | 4.58 | 4.99 |
| 75～ | 486 | 3.17 | 0.86 | 1.66 | 1.91 | 2.15 | 2.57 | 3.11 | 3.68 | 4.20 | 4.72 | 4.97 |
| 80+ | 291 | 3.10 | 0.84 | 1.69 | 1.84 | 2.02 | 2.55 | 3.05 | 3.56 | 4.13 | 4.56 | 4.87 |

附表 2-79 普通农村调查人群血清 LDL-C 水平 /(mmol·L⁻¹)

| 年龄/岁 | N | Mean | SD | $P_{2.5}$ | $P_5$ | $P_{10}$ | $P_{25}$ | $P_{50}$ | $P_{75}$ | $P_{90}$ | $P_{95}$ | $P_{97.5}$ |
|---|---|---|---|---|---|---|---|---|---|---|---|---|
| 合计 | 33 649 | 2.81 | 0.82 | 1.43 | 1.61 | 1.84 | 2.25 | 2.74 | 3.30 | 3.86 | 4.22 | 4.60 |
| 18～ | 284 | 2.22 | 0.70 | 1.04 | 1.26 | 1.42 | 1.73 | 2.14 | 2.60 | 3.15 | 3.54 | 3.74 |
| 20～ | 1 022 | 2.37 | 0.72 | 1.18 | 1.36 | 1.55 | 1.87 | 2.27 | 2.75 | 3.26 | 3.69 | 3.97 |
| 25～ | 1 318 | 2.45 | 0.71 | 1.26 | 1.44 | 1.60 | 1.95 | 2.39 | 2.86 | 3.36 | 3.77 | 4.04 |
| 30～ | 1 701 | 2.54 | 0.74 | 1.28 | 1.48 | 1.67 | 2.03 | 2.46 | 2.96 | 3.52 | 3.89 | 4.20 |
| 35～ | 2 426 | 2.62 | 0.74 | 1.34 | 1.54 | 1.76 | 2.10 | 2.53 | 3.06 | 3.61 | 3.95 | 4.25 |
| 40～ | 3 940 | 2.67 | 0.78 | 1.38 | 1.55 | 1.75 | 2.14 | 2.60 | 3.11 | 3.64 | 4.05 | 4.38 |
| 45～ | 4 712 | 2.79 | 0.78 | 1.42 | 1.64 | 1.88 | 2.26 | 2.73 | 3.26 | 3.78 | 4.14 | 4.55 |
| 50～ | 3 545 | 2.90 | 0.84 | 1.49 | 1.73 | 1.95 | 2.33 | 2.84 | 3.37 | 3.96 | 4.3 | 4.66 |
| 55～ | 4 782 | 2.95 | 0.83 | 1.53 | 1.73 | 1.99 | 2.39 | 2.88 | 3.44 | 3.99 | 4.39 | 4.80 |
| 60～ | 3 966 | 3.00 | 0.84 | 1.56 | 1.77 | 2.00 | 2.41 | 2.93 | 3.50 | 4.05 | 4.39 | 4.78 |
| 65～ | 2 598 | 2.97 | 0.83 | 1.55 | 1.72 | 1.96 | 2.39 | 2.90 | 3.46 | 4.03 | 4.39 | 4.77 |
| 70～ | 1 737 | 2.96 | 0.81 | 1.51 | 1.71 | 1.99 | 2.41 | 2.90 | 3.49 | 4.03 | 4.33 | 4.68 |
| 75～ | 1 073 | 2.99 | 0.83 | 1.62 | 1.78 | 2.02 | 2.40 | 2.92 | 3.50 | 4.04 | 4.40 | 4.88 |
| 80+ | 545 | 3.01 | 0.77 | 1.63 | 1.83 | 2.05 | 2.48 | 2.96 | 3.50 | 4.00 | 4.35 | 4.60 |

附表2-80 普通农村男性调查人群血清 LDL-C 水平 /(mmol·L$^{-1}$)

| 年龄/岁 | N | Mean | SD | $P_{2.5}$ | $P_5$ | $P_{10}$ | $P_{25}$ | $P_{50}$ | $P_{75}$ | $P_{90}$ | $P_{95}$ | $P_{97.5}$ |
|---|---|---|---|---|---|---|---|---|---|---|---|---|
| 合计 | 14 866 | 2.78 | 0.81 | 1.41 | 1.60 | 1.83 | 2.22 | 2.72 | 3.27 | 3.82 | 4.17 | 4.53 |
| 18～ | 125 | 2.23 | 0.72 | 1.16 | 1.37 | 1.48 | 1.73 | 2.11 | 2.60 | 3.10 | 3.39 | 3.93 |
| 20～ | 458 | 2.39 | 0.78 | 1.12 | 1.29 | 1.48 | 1.83 | 2.28 | 2.84 | 3.39 | 3.78 | 4.12 |
| 25～ | 502 | 2.59 | 0.75 | 1.33 | 1.47 | 1.69 | 2.03 | 2.58 | 3.02 | 3.58 | 3.91 | 4.20 |
| 30～ | 660 | 2.69 | 0.80 | 1.34 | 1.50 | 1.72 | 2.12 | 2.63 | 3.18 | 3.79 | 4.13 | 4.39 |
| 35～ | 1 000 | 2.72 | 0.78 | 1.35 | 1.55 | 1.80 | 2.15 | 2.66 | 3.23 | 3.80 | 4.08 | 4.31 |
| 40～ | 1 635 | 2.76 | 0.83 | 1.38 | 1.56 | 1.77 | 2.21 | 2.68 | 3.25 | 3.80 | 4.24 | 4.61 |
| 45～ | 1 937 | 2.78 | 0.79 | 1.40 | 1.59 | 1.85 | 2.24 | 2.72 | 3.25 | 3.80 | 4.15 | 4.60 |
| 50～ | 1 555 | 2.81 | 0.81 | 1.40 | 1.61 | 1.87 | 2.23 | 2.76 | 3.29 | 3.85 | 4.24 | 4.59 |
| 55～ | 2 147 | 2.83 | 0.80 | 1.47 | 1.66 | 1.88 | 2.29 | 2.76 | 3.32 | 3.86 | 4.19 | 4.54 |
| 60～ | 1 861 | 2.89 | 0.82 | 1.49 | 1.68 | 1.93 | 2.33 | 2.82 | 3.37 | 3.90 | 4.23 | 4.63 |
| 65～ | 1 267 | 2.84 | 0.80 | 1.52 | 1.68 | 1.90 | 2.28 | 2.77 | 3.31 | 3.87 | 4.18 | 4.53 |
| 70～ | 914 | 2.84 | 0.80 | 1.47 | 1.64 | 1.86 | 2.30 | 2.75 | 3.36 | 3.85 | 4.18 | 4.50 |
| 75～ | 559 | 2.80 | 0.78 | 1.60 | 1.69 | 1.89 | 2.22 | 2.74 | 3.28 | 3.80 | 4.22 | 4.72 |
| 80+ | 246 | 2.86 | 0.75 | 1.64 | 1.79 | 1.99 | 2.33 | 2.76 | 3.31 | 3.84 | 4.20 | 4.59 |

附表2-81 普通农村女性调查人群血清 LDL-C 水平 /(mmol·L$^{-1}$)

| 年龄/岁 | N | Mean | SD | $P_{2.5}$ | $P_5$ | $P_{10}$ | $P_{25}$ | $P_{50}$ | $P_{75}$ | $P_{90}$ | $P_{95}$ | $P_{97.5}$ |
|---|---|---|---|---|---|---|---|---|---|---|---|---|
| 合计 | 18 783 | 2.84 | 0.83 | 1.44 | 1.62 | 1.86 | 2.27 | 2.76 | 3.32 | 3.90 | 4.28 | 4.66 |
| 18～ | 159 | 2.22 | 0.69 | 1.04 | 1.15 | 1.35 | 1.76 | 2.18 | 2.62 | 3.19 | 3.58 | 3.67 |
| 20～ | 564 | 2.35 | 0.67 | 1.29 | 1.43 | 1.59 | 1.89 | 2.27 | 2.69 | 3.23 | 3.52 | 3.94 |
| 25～ | 816 | 2.36 | 0.67 | 1.19 | 1.42 | 1.58 | 1.89 | 2.30 | 2.76 | 3.24 | 3.54 | 3.93 |
| 30～ | 1 041 | 2.44 | 0.68 | 1.28 | 1.45 | 1.65 | 1.97 | 2.38 | 2.82 | 3.26 | 3.66 | 3.96 |
| 35～ | 1 426 | 2.54 | 0.71 | 1.34 | 1.53 | 1.74 | 2.08 | 2.46 | 2.93 | 3.43 | 3.78 | 4.08 |
| 40～ | 2 305 | 2.61 | 0.73 | 1.37 | 1.54 | 1.73 | 2.11 | 2.56 | 3.02 | 3.51 | 3.88 | 4.23 |
| 45～ | 2 775 | 2.80 | 0.76 | 1.43 | 1.67 | 1.91 | 2.27 | 2.74 | 3.27 | 3.78 | 4.13 | 4.52 |
| 50～ | 1 990 | 2.98 | 0.85 | 1.59 | 1.80 | 2.01 | 2.41 | 2.89 | 3.44 | 4.02 | 4.36 | 4.73 |
| 55～ | 2 635 | 3.05 | 0.85 | 1.61 | 1.82 | 2.07 | 2.47 | 2.99 | 3.54 | 4.11 | 4.56 | 4.93 |
| 60～ | 2 105 | 3.09 | 0.85 | 1.61 | 1.84 | 2.08 | 2.51 | 3.01 | 3.61 | 4.17 | 4.51 | 4.89 |
| 65～ | 1 331 | 3.08 | 0.85 | 1.59 | 1.77 | 2.09 | 2.51 | 3.05 | 3.59 | 4.13 | 4.54 | 4.95 |
| 70～ | 823 | 3.11 | 0.79 | 1.61 | 1.97 | 2.15 | 2.56 | 3.04 | 3.64 | 4.12 | 4.51 | 4.75 |
| 75～ | 514 | 3.19 | 0.84 | 1.76 | 2.02 | 2.23 | 2.60 | 3.11 | 3.67 | 4.24 | 4.63 | 5.11 |
| 80+ | 299 | 3.13 | 0.76 | 1.62 | 1.87 | 2.22 | 2.63 | 3.15 | 3.61 | 4.15 | 4.42 | 4.60 |

附表2-82 贫困农村调查人群血清 LDL-C 水平 /(mmol·L⁻¹)

| 年龄/岁 | N | Mean | SD | $P_{2.5}$ | $P_5$ | $P_{10}$ | $P_{25}$ | $P_{50}$ | $P_{75}$ | $P_{90}$ | $P_{95}$ | $P_{97.5}$ |
|---|---|---|---|---|---|---|---|---|---|---|---|---|
| 合计 | 17 988 | 2.66 | 0.80 | 1.34 | 1.52 | 1.73 | 2.11 | 2.58 | 3.12 | 3.67 | 4.03 | 4.40 |
| 18~* | 177 | 2.10 | 0.58 | 1.25 | 1.31 | 1.41 | 1.72 | 1.99 | 2.43 | 2.83 | 3.25 | 3.49 |
| 20~ | 762 | 2.31 | 0.78 | 1.18 | 1.32 | 1.48 | 1.80 | 2.21 | 2.71 | 3.24 | 3.56 | 3.98 |
| 25~ | 920 | 2.39 | 0.71 | 1.21 | 1.4 | 1.6 | 1.91 | 2.31 | 2.81 | 3.23 | 3.61 | 4.01 |
| 30~ | 1 134 | 2.47 | 0.74 | 1.23 | 1.42 | 1.62 | 1.97 | 2.39 | 2.90 | 3.44 | 3.77 | 4.11 |
| 35~ | 1 679 | 2.52 | 0.75 | 1.32 | 1.50 | 1.68 | 2.00 | 2.43 | 2.95 | 3.45 | 3.87 | 4.25 |
| 40~ | 2 245 | 2.6 | 0.77 | 1.33 | 1.50 | 1.70 | 2.09 | 2.53 | 3.02 | 3.58 | 3.91 | 4.27 |
| 45~ | 2 427 | 2.69 | 0.80 | 1.41 | 1.58 | 1.78 | 2.14 | 2.63 | 3.14 | 3.71 | 4.09 | 4.42 |
| 50~ | 1 675 | 2.75 | 0.85 | 1.37 | 1.57 | 1.81 | 2.19 | 2.64 | 3.22 | 3.80 | 4.14 | 4.52 |
| 55~ | 2 159 | 2.76 | 0.79 | 1.39 | 1.59 | 1.81 | 2.21 | 2.71 | 3.23 | 3.77 | 4.15 | 4.47 |
| 60~ | 1 791 | 2.78 | 0.80 | 1.39 | 1.57 | 1.85 | 2.26 | 2.71 | 3.26 | 3.82 | 4.21 | 4.48 |
| 65~ | 1 379 | 2.83 | 0.80 | 1.47 | 1.70 | 1.89 | 2.26 | 2.76 | 3.31 | 3.89 | 4.22 | 4.47 |
| 70~ | 902 | 2.75 | 0.77 | 1.39 | 1.63 | 1.86 | 2.24 | 2.67 | 3.25 | 3.69 | 4.01 | 4.48 |
| 75~ | 494 | 2.86 | 0.79 | 1.50 | 1.63 | 1.90 | 2.35 | 2.81 | 3.29 | 3.78 | 4.17 | 4.63 |
| 80+ | 244 | 2.86 | 0.77 | 1.57 | 1.78 | 1.97 | 2.28 | 2.74 | 3.37 | 3.87 | 4.32 | 4.54 |

附表2-83 贫困农村男性调查人群血清 LDL-C 水平 /(mmol·L⁻¹)

| 年龄/岁 | N | Mean | SD | $P_{2.5}$ | $P_5$ | $P_{10}$ | $P_{25}$ | $P_{50}$ | $P_{75}$ | $P_{90}$ | $P_{95}$ | $P_{97.5}$ |
|---|---|---|---|---|---|---|---|---|---|---|---|---|
| 合计 | 7 861 | 2.63 | 0.79 | 1.32 | 1.50 | 1.72 | 2.09 | 2.56 | 3.09 | 3.63 | 4.00 | 4.37 |
| 18~ | 78 | 2.02 | 0.54 | 1.04 | 1.28 | 1.34 | 1.67 | 1.94 | 2.33 | 2.79 | 2.95 | 3.42 |
| 20~ | 312 | 2.27 | 0.70 | 1.13 | 1.32 | 1.46 | 1.77 | 2.21 | 2.70 | 3.20 | 3.56 | 3.87 |
| 25~ | 358 | 2.45 | 0.71 | 1.19 | 1.50 | 1.67 | 1.92 | 2.38 | 2.87 | 3.38 | 3.65 | 4.05 |
| 30~ | 469 | 2.53 | 0.76 | 1.16 | 1.42 | 1.62 | 2.02 | 2.46 | 2.99 | 3.51 | 3.83 | 4.04 |
| 35~ | 695 | 2.59 | 0.76 | 1.32 | 1.51 | 1.69 | 2.06 | 2.51 | 2.99 | 3.56 | 3.99 | 4.30 |
| 40~ | 916 | 2.70 | 0.82 | 1.32 | 1.53 | 1.72 | 2.14 | 2.60 | 3.15 | 3.79 | 4.16 | 4.49 |
| 45~ | 1 019 | 2.74 | 0.85 | 1.43 | 1.60 | 1.79 | 2.18 | 2.66 | 3.18 | 3.77 | 4.29 | 4.61 |
| 50~ | 752 | 2.64 | 0.80 | 1.26 | 1.51 | 1.72 | 2.05 | 2.56 | 3.14 | 3.67 | 3.98 | 4.46 |
| 55~ | 948 | 2.65 | 0.80 | 1.32 | 1.51 | 1.73 | 2.10 | 2.57 | 3.07 | 3.67 | 4.01 | 4.46 |
| 60~ | 820 | 2.66 | 0.77 | 1.32 | 1.49 | 1.77 | 2.14 | 2.57 | 3.18 | 3.62 | 3.98 | 4.27 |
| 65~ | 702 | 2.72 | 0.77 | 1.36 | 1.64 | 1.80 | 2.19 | 2.66 | 3.18 | 3.67 | 4.04 | 4.36 |
| 70~ | 435 | 2.65 | 0.76 | 1.31 | 1.55 | 1.79 | 2.14 | 2.55 | 3.17 | 3.61 | 3.85 | 4.31 |
| 75~ | 251 | 2.72 | 0.72 | 1.49 | 1.59 | 1.77 | 2.23 | 2.71 | 3.14 | 3.53 | 3.8 | 4.30 |
| 80+ | 106 | 2.70 | 0.78 | 1.50 | 1.57 | 1.78 | 2.11 | 2.63 | 3.23 | 3.59 | 4.07 | 4.41 |

附表2-84 贫困农村女性调查人群血清 LDL-C 水平 /(mmol·L⁻¹)

| 年龄/岁 | N | Mean | SD | $P_{2.5}$ | $P_5$ | $P_{10}$ | $P_{25}$ | $P_{50}$ | $P_{75}$ | $P_{90}$ | $P_{95}$ | $P_{97.5}$ |
|---|---|---|---|---|---|---|---|---|---|---|---|---|
| 合计 | 10 127 | 2.68 | 0.80 | 1.37 | 1.54 | 1.74 | 2.12 | 2.60 | 3.13 | 3.70 | 4.07 | 4.42 |
| 18～ | 99 | 2.15 | 0.60 | 1.34 | 1.38 | 1.43 | 1.80 | 2.00 | 2.47 | 3.04 | 3.35 | 3.54 |
| 20～ | 450 | 2.34 | 0.83 | 1.20 | 1.33 | 1.56 | 1.83 | 2.20 | 2.71 | 3.27 | 3.60 | 4.01 |
| 25～ | 562 | 2.35 | 0.71 | 1.21 | 1.37 | 1.55 | 1.89 | 2.26 | 2.74 | 3.13 | 3.51 | 4.01 |
| 30～ | 665 | 2.43 | 0.72 | 1.26 | 1.42 | 1.62 | 1.91 | 2.34 | 2.85 | 3.34 | 3.73 | 4.13 |
| 35～ | 984 | 2.48 | 0.73 | 1.33 | 1.49 | 1.66 | 1.96 | 2.39 | 2.92 | 3.37 | 3.75 | 4.09 |
| 40～ | 1 329 | 2.54 | 0.74 | 1.34 | 1.49 | 1.69 | 2.05 | 2.50 | 2.93 | 3.43 | 3.72 | 3.98 |
| 45～ | 1 408 | 2.66 | 0.76 | 1.38 | 1.57 | 1.78 | 2.12 | 2.60 | 3.13 | 3.66 | 3.96 | 4.30 |
| 50～ | 923 | 2.83 | 0.87 | 1.42 | 1.65 | 1.93 | 2.29 | 2.70 | 3.28 | 3.87 | 4.29 | 4.56 |
| 55～ | 1 211 | 2.85 | 0.78 | 1.43 | 1.69 | 1.93 | 2.31 | 2.80 | 3.32 | 3.85 | 4.22 | 4.47 |
| 60～ | 971 | 2.89 | 0.82 | 1.49 | 1.68 | 1.94 | 2.35 | 2.81 | 3.34 | 3.94 | 4.30 | 4.61 |
| 65～ | 677 | 2.95 | 0.82 | 1.58 | 1.81 | 1.99 | 2.39 | 2.87 | 3.42 | 4.02 | 4.33 | 4.69 |
| 70～ | 467 | 2.84 | 0.77 | 1.50 | 1.70 | 1.95 | 2.31 | 2.80 | 3.29 | 3.77 | 4.11 | 4.66 |
| 75～ | 243 | 3.00 | 0.83 | 1.61 | 1.76 | 2.03 | 2.46 | 2.93 | 3.52 | 3.98 | 4.32 | 4.80 |
| 80+ | 138 | 2.98 | 0.74 | 1.84 | 1.99 | 2.10 | 2.46 | 2.85 | 3.40 | 4.01 | 4.41 | 4.62 |

## 三、血脂异常患病率

附表3-1 成人高 TC 血症样本率按年龄及地区分布

| 年龄/岁 | 合计 | | 城市小计 | | 农村小计 | | 大城市 | | 中小城市 | | 普通农村 | | 贫困农村 | |
|---|---|---|---|---|---|---|---|---|---|---|---|---|---|---|
| | N | % | N | % | N | % | N | % | N | % | N | % | N | % |
| 小计 | 6 563 | 6.2 | 3 736 | 6.9 | 2 827 | 5.4 | 1 782 | 7.5 | 1 954 | 6.5 | 2 061 | 6.0 | 766 | 4.2 |
| 18～ | 8 | 1.1 | 3 | 1.2 | 5 | 1.1 | 3 | 2.6 | 0 | 0.0 | 4 | 1.4 | 1 | 0.6 |
| 20～ | 52 | 1.6 | 16 | 1.1 | 36 | 2.0 | 9 | 1.4 | 7 | 0.9 | 19 | 1.8 | 17 | 2.2 |
| 25～ | 95 | 2.2 | 52 | 2.4 | 43 | 1.9 | 22 | 2.2 | 30 | 2.7 | 25 | 1.9 | 18 | 1.9 |
| 30～ | 154 | 2.7 | 77 | 2.6 | 77 | 2.7 | 33 | 2.5 | 44 | 2.7 | 49 | 2.8 | 28 | 2.4 |
| 35～ | 243 | 2.9 | 113 | 2.7 | 130 | 3.1 | 54 | 3.2 | 59 | 2.4 | 81 | 3.3 | 49 | 2.9 |
| 40～ | 449 | 4.0 | 204 | 4.1 | 245 | 3.9 | 84 | 4.7 | 120 | 3.8 | 169 | 4.2 | 76 | 3.3 |
| 45～ | 702 | 5.2 | 341 | 5.5 | 361 | 4.9 | 129 | 5.6 | 212 | 5.5 | 257 | 5.3 | 104 | 4.2 |
| 50～ | 842 | 7.2 | 519 | 8.3 | 323 | 6.0 | 245 | 8.3 | 274 | 8.2 | 240 | 6.6 | 83 | 4.9 |
| 55～ | 1 243 | 8.4 | 719 | 9.3 | 524 | 7.4 | 336 | 9.7 | 383 | 8.9 | 407 | 8.3 | 117 | 5.3 |
| 60～ | 1 066 | 8.7 | 608 | 9.8 | 458 | 7.8 | 322 | 10.9 | 286 | 8.4 | 354 | 8.7 | 104 | 5.7 |
| 65～ | 725 | 8.3 | 441 | 9.4 | 284 | 7.1 | 209 | 9.9 | 232 | 9.0 | 195 | 7.4 | 89 | 6.4 |
| 70～ | 506 | 8.0 | 325 | 9.0 | 181 | 6.8 | 164 | 9.3 | 161 | 8.6 | 139 | 7.9 | 42 | 4.6 |
| 75～ | 318 | 8.5 | 210 | 9.7 | 108 | 6.8 | 112 | 10.4 | 98 | 9.1 | 84 | 7.7 | 24 | 4.8 |
| 80+ | 160 | 8.6 | 108 | 10.1 | 52 | 6.8 | 60 | 11.1 | 48 | 9.0 | 38 | 7.0 | 14 | 5.7 |

附表 3-2　成年男性高 TC 血症样本率按年龄及地区分布

| 年龄/岁 | 合计 | | 城市小计 | | 农村小计 | | 大城市 | | 中小城市 | | 普通农村 | | 贫困农村 | |
|---|---|---|---|---|---|---|---|---|---|---|---|---|---|---|
| | N | % | N | % | N | % | N | % | N | % | N | % | N | % |
| 小计 | 2 387 | 5.2 | 1 224 | 5.5 | 1 163 | 5.0 | 567 | 5.9 | 657 | 5.2 | 842 | 5.5 | 321 | 4.0 |
| 18~ | 7 | 2.1 | 3 | 2.3 | 4 | 2.0 | 3 | 5.1 | 0 | 0.0 | 3 | 2.4 | 1 | 1.3 |
| 20~ | 22 | 1.6 | 12 | 2.0 | 10 | 1.3 | 5 | 2.0 | 7 | 2.0 | 8 | 1.7 | 2 | 0.6 |
| 25~ | 57 | 3.4 | 34 | 4.3 | 23 | 2.6 | 17 | 4.6 | 17 | 4.0 | 14 | 2.7 | 9 | 2.5 |
| 30~ | 99 | 4.4 | 48 | 4.4 | 51 | 4.4 | 21 | 4.3 | 27 | 4.4 | 39 | 5.7 | 12 | 2.5 |
| 35~ | 135 | 4.0 | 56 | 3.5 | 79 | 4.5 | 31 | 4.7 | 25 | 2.7 | 51 | 4.9 | 28 | 3.9 |
| 40~ | 268 | 5.9 | 102 | 5.4 | 166 | 6.3 | 46 | 6.9 | 56 | 4.6 | 111 | 6.5 | 55 | 5.8 |
| 45~ | 337 | 6.2 | 160 | 6.7 | 177 | 5.8 | 62 | 7.1 | 98 | 6.5 | 120 | 5.9 | 57 | 5.5 |
| 50~ | 276 | 5.7 | 150 | 6.0 | 126 | 5.3 | 58 | 5.2 | 92 | 6.7 | 93 | 5.8 | 33 | 4.3 |
| 55~ | 370 | 5.9 | 187 | 6.0 | 183 | 5.8 | 86 | 6.4 | 101 | 5.7 | 144 | 6.6 | 39 | 4.0 |
| 60~ | 313 | 5.6 | 168 | 6.0 | 145 | 5.3 | 92 | 7.3 | 76 | 4.9 | 117 | 6.1 | 28 | 3.4 |
| 65~ | 207 | 5.1 | 112 | 5.4 | 95 | 4.8 | 50 | 5.5 | 62 | 5.3 | 64 | 5.0 | 31 | 4.4 |
| 70~ | 157 | 5.1 | 95 | 5.5 | 62 | 4.6 | 47 | 6.0 | 48 | 5.1 | 45 | 4.9 | 17 | 3.9 |
| 75~ | 91 | 4.8 | 63 | 5.8 | 28 | 3.4 | 31 | 6.0 | 32 | 5.6 | 23 | 4.1 | 5 | 2.0 |
| 80+ | 48 | 5.8 | 34 | 7.2 | 14 | 4.0 | 18 | 7.7 | 16 | 6.7 | 10 | 4.1 | 4 | 3.8 |

附表 3-3　成年女性高 TC 血症样本率按年龄及地区分布

| 年龄/岁 | 合计 | | 城市小计 | | 农村小计 | | 大城市 | | 中小城市 | | 普通农村 | | 贫困农村 | |
|---|---|---|---|---|---|---|---|---|---|---|---|---|---|---|
| | N | % | N | % | N | % | N | % | N | % | N | % | N | % |
| 小计 | 4 176 | 6.8 | 2 512 | 7.9 | 1 664 | 5.7 | 1 215 | 8.6 | 1 297 | 7.4 | 1 219 | 6.4 | 445 | 4.3 |
| 18~ | 1 | 0.3 | 0 | 0.0 | 1 | 0.4 | 0 | 0.0 | 0 | 0.0 | 1 | 0.6 | 0 | 0.0 |
| 20~ | 30 | 1.6 | 4 | 0.5 | 26 | 2.6 | 4 | 1.0 | 0 | 0.0 | 11 | 1.9 | 15 | 3.3 |
| 25~ | 38 | 1.4 | 18 | 1.4 | 20 | 1.4 | 5 | 0.8 | 13 | 1.9 | 11 | 1.3 | 9 | 1.6 |
| 30~ | 55 | 1.6 | 29 | 1.6 | 26 | 1.5 | 12 | 1.5 | 17 | 1.7 | 10 | 1.0 | 16 | 2.4 |
| 35~ | 108 | 2.2 | 57 | 2.2 | 51 | 2.1 | 23 | 2.3 | 34 | 2.2 | 30 | 2.1 | 21 | 2.1 |
| 40~ | 181 | 2.7 | 102 | 3.4 | 79 | 2.2 | 38 | 3.4 | 64 | 3.4 | 58 | 2.5 | 21 | 1.6 |
| 45~ | 365 | 4.5 | 181 | 4.8 | 184 | 4.3 | 67 | 4.7 | 114 | 4.8 | 137 | 4.8 | 47 | 3.3 |
| 50~ | 566 | 8.4 | 369 | 9.7 | 197 | 6.6 | 187 | 10.3 | 182 | 9.2 | 147 | 7.2 | 50 | 5.3 |
| 55~ | 873 | 10.2 | 532 | 11.5 | 341 | 8.7 | 250 | 11.8 | 282 | 11.1 | 263 | 9.8 | 78 | 6.3 |
| 60~ | 753 | 11.2 | 440 | 12.3 | 313 | 10.0 | 230 | 13.6 | 210 | 11.3 | 237 | 11.0 | 76 | 7.7 |
| 65~ | 518 | 11.1 | 329 | 12.5 | 189 | 9.2 | 159 | 13.1 | 170 | 12.0 | 131 | 9.7 | 58 | 8.4 |
| 70~ | 349 | 10.9 | 230 | 12.1 | 119 | 9.1 | 117 | 12.0 | 113 | 12.2 | 94 | 11.2 | 25 | 5.3 |
| 75~ | 227 | 12.4 | 147 | 13.8 | 80 | 10.4 | 81 | 14.2 | 66 | 13.2 | 61 | 11.7 | 19 | 7.8 |
| 80+ | 112 | 10.8 | 74 | 12.3 | 38 | 8.7 | 42 | 13.7 | 32 | 10.9 | 28 | 9.3 | 10 | 7.3 |

附表 3-4 成人 TC 边缘升高样本率按年龄及地区分布

| 年龄/岁 | 合计 | | 城市小计 | | 农村小计 | | 大城市 | | 中小城市 | | 普通农村 | | 贫困农村 | |
|---|---|---|---|---|---|---|---|---|---|---|---|---|---|---|
| | N | % | N | % | N | % | N | % | N | % | N | % | N | % |
| 小计 | 22 265 | 20.9 | 12 354 | 22.9 | 9 911 | 18.8 | 5 930 | 25.0 | 6 424 | 21.2 | 7 036 | 20.5 | 2 875 | 15.8 |
| 18~ | 35 | 4.8 | 9 | 3.5 | 26 | 5.6 | 3 | 2.6 | 6 | 4.2 | 18 | 6.3 | 8 | 4.4 |
| 20~ | 249 | 7.7 | 120 | 8.3 | 129 | 7.2 | 62 | 9.5 | 58 | 7.3 | 75 | 7.3 | 54 | 7.0 |
| 25~ | 436 | 9.9 | 235 | 11.0 | 201 | 8.8 | 127 | 12.5 | 108 | 9.7 | 121 | 9.0 | 80 | 8.6 |
| 30~ | 662 | 11.4 | 323 | 11.0 | 339 | 11.8 | 154 | 11.8 | 169 | 10.5 | 208 | 12.0 | 131 | 11.4 |
| 35~ | 1 138 | 13.7 | 572 | 13.8 | 566 | 13.6 | 249 | 14.8 | 323 | 13.1 | 366 | 14.8 | 200 | 11.7 |
| 40~ | 1 796 | 16.0 | 865 | 17.5 | 931 | 14.7 | 353 | 19.6 | 512 | 16.3 | 620 | 15.4 | 311 | 13.6 |
| 45~ | 2 730 | 20.2 | 1 356 | 21.9 | 1 374 | 18.8 | 544 | 23.7 | 812 | 20.9 | 977 | 20.1 | 397 | 16.1 |
| 50~ | 2 856 | 24.5 | 1 666 | 26.5 | 1 190 | 22.3 | 834 | 28.3 | 832 | 24.9 | 871 | 23.9 | 319 | 18.7 |
| 55~ | 3 843 | 25.9 | 2 200 | 28.4 | 1 643 | 23.2 | 1 061 | 30.7 | 1 139 | 26.5 | 1 208 | 24.7 | 435 | 19.8 |
| 60~ | 3 206 | 26.1 | 1 820 | 28.5 | 1 386 | 23.6 | 894 | 30.1 | 926 | 27.1 | 1 034 | 25.5 | 352 | 19.4 |
| 65~ | 2 272 | 26.0 | 1 302 | 27.7 | 970 | 24.1 | 633 | 29.8 | 669 | 25.9 | 690 | 26.2 | 280 | 20.0 |
| 70~ | 1 626 | 25.8 | 1 027 | 28.3 | 599 | 22.5 | 543 | 30.9 | 484 | 25.8 | 436 | 24.8 | 163 | 18.0 |
| 75~ | 952 | 25.5 | 573 | 26.6 | 379 | 23.9 | 310 | 28.7 | 263 | 24.5 | 273 | 25.1 | 106 | 21.3 |
| 80+ | 464 | 24.9 | 286 | 26.7 | 178 | 22.5 | 163 | 30.2 | 123 | 23.1 | 139 | 25.4 | 39 | 16.0 |

附表 3-5 成年男性 TC 边缘升高样本率按年龄及地区分布

| 年龄/岁 | 合计 | | 城市小计 | | 农村小计 | | 大城市 | | 中小城市 | | 普通农村 | | 贫困农村 | |
|---|---|---|---|---|---|---|---|---|---|---|---|---|---|---|
| | N | % | N | % | N | % | N | % | N | % | N | % | N | % |
| 小计 | 8 948 | 19.6 | 4 721 | 21.2 | 4 227 | 18.2 | 2 179 | 22.8 | 2 542 | 19.9 | 3 033 | 19.8 | 1 194 | 14.9 |
| 18~ | 13 | 3.9 | 3 | 2.3 | 10 | 4.9 | 1 | 1.7 | 2 | 2.7 | 9 | 7.1 | 1 | 1.3 |
| 20~ | 134 | 9.7 | 65 | 10.8 | 69 | 8.9 | 30 | 11.8 | 35 | 10.1 | 41 | 8.9 | 28 | 8.9 |
| 25~ | 224 | 13.3 | 127 | 15.9 | 97 | 11.0 | 63 | 17.0 | 64 | 14.9 | 58 | 11.2 | 39 | 10.7 |
| 30~ | 375 | 16.5 | 185 | 16.8 | 190 | 16.3 | 94 | 19.1 | 91 | 14.9 | 122 | 17.7 | 68 | 14.2 |
| 35~ | 612 | 18.3 | 298 | 18.7 | 314 | 18.0 | 133 | 20.2 | 165 | 17.6 | 212 | 20.5 | 102 | 14.3 |
| 40~ | 875 | 19.3 | 403 | 21.2 | 472 | 17.8 | 171 | 25.5 | 232 | 18.9 | 320 | 18.8 | 152 | 16.1 |
| 45~ | 1 147 | 21.0 | 541 | 22.7 | 606 | 19.7 | 211 | 24.0 | 330 | 21.9 | 434 | 21.4 | 172 | 16.5 |
| 50~ | 1 020 | 20.9 | 558 | 22.4 | 462 | 19.4 | 281 | 24.9 | 277 | 20.3 | 332 | 20.6 | 130 | 17.0 |
| 55~ | 1 330 | 21.2 | 711 | 22.9 | 619 | 19.6 | 327 | 24.3 | 384 | 21.8 | 470 | 21.4 | 149 | 15.4 |
| 60~ | 1 191 | 21.5 | 646 | 22.9 | 545 | 19.9 | 294 | 23.2 | 352 | 22.7 | 414 | 21.7 | 131 | 15.8 |
| 65~ | 863 | 21.2 | 485 | 23.3 | 378 | 19.1 | 226 | 24.9 | 259 | 22.0 | 272 | 21.3 | 106 | 15.0 |
| 70~ | 652 | 21.1 | 387 | 22.4 | 265 | 19.5 | 182 | 23.4 | 205 | 21.6 | 199 | 21.6 | 66 | 15.1 |
| 75~ | 360 | 18.9 | 218 | 20.1 | 142 | 17.4 | 113 | 22.0 | 105 | 18.3 | 104 | 18.4 | 38 | 15.1 |
| 80+ | 152 | 18.4 | 94 | 19.9 | 58 | 16.4 | 53 | 22.7 | 41 | 17.2 | 46 | 18.6 | 12 | 11.3 |

附表 3-6　成年女性 TC 边缘升高样本率按年龄及地区分布

| 年龄/岁 | 合计 | | 城市小计 | | 农村小计 | | 大城市 | | 中小城市 | | 普通农村 | | 贫困农村 | |
|---|---|---|---|---|---|---|---|---|---|---|---|---|---|---|
| | N | % | N | % | N | % | N | % | N | % | N | % | N | % |
| 小计 | 13 317 | 21.8 | 7 633 | 24.1 | 5 684 | 19.4 | 3 751 | 26.4 | 3 882 | 22.1 | 4 003 | 21.0 | 1 681 | 16.4 |
| 18～ | 22 | 5.7 | 6 | 4.8 | 16 | 6.1 | 2 | 3.5 | 4 | 5.8 | 9 | 5.6 | 7 | 6.9 |
| 20～ | 115 | 6.1 | 55 | 6.5 | 60 | 5.9 | 32 | 8.0 | 23 | 5.1 | 34 | 6.0 | 26 | 5.7 |
| 25～ | 212 | 7.8 | 108 | 8.1 | 104 | 7.5 | 64 | 9.9 | 44 | 6.4 | 63 | 7.6 | 41 | 7.3 |
| 30～ | 287 | 8.1 | 138 | 7.6 | 149 | 8.7 | 60 | 7.3 | 78 | 7.8 | 86 | 8.2 | 63 | 9.5 |
| 35～ | 526 | 10.6 | 274 | 10.8 | 252 | 10.4 | 116 | 11.3 | 158 | 10.4 | 154 | 10.7 | 98 | 9.9 |
| 40～ | 921 | 13.7 | 462 | 15.2 | 459 | 12.5 | 182 | 16.0 | 280 | 14.7 | 300 | 12.9 | 159 | 11.8 |
| 45～ | 1 583 | 19.7 | 815 | 21.4 | 768 | 18.1 | 333 | 23.5 | 482 | 20.2 | 543 | 19.2 | 225 | 15.8 |
| 50～ | 1 836 | 27.1 | 1 108 | 29.2 | 728 | 24.5 | 553 | 30.4 | 555 | 28.1 | 539 | 26.5 | 189 | 20.1 |
| 55～ | 2 513 | 29.3 | 1 489 | 32.0 | 1 024 | 26.1 | 734 | 34.7 | 755 | 29.8 | 738 | 27.4 | 286 | 23.2 |
| 60～ | 2 015 | 30.0 | 1 174 | 32.9 | 841 | 26.7 | 600 | 35.3 | 574 | 30.7 | 620 | 28.8 | 221 | 22.4 |
| 65～ | 1 409 | 30.2 | 817 | 31.1 | 592 | 28.9 | 407 | 33.6 | 410 | 29.0 | 418 | 30.8 | 174 | 25.2 |
| 70～ | 974 | 30.3 | 640 | 33.6 | 334 | 25.6 | 361 | 36.9 | 279 | 30.1 | 237 | 28.4 | 97 | 20.6 |
| 75～ | 592 | 32.3 | 355 | 33.2 | 237 | 30.9 | 197 | 34.6 | 158 | 31.7 | 169 | 32.4 | 68 | 27.8 |
| 80+ | 312 | 30.1 | 192 | 32.0 | 120 | 27.4 | 110 | 36.0 | 82 | 27.9 | 93 | 31.0 | 27 | 19.6 |

附表 3-7　成人高 TG 血症样本率按年龄及地区分布

| 年龄/岁 | 合计 | | 城市小计 | | 农村小计 | | 大城市 | | 中小城市 | | 普通农村 | | 贫困农村 | |
|---|---|---|---|---|---|---|---|---|---|---|---|---|---|---|
| | N | % | N | % | N | % | N | % | N | % | N | % | N | % |
| 小计 | 14 894 | 14.0 | 8 196 | 15.2 | 6 698 | 12.7 | 3 789 | 16.0 | 4 407 | 14.6 | 4 643 | 13.5 | 2 055 | 11.3 |
| 18～ | 41 | 5.7 | 15 | 5.8 | 26 | 5.6 | 7 | 6.0 | 8 | 5.6 | 14 | 4.9 | 12 | 6.7 |
| 20～ | 237 | 7.3 | 89 | 6.1 | 148 | 8.2 | 35 | 5.4 | 54 | 6.8 | 87 | 8.5 | 61 | 7.9 |
| 25～ | 397 | 9.0 | 200 | 9.4 | 197 | 8.7 | 91 | 9.0 | 109 | 9.8 | 119 | 8.8 | 78 | 8.4 |
| 30～ | 659 | 11.3 | 347 | 11.9 | 312 | 10.8 | 147 | 11.2 | 200 | 12.4 | 204 | 11.7 | 108 | 9.4 |
| 35～ | 1 024 | 12.3 | 538 | 13.0 | 486 | 11.6 | 199 | 11.9 | 339 | 13.8 | 303 | 12.3 | 183 | 10.7 |
| 40～ | 1 589 | 14.1 | 737 | 14.9 | 852 | 13.5 | 282 | 15.6 | 455 | 14.5 | 574 | 14.2 | 278 | 12.2 |
| 45～ | 2 111 | 15.6 | 1 037 | 16.8 | 1 074 | 14.7 | 422 | 18.4 | 615 | 15.8 | 732 | 15.1 | 342 | 13.9 |
| 50～ | 1 899 | 16.3 | 1 090 | 17.3 | 809 | 15.1 | 534 | 18.1 | 556 | 16.6 | 582 | 16.0 | 227 | 13.3 |
| 55～ | 2 394 | 16.1 | 1 355 | 17.5 | 1 039 | 14.7 | 602 | 17.4 | 753 | 17.5 | 749 | 15.3 | 290 | 13.2 |
| 60～ | 1 904 | 15.5 | 1 103 | 17.3 | 801 | 13.6 | 567 | 19.1 | 536 | 15.7 | 591 | 14.6 | 210 | 11.6 |
| 65～ | 1 212 | 13.9 | 719 | 15.3 | 493 | 12.2 | 356 | 16.8 | 363 | 14.0 | 350 | 13.3 | 143 | 10.2 |
| 70～ | 803 | 12.8 | 537 | 14.8 | 266 | 10.0 | 292 | 16.6 | 245 | 13.1 | 197 | 11.2 | 69 | 7.6 |
| 75～ | 447 | 12.0 | 298 | 13.8 | 149 | 9.4 | 175 | 16.2 | 123 | 11.5 | 107 | 9.8 | 42 | 8.5 |
| 80+ | 177 | 9.5 | 131 | 12.2 | 46 | 5.8 | 80 | 14.8 | 51 | 9.6 | 34 | 6.2 | 12 | 4.9 |

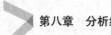

附表3-8　成年男性高TG血症样本率按年龄及地区分布

| 年龄/岁 | 合计 | | 城市小计 | | 农村小计 | | 大城市 | | 中小城市 | | 普通农村 | | 贫困农村 | |
|---|---|---|---|---|---|---|---|---|---|---|---|---|---|---|
| | N | % | N | % | N | % | N | % | N | % | N | % | N | % |
| 小计 | 7 303 | 16.0 | 4 049 | 18.2 | 3 254 | 14.0 | 1 846 | 19.3 | 2 203 | 17.3 | 2 277 | 14.9 | 977 | 12.2 |
| 18～ | 24 | 7.1 | 9 | 6.8 | 15 | 7.3 | 5 | 8.5 | 4 | 5.4 | 10 | 7.9 | 5 | 6.3 |
| 20～ | 156 | 11.3 | 69 | 11.4 | 87 | 11.2 | 25 | 9.8 | 44 | 12.6 | 53 | 11.5 | 34 | 10.8 |
| 25～ | 262 | 15.6 | 140 | 17.5 | 122 | 13.8 | 62 | 16.8 | 78 | 18.2 | 70 | 13.5 | 52 | 14.3 |
| 30～ | 473 | 20.8 | 255 | 23.2 | 218 | 18.7 | 109 | 22.2 | 146 | 23.9 | 147 | 21.3 | 71 | 14.8 |
| 35～ | 659 | 19.7 | 357 | 22.4 | 302 | 17.3 | 138 | 21.0 | 219 | 23.4 | 190 | 18.4 | 112 | 15.7 |
| 40～ | 989 | 21.8 | 463 | 24.4 | 526 | 19.9 | 179 | 26.7 | 284 | 23.1 | 362 | 21.3 | 164 | 17.4 |
| 45～ | 1 183 | 21.7 | 607 | 25.5 | 576 | 18.8 | 247 | 28.1 | 360 | 23.9 | 397 | 19.6 | 179 | 17.2 |
| 50～ | 900 | 18.5 | 550 | 22.1 | 350 | 14.7 | 278 | 24.7 | 272 | 19.9 | 261 | 16.2 | 89 | 11.6 |
| 55～ | 970 | 15.5 | 567 | 18.2 | 403 | 12.7 | 256 | 19.0 | 311 | 17.6 | 305 | 13.9 | 98 | 10.1 |
| 60～ | 719 | 13.0 | 412 | 14.6 | 307 | 11.2 | 211 | 16.6 | 201 | 13.0 | 228 | 12.0 | 79 | 9.5 |
| 65～ | 440 | 10.8 | 263 | 12.6 | 177 | 8.9 | 132 | 14.5 | 131 | 11.1 | 128 | 10.0 | 49 | 6.9 |
| 70～ | 300 | 9.7 | 198 | 11.5 | 102 | 7.5 | 108 | 13.9 | 90 | 9.5 | 78 | 8.5 | 24 | 5.5 |
| 75～ | 164 | 8.6 | 109 | 10.0 | 55 | 6.7 | 64 | 12.5 | 45 | 7.8 | 37 | 6.6 | 18 | 7.1 |
| 80+ | 64 | 7.8 | 50 | 10.6 | 14 | 4.0 | 32 | 13.7 | 18 | 7.5 | 11 | 4.5 | 3 | 2.8 |

附表3-9　成年女性调查人群高TG血症样本率按年龄及地区分布

| 年龄/岁 | 合计 | | 城市小计 | | 农村小计 | | 大城市 | | 中小城市 | | 普通农村 | | 贫困农村 | |
|---|---|---|---|---|---|---|---|---|---|---|---|---|---|---|
| | N | % | N | % | N | % | N | % | N | % | N | % | N | % |
| 小计 | 7 591 | 12.4 | 4 147 | 13.1 | 3 444 | 11.7 | 1 943 | 13.7 | 2 204 | 12.6 | 2 366 | 12.4 | 1 078 | 10.5 |
| 18～ | 17 | 4.4 | 6 | 4.8 | 11 | 4.2 | 2 | 3.5 | 4 | 5.8 | 4 | 2.5 | 7 | 6.9 |
| 20～ | 81 | 4.3 | 20 | 2.4 | 61 | 6.0 | 10 | 2.5 | 10 | 2.2 | 34 | 6.0 | 27 | 6.0 |
| 25～ | 135 | 5.0 | 60 | 4.5 | 75 | 5.4 | 29 | 4.5 | 31 | 4.5 | 49 | 5.9 | 26 | 4.6 |
| 30～ | 186 | 5.3 | 92 | 5.0 | 94 | 5.5 | 38 | 4.7 | 54 | 5.4 | 57 | 5.4 | 37 | 5.6 |
| 35～ | 365 | 7.3 | 181 | 7.1 | 184 | 7.6 | 61 | 6.0 | 120 | 7.9 | 113 | 7.9 | 71 | 7.2 |
| 40～ | 600 | 8.9 | 274 | 9.0 | 326 | 8.9 | 103 | 9.1 | 171 | 9.0 | 212 | 9.1 | 114 | 8.5 |
| 45～ | 928 | 11.5 | 430 | 11.3 | 498 | 11.7 | 175 | 12.3 | 255 | 10.7 | 335 | 11.8 | 163 | 11.4 |
| 50～ | 999 | 14.8 | 540 | 14.2 | 459 | 15.5 | 256 | 14.1 | 284 | 14.4 | 321 | 15.8 | 138 | 14.7 |
| 55～ | 1 424 | 16.6 | 788 | 17.0 | 636 | 16.2 | 346 | 16.4 | 442 | 17.4 | 444 | 16.5 | 192 | 15.6 |
| 60～ | 1 185 | 17.7 | 691 | 19.4 | 494 | 15.7 | 356 | 21.0 | 335 | 17.9 | 363 | 16.8 | 131 | 13.3 |
| 65～ | 772 | 16.5 | 456 | 17.4 | 316 | 15.4 | 224 | 18.5 | 232 | 16.4 | 222 | 16.4 | 94 | 13.6 |
| 70～ | 503 | 15.7 | 339 | 17.8 | 164 | 12.6 | 184 | 18.8 | 155 | 16.7 | 119 | 14.2 | 45 | 9.6 |
| 75～ | 283 | 15.4 | 189 | 17.7 | 94 | 12.3 | 111 | 19.5 | 78 | 15.6 | 70 | 13.4 | 24 | 9.8 |
| 80+ | 113 | 10.9 | 81 | 13.5 | 32 | 7.3 | 48 | 15.7 | 33 | 11.2 | 23 | 7.7 | 9 | 6.5 |

附表 3-10 成人 TG 边缘升高样本率按年龄及地区分布

| 年龄/岁 | 合计 | | 城市小计 | | 农村小计 | | 大城市 | | 中小城市 | | 普通农村 | | 贫困农村 | |
|---|---|---|---|---|---|---|---|---|---|---|---|---|---|---|
| | N | % | N | % | N | % | N | % | N | % | N | % | N | % |
| 小计 | 12 667 | 11.9 | 7 044 | 13.0 | 5 623 | 10.7 | 3 252 | 13.7 | 3 792 | 12.5 | 3 819 | 11.1 | 1 804 | 9.9 |
| 18~ | 29 | 4.0 | 11 | 4.3 | 18 | 3.9 | 4 | 3.5 | 7 | 4.9 | 13 | 4.6 | 5 | 2.8 |
| 20~ | 210 | 6.5 | 89 | 6.1 | 121 | 6.7 | 35 | 5.4 | 54 | 6.8 | 63 | 6.1 | 58 | 7.5 |
| 25~ | 330 | 7.5 | 152 | 7.1 | 178 | 7.8 | 78 | 7.7 | 74 | 6.6 | 105 | 7.8 | 73 | 7.9 |
| 30~ | 515 | 8.9 | 285 | 9.7 | 230 | 8.0 | 143 | 10.9 | 142 | 8.8 | 131 | 7.5 | 99 | 8.6 |
| 35~ | 814 | 9.8 | 428 | 10.3 | 386 | 9.3 | 189 | 11.3 | 239 | 9.7 | 238 | 9.6 | 148 | 8.7 |
| 40~ | 1 201 | 10.7 | 553 | 11.2 | 648 | 10.3 | 194 | 10.7 | 359 | 11.4 | 451 | 11.2 | 197 | 8.6 |
| 45~ | 1 570 | 11.6 | 785 | 12.7 | 785 | 10.7 | 287 | 12.5 | 498 | 12.8 | 537 | 11.1 | 248 | 10.1 |
| 50~ | 1 551 | 13.3 | 858 | 13.6 | 693 | 13.0 | 412 | 14.0 | 446 | 13.3 | 488 | 13.4 | 205 | 12.0 |
| 55~ | 2 097 | 14.1 | 1 205 | 15.5 | 892 | 12.6 | 574 | 16.6 | 631 | 14.7 | 629 | 12.9 | 263 | 12.0 |
| 60~ | 1 713 | 14.0 | 1 001 | 15.7 | 712 | 12.1 | 485 | 16.4 | 516 | 15.1 | 509 | 12.5 | 203 | 11.2 |
| 65~ | 1 225 | 14.0 | 754 | 16.0 | 471 | 11.7 | 354 | 16.7 | 400 | 15.5 | 327 | 12.4 | 144 | 10.3 |
| 70~ | 775 | 12.3 | 491 | 13.5 | 284 | 10.7 | 264 | 15.0 | 227 | 12.1 | 180 | 10.2 | 104 | 11.5 |
| 75~ | 440 | 11.8 | 305 | 14.2 | 135 | 8.5 | 169 | 15.6 | 136 | 12.7 | 101 | 9.3 | 34 | 6.8 |
| 80+ | 197 | 10.6 | 127 | 11.8 | 70 | 8.9 | 64 | 11.9 | 63 | 11.8 | 47 | 8.6 | 23 | 9.4 |

附表 3-11 成年男性 TG 边缘升高样本率按年龄及地区分布

| 年龄/岁 | 合计 | | 城市小计 | | 农村小计 | | 大城市 | | 中小城市 | | 普通农村 | | 贫困农村 | |
|---|---|---|---|---|---|---|---|---|---|---|---|---|---|---|
| | N | % | N | % | N | % | N | % | N | % | N | % | N | % |
| 小计 | 5 524 | 12.1 | 3 061 | 13.7 | 2 463 | 10.6 | 1 439 | 15.1 | 1 622 | 12.7 | 1 676 | 11.0 | 787 | 9.8 |
| 18~ | 21 | 6.2 | 9 | 6.8 | 12 | 5.9 | 4 | 6.8 | 5 | 6.8 | 9 | 7.1 | 3 | 3.8 |
| 20~ | 128 | 9.3 | 61 | 10.1 | 67 | 8.6 | 26 | 10.2 | 35 | 10.1 | 42 | 9.1 | 25 | 7.9 |
| 25~ | 191 | 11.4 | 98 | 12.3 | 93 | 10.5 | 50 | 13.5 | 48 | 11.2 | 57 | 11.0 | 36 | 9.9 |
| 30~ | 283 | 12.5 | 164 | 14.9 | 119 | 10.2 | 80 | 16.3 | 84 | 13.8 | 70 | 10.2 | 49 | 10.2 |
| 35~ | 458 | 13.7 | 249 | 15.6 | 209 | 12.0 | 120 | 18.3 | 129 | 13.8 | 133 | 12.9 | 76 | 10.7 |
| 40~ | 592 | 13.0 | 276 | 14.5 | 316 | 12.0 | 102 | 15.2 | 174 | 14.2 | 221 | 13.0 | 95 | 10.1 |
| 45~ | 710 | 13.0 | 355 | 14.9 | 355 | 11.6 | 147 | 16.7 | 208 | 13.8 | 237 | 11.7 | 118 | 11.3 |
| 50~ | 628 | 12.9 | 341 | 13.7 | 287 | 12.1 | 165 | 14.6 | 176 | 12.9 | 206 | 12.8 | 81 | 10.6 |
| 55~ | 819 | 13.1 | 461 | 14.8 | 358 | 11.3 | 224 | 16.7 | 237 | 13.4 | 249 | 11.3 | 109 | 11.3 |
| 60~ | 650 | 11.7 | 392 | 13.9 | 258 | 9.4 | 185 | 14.6 | 207 | 13.3 | 185 | 9.7 | 73 | 8.8 |
| 65~ | 503 | 12.4 | 302 | 14.5 | 201 | 10.1 | 139 | 15.3 | 163 | 13.9 | 132 | 10.4 | 69 | 9.8 |
| 70~ | 308 | 10.0 | 188 | 10.9 | 120 | 8.8 | 100 | 12.8 | 88 | 9.3 | 83 | 9.0 | 37 | 8.5 |
| 75~ | 166 | 8.7 | 121 | 11.1 | 45 | 5.5 | 71 | 13.8 | 50 | 8.7 | 36 | 6.4 | 9 | 3.6 |
| 80+ | 67 | 8.1 | 44 | 9.3 | 23 | 6.5 | 26 | 11.1 | 18 | 7.5 | 16 | 6.5 | 7 | 6.6 |

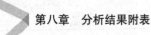

附表 3-12　成年女性 TG 边缘升高样本率按年龄及地区分布

| 年龄/岁 | 合计 | | 城市小计 | | 农村小计 | | 大城市 | | 中小城市 | | 普通农村 | | 贫困农村 | |
|---|---|---|---|---|---|---|---|---|---|---|---|---|---|---|
| | N | % | N | % | N | % | N | % | N | % | N | % | N | % |
| 小计 | 7 143 | 11.7 | 3 983 | 12.6 | 3 160 | 10.8 | 1 813 | 12.8 | 2 170 | 12.4 | 2 143 | 11.2 | 1 017 | 9.9 |
| 18~ | 8 | 2.1 | 2 | 1.6 | 6 | 2.3 | 0 | 0.0 | 2 | 2.9 | 4 | 2.5 | 2 | 2.0 |
| 20~ | 82 | 4.4 | 28 | 3.3 | 54 | 5.3 | 9 | 2.3 | 19 | 4.2 | 21 | 3.7 | 33 | 7.3 |
| 25~ | 139 | 5.1 | 54 | 4.1 | 85 | 6.1 | 28 | 4.3 | 26 | 3.8 | 48 | 5.8 | 37 | 6.6 |
| 30~ | 232 | 6.6 | 121 | 6.6 | 111 | 6.5 | 63 | 7.7 | 58 | 5.8 | 61 | 5.8 | 50 | 7.5 |
| 35~ | 356 | 7.2 | 179 | 7.0 | 177 | 7.3 | 69 | 6.7 | 110 | 7.2 | 105 | 7.3 | 72 | 7.3 |
| 40~ | 609 | 9.1 | 277 | 9.1 | 332 | 9.0 | 92 | 8.1 | 185 | 9.7 | 230 | 9.9 | 102 | 7.6 |
| 45~ | 860 | 10.7 | 430 | 11.3 | 430 | 10.1 | 140 | 9.9 | 290 | 12.2 | 300 | 10.6 | 130 | 9.1 |
| 50~ | 923 | 13.6 | 517 | 13.6 | 406 | 13.7 | 247 | 13.6 | 270 | 13.7 | 282 | 13.9 | 124 | 13.2 |
| 55~ | 1 278 | 14.9 | 744 | 16.0 | 534 | 13.6 | 350 | 16.6 | 394 | 15.6 | 380 | 14.1 | 154 | 12.5 |
| 60~ | 1 063 | 15.8 | 609 | 17.1 | 454 | 14.4 | 300 | 17.7 | 309 | 16.6 | 324 | 15.0 | 130 | 13.1 |
| 65~ | 722 | 15.5 | 452 | 17.2 | 270 | 13.2 | 215 | 17.7 | 237 | 16.8 | 195 | 14.4 | 75 | 10.9 |
| 70~ | 467 | 14.5 | 303 | 15.9 | 164 | 12.6 | 164 | 16.8 | 139 | 15.0 | 97 | 11.6 | 67 | 14.2 |
| 75~ | 274 | 14.9 | 184 | 17.2 | 90 | 11.7 | 98 | 17.2 | 86 | 17.2 | 65 | 12.5 | 25 | 10.2 |
| 80+ | 130 | 12.5 | 83 | 13.8 | 47 | 10.7 | 38 | 12.4 | 45 | 15.3 | 31 | 10.3 | 16 | 11.6 |

附表 3-13　成人低 HDL-C 血症样本率按年龄及地区分布

| 年龄/岁 | 合计 | | 城市小计 | | 农村小计 | | 大城市 | | 中小城市 | | 普通农村 | | 贫困农村 | |
|---|---|---|---|---|---|---|---|---|---|---|---|---|---|---|
| | N | % | N | % | N | % | N | % | N | % | N | % | N | % |
| 小计 | 36 168 | 33.9 | 18 408 | 34.1 | 17 760 | 33.7 | 8 624 | 36.3 | 9 784 | 32.3 | 11 562 | 33.6 | 6 198 | 33.4 |
| 18~ | 251 | 34.6 | 80 | 30.9 | 171 | 36.7 | 34 | 29.3 | 46 | 32.2 | 107 | 37.4 | 64 | 35.6 |
| 20~ | 1 059 | 32.5 | 426 | 29.3 | 633 | 35.2 | 180 | 27.5 | 246 | 30.8 | 358 | 34.8 | 275 | 35.7 |
| 25~ | 1 388 | 31.5 | 640 | 30.0 | 748 | 32.9 | 314 | 30.9 | 326 | 29.2 | 433 | 32.2 | 315 | 34.0 |
| 30~ | 1 912 | 32.9 | 973 | 33.3 | 939 | 32.6 | 432 | 33.0 | 541 | 33.5 | 549 | 31.6 | 390 | 34.0 |
| 35~ | 2 880 | 34.6 | 1 442 | 34.9 | 1 438 | 34.4 | 574 | 34.2 | 868 | 35.3 | 844 | 34.2 | 594 | 34.9 |
| 40~ | 3 980 | 35.3 | 1 713 | 34.7 | 2 267 | 35.9 | 650 | 36.0 | 1 063 | 33.9 | 1 497 | 37.1 | 770 | 33.7 |
| 45~ | 4 718 | 34.9 | 2 139 | 34.6 | 2 579 | 35.2 | 880 | 38.3 | 1 259 | 32.4 | 1 703 | 35.0 | 876 | 35.5 |
| 50~ | 3 990 | 34.3 | 2 099 | 33.4 | 1 891 | 35.4 | 1 033 | 35.1 | 1 066 | 31.9 | 1 270 | 34.9 | 621 | 36.4 |
| 55~ | 5 002 | 33.7 | 2 635 | 34.0 | 2 367 | 33.4 | 1 273 | 36.8 | 1 362 | 31.7 | 1 618 | 33.1 | 749 | 34.0 |
| 60~ | 4 173 | 34.0 | 2 263 | 35.4 | 1 910 | 32.5 | 1 135 | 38.3 | 1 128 | 33.0 | 1 333 | 32.8 | 577 | 31.7 |
| 65~ | 2 972 | 34.0 | 1 676 | 35.6 | 1 296 | 32.2 | 844 | 39.8 | 832 | 32.2 | 852 | 32.4 | 444 | 31.8 |
| 70~ | 2 089 | 33.2 | 1 268 | 34.9 | 821 | 30.8 | 683 | 38.9 | 585 | 31.2 | 528 | 30.1 | 293 | 32.3 |
| 75~ | 1 206 | 32.3 | 722 | 33.5 | 484 | 30.6 | 409 | 37.8 | 313 | 29.2 | 322 | 29.6 | 162 | 32.6 |
| 80+ | 548 | 29.4 | 332 | 30.9 | 216 | 27.3 | 183 | 33.9 | 149 | 28.0 | 148 | 27.1 | 68 | 27.9 |

附表 3-14　成年男性低 HDL-C 血症样本率按年龄及地区分布

| 年龄/岁 | 合计 | | 城市小计 | | 农村小计 | | 大城市 | | 中小城市 | | 普通农村 | | 贫困农村 | |
|---|---|---|---|---|---|---|---|---|---|---|---|---|---|---|
| | N | % | N | % | N | % | N | % | N | % | N | % | N | % |
| 小计 | 18 314 | 40.2 | 9 679 | 43.4 | 8 635 | 37.1 | 4 554 | 47.7 | 5 125 | 40.2 | 5 699 | 37.3 | 2 936 | 36.7 |
| 18～ | 143 | 42.3 | 54 | 40.6 | 89 | 43.4 | 24 | 40.7 | 30 | 40.5 | 53 | 42.1 | 36 | 45.6 |
| 20～ | 604 | 43.7 | 245 | 40.6 | 359 | 46.1 | 105 | 41.2 | 140 | 40.2 | 208 | 44.9 | 151 | 47.8 |
| 25～ | 745 | 44.3 | 366 | 45.8 | 379 | 42.9 | 184 | 49.7 | 182 | 42.4 | 222 | 42.7 | 157 | 43.1 |
| 30～ | 1 021 | 45.0 | 545 | 49.5 | 476 | 40.7 | 250 | 50.9 | 295 | 48.4 | 279 | 40.5 | 197 | 41.0 |
| 35～ | 1 519 | 45.5 | 793 | 49.8 | 726 | 41.5 | 325 | 49.5 | 468 | 50.0 | 438 | 42.3 | 288 | 40.4 |
| 40～ | 1 943 | 42.8 | 895 | 47.2 | 1 048 | 39.6 | 340 | 50.8 | 555 | 45.2 | 710 | 41.7 | 338 | 35.8 |
| 45～ | 2 342 | 42.9 | 1 107 | 46.4 | 1 235 | 40.2 | 452 | 51.5 | 655 | 43.5 | 829 | 40.9 | 406 | 39.0 |
| 50～ | 1 962 | 40.3 | 1 093 | 43.8 | 869 | 36.6 | 546 | 48.5 | 547 | 40.0 | 606 | 37.6 | 263 | 34.4 |
| 55～ | 2 446 | 39.0 | 1 332 | 42.8 | 1 114 | 35.2 | 660 | 49.1 | 672 | 38.1 | 771 | 35.1 | 343 | 35.4 |
| 60～ | 2 017 | 36.3 | 1 127 | 40.0 | 890 | 32.6 | 558 | 44.0 | 569 | 36.7 | 625 | 32.8 | 265 | 32.0 |
| 65～ | 1 511 | 37.2 | 858 | 41.2 | 653 | 33.0 | 435 | 47.9 | 423 | 36.0 | 422 | 33.1 | 231 | 32.7 |
| 70～ | 1 129 | 36.6 | 694 | 40.2 | 435 | 32.0 | 357 | 45.8 | 337 | 35.6 | 293 | 31.8 | 142 | 32.5 |
| 75～ | 660 | 34.7 | 408 | 37.5 | 252 | 30.8 | 228 | 44.4 | 180 | 31.4 | 166 | 29.4 | 86 | 34.1 |
| 80+ | 272 | 32.9 | 162 | 34.3 | 110 | 31.2 | 90 | 38.5 | 72 | 30.1 | 77 | 31.2 | 33 | 31.1 |

附表 3-15　成年女性低 HDL-C 血症样本率按年龄及地区分布

| 年龄/岁 | 合计 | | 城市小计 | | 农村小计 | | 大城市 | | 中小城市 | | 普通农村 | | 贫困农村 | |
|---|---|---|---|---|---|---|---|---|---|---|---|---|---|---|
| | N | % | N | % | N | % | N | % | N | % | N | % | N | % |
| 小计 | 17 854 | 29.2 | 8 729 | 27.5 | 9 125 | 31.1 | 4 070 | 28.7 | 4 659 | 26.6 | 5 863 | 30.7 | 3 262 | 31.8 |
| 18～ | 108 | 27.9 | 26 | 20.6 | 82 | 31.4 | 10 | 17.5 | 16 | 23.2 | 54 | 33.8 | 28 | 27.7 |
| 20～ | 455 | 24.3 | 181 | 21.3 | 274 | 26.8 | 75 | 18.8 | 106 | 23.5 | 150 | 26.5 | 124 | 27.3 |
| 25～ | 643 | 23.6 | 274 | 20.6 | 369 | 26.6 | 130 | 20.1 | 144 | 21.0 | 211 | 25.5 | 158 | 28.1 |
| 30～ | 891 | 25.2 | 428 | 23.5 | 463 | 27.0 | 182 | 22.3 | 246 | 24.4 | 270 | 25.7 | 193 | 29.0 |
| 35～ | 1 361 | 27.4 | 649 | 25.5 | 712 | 29.3 | 249 | 24.3 | 400 | 26.3 | 406 | 28.3 | 306 | 30.9 |
| 40～ | 2 037 | 30.3 | 818 | 26.9 | 1 219 | 33.2 | 310 | 27.3 | 508 | 26.6 | 787 | 33.8 | 432 | 32.2 |
| 45～ | 2 376 | 29.5 | 1 032 | 27.2 | 1 344 | 31.6 | 428 | 30.1 | 604 | 25.4 | 874 | 30.9 | 470 | 33.0 |
| 50～ | 2 028 | 30.0 | 1 006 | 26.5 | 1 022 | 34.4 | 487 | 26.8 | 519 | 26.2 | 664 | 32.7 | 358 | 38.1 |
| 55～ | 2 556 | 29.8 | 1 303 | 28.0 | 1 253 | 31.9 | 613 | 29.0 | 690 | 27.2 | 847 | 31.5 | 406 | 32.9 |
| 60～ | 2 156 | 32.1 | 1 136 | 31.9 | 1 020 | 32.4 | 577 | 34.0 | 559 | 29.9 | 708 | 32.8 | 312 | 31.6 |
| 65～ | 1 461 | 31.3 | 818 | 31.2 | 643 | 31.4 | 409 | 33.7 | 409 | 29.0 | 430 | 31.7 | 213 | 30.8 |
| 70～ | 960 | 29.9 | 574 | 30.1 | 386 | 29.5 | 326 | 33.3 | 248 | 26.8 | 235 | 28.1 | 151 | 32.1 |
| 75～ | 546 | 29.8 | 314 | 29.4 | 232 | 30.3 | 181 | 31.8 | 133 | 26.7 | 156 | 29.9 | 76 | 31.0 |
| 80+ | 276 | 26.6 | 170 | 28.3 | 106 | 24.2 | 93 | 30.4 | 77 | 26.2 | 71 | 23.7 | 35 | 25.4 |

附表 3-16　成人高 LDL-C 血症样本率按年龄及地区分布

| 年龄/岁 | 合计 N | 合计 % | 城市小计 N | 城市小计 % | 农村小计 N | 农村小计 % | 大城市 N | 大城市 % | 中小城市 N | 中小城市 % | 普通农村 N | 普通农村 % | 贫困农村 N | 贫困农村 % |
|---|---|---|---|---|---|---|---|---|---|---|---|---|---|---|
| 小计 | 6 378 | 6.1 | 3 647 | 3.5 | 2 731 | 2.6 | 1 810 | 1.7 | 1 837 | 1.8 | 1 993 | 1.9 | 738 | 0.7 |
| 18~ | 6 | 0.8 | 3 | 0.4 | 3 | 0.4 | 2 | 0.3 | 1 | 0.1 | 3 | 0.4 | 0 | 0.0 |
| 20~ | 47 | 1.5 | 13 | 0.4 | 34 | 1.1 | 7 | 0.2 | 6 | 0.2 | 21 | 0.7 | 13 | 0.4 |
| 25~ | 90 | 2.1 | 48 | 1.1 | 42 | 1.0 | 24 | 0.6 | 24 | 0.6 | 24 | 0.6 | 18 | 0.4 |
| 30~ | 144 | 2.5 | 68 | 1.2 | 76 | 1.3 | 32 | 0.6 | 36 | 0.6 | 51 | 0.9 | 25 | 0.4 |
| 35~ | 234 | 2.9 | 110 | 1.4 | 124 | 1.5 | 48 | 0.6 | 62 | 0.8 | 75 | 0.9 | 49 | 0.6 |
| 40~ | 421 | 3.8 | 184 | 1.7 | 237 | 2.2 | 80 | 0.7 | 104 | 0.9 | 167 | 1.5 | 70 | 0.6 |
| 45~ | 677 | 5.2 | 335 | 2.6 | 342 | 2.6 | 125 | 1.0 | 210 | 1.6 | 234 | 1.8 | 108 | 0.8 |
| 50~ | 820 | 7.2 | 494 | 4.4 | 326 | 2.9 | 246 | 2.2 | 248 | 2.2 | 243 | 2.1 | 83 | 0.7 |
| 55~ | 1 162 | 8.0 | 685 | 4.7 | 477 | 3.3 | 341 | 2.4 | 344 | 2.4 | 369 | 2.5 | 108 | 0.7 |
| 60~ | 1 055 | 8.8 | 616 | 5.1 | 439 | 3.7 | 329 | 2.7 | 287 | 2.4 | 336 | 2.8 | 103 | 0.9 |
| 65~ | 732 | 8.5 | 447 | 5.2 | 285 | 3.3 | 225 | 2.6 | 222 | 2.6 | 202 | 2.4 | 83 | 1.0 |
| 70~ | 505 | 8.1 | 339 | 5.5 | 166 | 2.7 | 181 | 2.9 | 158 | 2.5 | 131 | 2.1 | 35 | 0.6 |
| 75~ | 323 | 8.8 | 204 | 5.5 | 119 | 3.2 | 115 | 3.1 | 89 | 2.4 | 93 | 2.5 | 26 | 0.7 |
| 80+ | 162 | 8.7 | 101 | 5.5 | 61 | 3.3 | 55 | 3.0 | 46 | 2.5 | 44 | 2.4 | 17 | 0.9 |

附表 3-17　成年男性高 LDL-C 血症样本率按年龄及地区分布

| 年龄/岁 | 合计 N | 合计 % | 城市小计 N | 城市小计 % | 农村小计 N | 农村小计 % | 大城市 N | 大城市 % | 中小城市 N | 中小城市 % | 普通农村 N | 普通农村 % | 贫困农村 N | 贫困农村 % |
|---|---|---|---|---|---|---|---|---|---|---|---|---|---|---|
| 小计 | 2 332 | 5.3 | 1 236 | 2.8 | 1 096 | 2.5 | 584 | 1.3 | 652 | 1.5 | 791 | 1.8 | 305 | 0.7 |
| 18~ | 5 | 1.5 | 3 | 0.9 | 2 | 0.6 | 2 | 0.6 | 1 | 0.3 | 2 | 0.6 | 0 | 0.0 |
| 20~ | 23 | 1.7 | 10 | 0.7 | 13 | 1.0 | 4 | 0.3 | 6 | 0.4 | 10 | 0.7 | 3 | 0.2 |
| 25~ | 54 | 3.3 | 31 | 1.9 | 23 | 1.4 | 16 | 1.0 | 15 | 0.9 | 15 | 0.9 | 8 | 0.5 |
| 30~ | 77 | 3.5 | 35 | 1.6 | 42 | 1.9 | 17 | 0.8 | 18 | 0.8 | 33 | 1.5 | 9 | 0.4 |
| 35~ | 119 | 3.7 | 51 | 1.6 | 68 | 2.1 | 24 | 0.8 | 27 | 0.8 | 42 | 1.3 | 26 | 0.8 |
| 40~ | 235 | 5.4 | 93 | 2.1 | 142 | 3.3 | 46 | 1.1 | 47 | 1.1 | 95 | 2.2 | 47 | 1.1 |
| 45~ | 307 | 5.9 | 149 | 2.9 | 158 | 3.0 | 54 | 1.0 | 95 | 1.8 | 98 | 1.9 | 60 | 1.2 |
| 50~ | 266 | 5.7 | 141 | 3.0 | 125 | 2.7 | 58 | 1.2 | 83 | 1.8 | 96 | 2.0 | 29 | 0.6 |
| 55~ | 324 | 5.3 | 173 | 2.8 | 151 | 2.5 | 81 | 1.3 | 92 | 1.5 | 116 | 1.9 | 35 | 0.6 |
| 60~ | 340 | 6.2 | 197 | 3.6 | 143 | 2.6 | 107 | 2.0 | 90 | 1.7 | 112 | 2.1 | 31 | 0.6 |
| 65~ | 233 | 5.8 | 129 | 3.2 | 104 | 2.6 | 64 | 1.6 | 65 | 1.6 | 73 | 1.8 | 31 | 0.8 |
| 70~ | 183 | 6.0 | 116 | 3.8 | 67 | 2.2 | 56 | 1.8 | 60 | 2.0 | 54 | 1.8 | 13 | 0.4 |
| 75~ | 115 | 6.1 | 75 | 4.0 | 40 | 2.1 | 39 | 2.1 | 36 | 1.9 | 32 | 1.7 | 8 | 0.4 |
| 80+ | 51 | 6.2 | 33 | 4.0 | 18 | 2.2 | 16 | 1.9 | 17 | 2.1 | 13 | 1.6 | 5 | 0.6 |

附表 3-18  成年女性高 LDL-C 血症样本率按年龄及地区分布

| 年龄/岁 | 合计 | | 城市小计 | | 农村小计 | | 大城市 | | 中小城市 | | 普通农村 | | 贫困农村 | |
|---|---|---|---|---|---|---|---|---|---|---|---|---|---|---|
| | N | % | N | % | N | % | N | % | N | % | N | % | N | % |
| 小计 | 4 046 | 6.7 | 2 411 | 4.0 | 1 635 | 2.7 | 1 226 | 2.0 | 1 185 | 2.0 | 1 202 | 2.0 | 433 | 0.7 |
| 18～ | 1 | 0.3 | 0 | 0.0 | 1 | 0.3 | 0 | 0.0 | 0 | 0.0 | 1 | 0.3 | 0 | 0.0 |
| 20～ | 24 | 1.3 | 3 | 0.2 | 21 | 1.1 | 3 | 0.2 | 0 | 0.0 | 11 | 0.6 | 10 | 0.5 |
| 25～ | 36 | 1.3 | 17 | 0.6 | 19 | 0.7 | 8 | 0.3 | 9 | 0.3 | 9 | 0.3 | 10 | 0.4 |
| 30～ | 67 | 1.9 | 33 | 0.9 | 34 | 1.0 | 15 | 0.4 | 18 | 0.5 | 18 | 0.5 | 16 | 0.5 |
| 35～ | 115 | 2.3 | 59 | 1.2 | 56 | 1.1 | 24 | 0.5 | 35 | 0.7 | 33 | 0.7 | 23 | 0.5 |
| 40～ | 186 | 2.8 | 91 | 1.4 | 95 | 1.4 | 34 | 0.5 | 57 | 0.9 | 72 | 1.1 | 23 | 0.4 |
| 45～ | 370 | 4.7 | 186 | 2.3 | 184 | 2.3 | 71 | 0.9 | 115 | 1.5 | 136 | 1.7 | 48 | 0.6 |
| 50～ | 554 | 8.3 | 353 | 5.3 | 201 | 3.0 | 188 | 2.8 | 165 | 2.5 | 147 | 2.2 | 54 | 0.8 |
| 55～ | 838 | 10.0 | 512 | 6.1 | 326 | 3.9 | 260 | 3.1 | 252 | 3.0 | 253 | 3.0 | 73 | 0.9 |
| 60～ | 715 | 10.9 | 419 | 6.4 | 296 | 4.5 | 222 | 3.4 | 197 | 3.0 | 224 | 3.4 | 72 | 1.1 |
| 65～ | 499 | 10.9 | 318 | 6.9 | 181 | 4.0 | 161 | 3.5 | 157 | 3.4 | 129 | 2.8 | 52 | 1.1 |
| 70～ | 322 | 10.2 | 223 | 7.1 | 99 | 3.1 | 125 | 4.0 | 98 | 3.1 | 77 | 2.4 | 22 | 0.7 |
| 75～ | 208 | 11.6 | 129 | 7.2 | 79 | 4.4 | 76 | 4.2 | 53 | 2.9 | 61 | 3.4 | 18 | 1.0 |
| 80+ | 111 | 10.8 | 68 | 6.6 | 43 | 4.2 | 39 | 3.8 | 29 | 2.8 | 31 | 3.0 | 12 | 1.2 |

附表 3-19  成人 LDL-C 边缘升高样本率按年龄及地区分布

| 年龄/岁 | 合计 | | 城市小计 | | 农村小计 | | 大城市 | | 中小城市 | | 普通农村 | | 贫困农村 | |
|---|---|---|---|---|---|---|---|---|---|---|---|---|---|---|
| | N | % | N | % | N | % | N | % | N | % | N | % | N | % |
| 小计 | 17 713 | 16.9 | 9 836 | 9.4 | 7 877 | 7.5 | 4 856 | 4.6 | 4 980 | 4.8 | 5 605 | 5.4 | 2 272 | 2.2 |
| 18～ | 28 | 3.9 | 6 | 0.8 | 22 | 3.1 | 2 | 0.3 | 4 | 0.6 | 16 | 2.2 | 6 | 0.8 |
| 20～ | 216 | 6.7 | 110 | 3.4 | 106 | 3.3 | 63 | 2.0 | 47 | 1.5 | 65 | 2.0 | 41 | 1.3 |
| 25～ | 344 | 7.9 | 186 | 4.3 | 158 | 3.6 | 106 | 2.4 | 80 | 1.9 | 105 | 2.4 | 53 | 1.2 |
| 30～ | 519 | 9.1 | 256 | 4.5 | 263 | 4.6 | 119 | 2.1 | 137 | 2.4 | 157 | 2.8 | 106 | 1.9 |
| 35～ | 898 | 11.0 | 463 | 5.7 | 435 | 5.3 | 217 | 2.7 | 246 | 3.0 | 296 | 3.6 | 139 | 1.7 |
| 40～ | 1 398 | 12.7 | 670 | 6.1 | 728 | 6.6 | 266 | 2.4 | 404 | 3.7 | 476 | 4.3 | 252 | 2.3 |
| 45～ | 2 092 | 15.9 | 1 016 | 7.7 | 1 076 | 8.2 | 417 | 3.2 | 599 | 4.6 | 761 | 5.8 | 315 | 2.4 |
| 50～ | 2 238 | 19.7 | 1 330 | 11.7 | 908 | 8.0 | 678 | 6.0 | 652 | 5.7 | 658 | 5.8 | 250 | 2.2 |
| 55～ | 2 995 | 20.6 | 1 716 | 11.8 | 1 279 | 8.8 | 873 | 6.0 | 843 | 5.8 | 948 | 6.5 | 331 | 2.3 |
| 60～ | 2 596 | 21.6 | 1 460 | 12.2 | 1 136 | 9.5 | 743 | 6.2 | 717 | 6.0 | 860 | 7.2 | 276 | 2.3 |
| 65～ | 1 824 | 21.2 | 1 054 | 12.3 | 770 | 9.0 | 518 | 6.0 | 536 | 6.2 | 535 | 6.2 | 235 | 2.7 |
| 70～ | 1 358 | 21.9 | 839 | 13.5 | 519 | 8.4 | 442 | 7.1 | 397 | 6.4 | 378 | 6.1 | 141 | 2.3 |
| 75～ | 787 | 21.3 | 475 | 12.9 | 312 | 8.5 | 261 | 7.1 | 214 | 5.8 | 229 | 6.2 | 83 | 2.3 |
| 80+ | 420 | 22.7 | 255 | 13.8 | 165 | 8.9 | 151 | 8.2 | 104 | 5.6 | 121 | 6.5 | 44 | 2.4 |

附表3-20 成年男性LDL-C边缘升高样本率按年龄及地区分布

| 年龄/岁 | 合计 | | 城市小计 | | 农村小计 | | 大城市 | | 中小城市 | | 普通农村 | | 贫困农村 | |
| --- | --- | --- | --- | --- | --- | --- | --- | --- | --- | --- | --- | --- | --- | --- |
| | N | % | N | % | N | % | N | % | N | % | N | % | N | % |
| 小计 | 7 204 | 16.2 | 3 829 | 8.6 | 3 375 | 7.6 | 1 846 | 4.2 | 1 983 | 4.5 | 2 406 | 5.4 | 969 | 2.2 |
| 18~ | 8 | 2.4 | 1 | 0.3 | 7 | 2.1 | 1 | 0.3 | 0 | 0.0 | 5 | 1.5 | 2 | 0.6 |
| 20~ | 112 | 8.2 | 57 | 4.2 | 55 | 4.0 | 28 | 2.1 | 29 | 2.1 | 38 | 2.8 | 17 | 1.3 |
| 25~ | 177 | 10.9 | 91 | 5.6 | 86 | 5.3 | 48 | 2.9 | 43 | 2.6 | 57 | 3.5 | 29 | 1.8 |
| 30~ | 288 | 13.2 | 138 | 6.3 | 150 | 6.9 | 66 | 3.0 | 72 | 3.3 | 93 | 4.3 | 57 | 2.6 |
| 35~ | 465 | 14.5 | 232 | 7.2 | 233 | 7.2 | 110 | 3.4 | 122 | 3.8 | 170 | 5.3 | 63 | 2.0 |
| 40~ | 675 | 15.5 | 305 | 7.0 | 370 | 8.5 | 124 | 2.8 | 181 | 4.2 | 246 | 5.6 | 124 | 2.8 |
| 45~ | 817 | 15.7 | 380 | 7.3 | 437 | 8.4 | 147 | 2.8 | 233 | 4.5 | 306 | 5.9 | 131 | 2.5 |
| 50~ | 798 | 17.0 | 446 | 9.5 | 352 | 7.5 | 231 | 4.9 | 215 | 4.6 | 248 | 5.3 | 104 | 2.2 |
| 55~ | 1 086 | 17.7 | 594 | 9.7 | 492 | 8.0 | 303 | 5.0 | 291 | 4.8 | 373 | 6.1 | 119 | 1.9 |
| 60~ | 1 019 | 18.7 | 553 | 10.2 | 466 | 8.6 | 260 | 4.8 | 293 | 5.4 | 353 | 6.5 | 113 | 2.1 |
| 65~ | 728 | 18.1 | 413 | 10.3 | 315 | 7.8 | 205 | 5.1 | 208 | 5.2 | 211 | 5.2 | 104 | 2.6 |
| 70~ | 573 | 18.7 | 338 | 11.1 | 235 | 7.7 | 165 | 5.4 | 173 | 5.7 | 172 | 5.6 | 63 | 2.1 |
| 75~ | 307 | 16.2 | 191 | 10.1 | 116 | 6.1 | 105 | 5.6 | 86 | 4.6 | 89 | 4.7 | 27 | 1.4 |
| 80+ | 151 | 18.4 | 90 | 10.9 | 61 | 7.4 | 53 | 6.4 | 37 | 4.5 | 45 | 5.5 | 16 | 1.9 |

附表3-21 成年女性LDL-C边缘升高样本率按年龄及地区分布

| 年龄/岁 | 合计 | | 城市小计 | | 农村小计 | | 大城市 | | 中小城市 | | 普通农村 | | 贫困农村 | |
| --- | --- | --- | --- | --- | --- | --- | --- | --- | --- | --- | --- | --- | --- | --- |
| | N | % | N | % | N | % | N | % | N | % | N | % | N | % |
| 小计 | 10 509 | 17.5 | 6 007 | 10.0 | 4 502 | 7.5 | 3 010 | 5.0 | 2 997 | 5.0 | 3 199 | 5.3 | 1 303 | 2.2 |
| 18~ | 20 | 5.2 | 5 | 1.3 | 15 | 3.9 | 1 | 0.3 | 4 | 1.0 | 11 | 2.9 | 4 | 1.0 |
| 20~ | 104 | 5.6 | 53 | 2.8 | 51 | 2.7 | 35 | 1.9 | 18 | 1.0 | 27 | 1.5 | 24 | 1.3 |
| 25~ | 167 | 6.2 | 95 | 3.5 | 72 | 2.7 | 58 | 2.1 | 37 | 1.4 | 48 | 1.8 | 24 | 0.9 |
| 30~ | 231 | 6.6 | 118 | 3.4 | 113 | 3.2 | 53 | 1.5 | 65 | 1.9 | 64 | 1.8 | 49 | 1.4 |
| 35~ | 433 | 8.8 | 231 | 4.7 | 202 | 4.1 | 107 | 2.2 | 124 | 2.5 | 126 | 2.6 | 76 | 1.5 |
| 40~ | 723 | 10.9 | 365 | 5.5 | 358 | 5.4 | 142 | 2.1 | 223 | 3.4 | 230 | 3.5 | 128 | 1.9 |
| 45~ | 1 275 | 16.1 | 636 | 8.0 | 639 | 8.1 | 270 | 3.4 | 366 | 4.6 | 455 | 5.7 | 184 | 2.3 |
| 50~ | 1 440 | 21.7 | 884 | 13.3 | 556 | 8.4 | 447 | 6.7 | 437 | 6.6 | 410 | 6.2 | 146 | 2.2 |
| 55~ | 1 909 | 22.7 | 1 122 | 13.3 | 787 | 9.4 | 570 | 6.8 | 552 | 6.6 | 575 | 6.8 | 212 | 2.5 |
| 60~ | 1 577 | 24.0 | 907 | 13.8 | 670 | 10.2 | 483 | 7.4 | 424 | 6.5 | 507 | 7.7 | 163 | 2.5 |
| 65~ | 1 096 | 23.9 | 641 | 14.0 | 455 | 9.9 | 313 | 6.8 | 328 | 7.2 | 324 | 7.1 | 131 | 2.9 |
| 70~ | 785 | 24.9 | 501 | 15.9 | 284 | 9.0 | 277 | 8.8 | 224 | 7.1 | 206 | 6.5 | 78 | 2.5 |
| 75~ | 480 | 26.7 | 284 | 15.8 | 196 | 10.9 | 156 | 8.7 | 128 | 7.1 | 140 | 7.8 | 56 | 3.1 |
| 80+ | 269 | 26.1 | 165 | 16.0 | 104 | 10.1 | 98 | 9.5 | 67 | 6.5 | 76 | 7.4 | 28 | 2.7 |

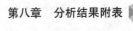

附表3-22 成人混合型高脂血症样本率按年龄及地区分布

| 年龄/岁 | 合计 | | 城市小计 | | 农村小计 | | 大城市 | | 中小城市 | | 普通农村 | | 贫困农村 | |
|---|---|---|---|---|---|---|---|---|---|---|---|---|---|---|
| | N | % | N | % | N | % | N | % | N | % | N | % | N | % |
| 小计 | 2 218 | 2.1 | 1 237 | 2.3 | 981 | 1.9 | 607 | 2.6 | 630 | 2.1 | 725 | 2.1 | 256 | 1.4 |
| 18～ | 4 | 0.6 | 1 | 0.4 | 3 | 0.6 | 1 | 0.9 | 0 | 0.0 | 2 | 0.7 | 1 | 0.6 |
| 20～ | 28 | 0.9 | 10 | 0.7 | 18 | 1.0 | 4 | 0.6 | 6 | 0.8 | 12 | 1.2 | 6 | 0.8 |
| 25～ | 45 | 1.0 | 26 | 1.2 | 19 | 0.8 | 11 | 1.1 | 15 | 1.3 | 13 | 1.0 | 6 | 0.7 |
| 30～ | 76 | 1.3 | 35 | 1.2 | 41 | 1.4 | 12 | 0.9 | 23 | 1.4 | 29 | 1.7 | 12 | 1.1 |
| 35～ | 97 | 1.2 | 48 | 1.2 | 49 | 1.2 | 23 | 1.4 | 25 | 1.0 | 37 | 1.5 | 12 | 0.7 |
| 40～ | 168 | 1.5 | 66 | 1.3 | 102 | 1.6 | 28 | 1.6 | 38 | 1.2 | 64 | 1.6 | 38 | 1.7 |
| 45～ | 261 | 1.9 | 123 | 2.0 | 138 | 1.9 | 54 | 2.4 | 69 | 1.8 | 103 | 2.1 | 35 | 1.4 |
| 50～ | 287 | 2.5 | 173 | 2.8 | 114 | 2.1 | 83 | 2.8 | 90 | 2.7 | 88 | 2.4 | 26 | 1.5 |
| 55～ | 402 | 2.7 | 224 | 2.9 | 178 | 2.5 | 111 | 3.2 | 113 | 2.6 | 135 | 2.8 | 43 | 2.0 |
| 60～ | 347 | 2.8 | 205 | 3.2 | 142 | 2.4 | 105 | 3.5 | 100 | 2.9 | 110 | 2.7 | 32 | 1.8 |
| 65～ | 220 | 2.5 | 135 | 2.9 | 85 | 2.1 | 67 | 3.2 | 68 | 2.6 | 62 | 2.4 | 23 | 1.7 |
| 70～ | 156 | 2.5 | 101 | 2.8 | 55 | 2.1 | 59 | 3.4 | 42 | 2.2 | 41 | 2.3 | 14 | 1.5 |
| 75～ | 94 | 2.5 | 69 | 3.2 | 25 | 1.6 | 38 | 3.5 | 31 | 2.9 | 21 | 1.9 | 4 | 0.8 |
| 80+ | 33 | 1.8 | 21 | 2.0 | 12 | 1.5 | 11 | 2.0 | 10 | 1.9 | 8 | 1.5 | 4 | 1.6 |

附表3-23 成年男性混合型高脂血症样本率按年龄及地区分布

| 年龄/岁 | 合计 | | 城市小计 | | 农村小计 | | 大城市 | | 中小城市 | | 普通农村 | | 贫困农村 | |
|---|---|---|---|---|---|---|---|---|---|---|---|---|---|---|
| | N | % | N | % | N | % | N | % | N | % | N | % | N | % |
| 小计 | 947 | 2.1 | 486 | 2.2 | 461 | 2.0 | 238 | 2.5 | 248 | 1.9 | 340 | 2.2 | 121 | 1.5 |
| 18～ | 4 | 1.2 | 1 | 0.8 | 3 | 1.5 | 1 | 1.7 | 0 | 0.0 | 2 | 1.6 | 1 | 1.3 |
| 20～ | 14 | 1.0 | 8 | 1.3 | 6 | 0.8 | 2 | 0.8 | 6 | 1.7 | 4 | 0.9 | 2 | 0.6 |
| 25～ | 31 | 1.8 | 20 | 2.5 | 11 | 1.2 | 9 | 2.4 | 11 | 2.6 | 6 | 1.2 | 5 | 1.4 |
| 30～ | 60 | 2.6 | 30 | 2.7 | 30 | 2.6 | 11 | 2.2 | 19 | 3.1 | 24 | 3.5 | 6 | 1.3 |
| 35～ | 67 | 2.0 | 28 | 1.8 | 39 | 2.2 | 15 | 2.3 | 13 | 1.4 | 29 | 2.8 | 10 | 1.4 |
| 40～ | 127 | 2.8 | 42 | 2.2 | 85 | 3.2 | 19 | 2.8 | 23 | 1.9 | 52 | 3.1 | 33 | 3.5 |
| 45～ | 158 | 2.9 | 76 | 3.2 | 82 | 2.7 | 36 | 4.1 | 40 | 2.7 | 61 | 3.0 | 21 | 2.0 |
| 50～ | 110 | 2.3 | 68 | 2.7 | 42 | 1.8 | 30 | 2.7 | 38 | 2.8 | 33 | 2.1 | 9 | 1.2 |
| 55～ | 129 | 2.1 | 65 | 2.1 | 64 | 2.0 | 37 | 2.8 | 28 | 1.6 | 54 | 2.5 | 10 | 1.0 |
| 60～ | 100 | 1.8 | 57 | 2.0 | 43 | 1.6 | 31 | 2.4 | 26 | 1.7 | 32 | 1.7 | 11 | 1.3 |
| 65～ | 62 | 1.5 | 35 | 1.7 | 27 | 1.4 | 17 | 1.9 | 18 | 1.5 | 22 | 1.7 | 5 | 0.7 |
| 70～ | 49 | 1.6 | 31 | 1.8 | 18 | 1.3 | 19 | 2.4 | 12 | 1.3 | 12 | 1.3 | 6 | 1.4 |
| 75～ | 23 | 1.2 | 16 | 1.5 | 7 | 0.9 | 5 | 1.0 | 11 | 1.9 | 6 | 1.1 | 1 | 0.4 |
| 80+ | 13 | 1.6 | 9 | 1.9 | 4 | 1.1 | 6 | 2.6 | 3 | 1.3 | 3 | 1.2 | 1 | 0.9 |

附表 3-24 成年女性混合型高脂血症样本率按年龄及地区分布

| 年龄/岁 | 合计 | | 城市小计 | | 农村小计 | | 大城市 | | 中小城市 | | 普通农村 | | 贫困农村 | |
|---|---|---|---|---|---|---|---|---|---|---|---|---|---|---|
| | N | % | N | % | N | % | N | % | N | % | N | % | N | % |
| 小计 | 1 271 | 2.1 | 751 | 2.4 | 520 | 1.8 | 369 | 2.6 | 382 | 2.2 | 385 | 2.0 | 135 | 1.3 |
| 18~ | 0 | 0.0 | 0 | 0.0 | 0 | 0.0 | 0 | 0.0 | 0 | 0.0 | 0 | 0.0 | 0 | 0.0 |
| 20~ | 14 | 0.8 | 2 | 0.2 | 12 | 1.2 | 2 | 0.5 | 0 | 0.0 | 8 | 1.4 | 4 | 0.9 |
| 25~ | 14 | 0.5 | 6 | 0.5 | 8 | 0.6 | 2 | 0.3 | 4 | 0.6 | 7 | 0.9 | 1 | 0.2 |
| 30~ | 16 | 0.5 | 5 | 0.3 | 11 | 0.6 | 1 | 0.1 | 4 | 0.4 | 5 | 0.5 | 6 | 0.9 |
| 35~ | 30 | 0.6 | 20 | 0.8 | 10 | 0.4 | 8 | 0.8 | 12 | 0.8 | 8 | 0.6 | 2 | 0.2 |
| 40~ | 41 | 0.6 | 24 | 0.8 | 17 | 0.5 | 9 | 0.8 | 15 | 0.8 | 12 | 0.5 | 5 | 0.4 |
| 45~ | 103 | 1.3 | 47 | 1.2 | 56 | 1.3 | 18 | 1.3 | 29 | 1.2 | 42 | 1.5 | 14 | 1.0 |
| 50~ | 177 | 2.6 | 105 | 2.8 | 72 | 2.4 | 53 | 2.9 | 52 | 2.6 | 55 | 2.7 | 17 | 1.8 |
| 55~ | 273 | 3.2 | 159 | 3.4 | 114 | 2.9 | 74 | 3.5 | 85 | 3.4 | 81 | 3.0 | 33 | 2.7 |
| 60~ | 247 | 3.7 | 148 | 4.2 | 99 | 3.2 | 74 | 4.4 | 74 | 4.0 | 78 | 3.6 | 21 | 2.1 |
| 65~ | 158 | 3.4 | 100 | 3.8 | 58 | 2.8 | 50 | 4.1 | 50 | 3.5 | 40 | 3.0 | 18 | 2.6 |
| 70~ | 107 | 3.3 | 70 | 3.7 | 37 | 2.8 | 40 | 4.1 | 30 | 3.2 | 29 | 3.5 | 8 | 1.7 |
| 75~ | 71 | 3.9 | 53 | 5.0 | 18 | 2.4 | 33 | 5.8 | 20 | 4.0 | 15 | 2.9 | 3 | 1.2 |
| 80+ | 20 | 1.9 | 12 | 2.0 | 8 | 1.8 | 5 | 1.6 | 7 | 2.4 | 5 | 1.7 | 3 | 2.2 |

## 四、成人血脂检测率、血脂异常知晓率及治疗率

附表 4-1 成人血脂检测率按年龄及地区分布

| 年龄/岁 | 合计 | | 城市小计 | | 农村小计 | | 大城市 | | 中小城市 | | 普通农村 | | 贫困农村 | |
|---|---|---|---|---|---|---|---|---|---|---|---|---|---|---|
| | N | % | N | % | N | % | N | % | N | % | N | % | N | % |
| 小计 | 13 272 | 30.4 | 9 840 | 43.2 | 3 432 | 16.5 | 5 660 | 53.6 | 4 180 | 34.2 | 2 730 | 20.2 | 702 | 9.6 |
| 18~ | 26 | 10.0 | 12 | 14.1 | 14 | 8.1 | 7 | 17.5 | 5 | 11.1 | 13 | 12.2 | 1 | 1.5 |
| 20~ | 140 | 12.5 | 84 | 18.5 | 56 | 8.4 | 48 | 24.9 | 36 | 13.7 | 44 | 12.2 | 12 | 3.9 |
| 25~ | 252 | 16.8 | 185 | 26.7 | 67 | 8.3 | 104 | 31.1 | 81 | 22.5 | 54 | 11.8 | 13 | 3.7 |
| 30~ | 368 | 17.7 | 285 | 26.6 | 83 | 8.2 | 155 | 32.6 | 130 | 21.8 | 70 | 12.1 | 13 | 3.0 |
| 35~ | 654 | 20.4 | 498 | 30.8 | 156 | 9.8 | 237 | 37.0 | 261 | 26.7 | 126 | 13.8 | 30 | 4.4 |
| 40~ | 986 | 21.6 | 611 | 30.3 | 375 | 14.8 | 279 | 37.0 | 332 | 26.3 | 310 | 18.8 | 65 | 7.3 |
| 45~ | 1 342 | 23.9 | 867 | 33.6 | 475 | 15.7 | 444 | 43.3 | 423 | 27.2 | 381 | 19.3 | 94 | 8.9 |
| 50~ | 1 552 | 31.1 | 1 175 | 42.9 | 377 | 16.7 | 676 | 50.9 | 499 | 35.4 | 298 | 19.6 | 79 | 10.7 |
| 55~ | 2 264 | 35.3 | 1 693 | 48.4 | 571 | 19.5 | 961 | 58.7 | 732 | 39.4 | 437 | 21.6 | 134 | 15.0 |
| 60~ | 2 122 | 39.8 | 1 602 | 54.5 | 520 | 21.9 | 970 | 65.2 | 632 | 43.4 | 406 | 24.3 | 114 | 16.0 |
| 65~ | 1 564 | 42.3 | 1 199 | 56.4 | 365 | 23.2 | 734 | 70.2 | 465 | 43.1 | 280 | 27.2 | 85 | 15.6 |
| 70~ | 1 158 | 44.5 | 921 | 57.4 | 237 | 23.7 | 572 | 68.0 | 349 | 45.7 | 200 | 30.2 | 37 | 11.0 |
| 75~ | 605 | 39.8 | 503 | 54.7 | 102 | 16.9 | 327 | 64.0 | 176 | 43.0 | 82 | 20.3 | 20 | 10.1 |
| 80+ | 239 | 33.8 | 205 | 46.9 | 34 | 12.6 | 146 | 60.3 | 59 | 30.3 | 29 | 15.4 | 5 | 6.1 |

附表4-2 成年男性血脂检测率按年龄及地区分布

| 年龄/岁 | 合计 N | 合计 % | 城市小计 N | 城市小计 % | 农村小计 N | 农村小计 % | 大城市 N | 大城市 % | 中小城市 N | 中小城市 % | 普通农村 N | 普通农村 % | 贫困农村 N | 贫困农村 % |
|---|---|---|---|---|---|---|---|---|---|---|---|---|---|---|
| 小计 | 6 611 | 31.3 | 4 956 | 44.2 | 1 655 | 16.7 | 2 789 | 53.8 | 2 167 | 36.0 | 1 326 | 20.4 | 329 | 9.7 |
| 18~ | 16 | 10.5 | 10 | 16.7 | 6 | 6.5 | 6 | 20.7 | 4 | 12.9 | 6 | 10.7 | 0 | 0.0 |
| 20~ | 82 | 13.0 | 50 | 18.7 | 32 | 8.8 | 27 | 23.9 | 23 | 14.9 | 22 | 10.7 | 10 | 6.3 |
| 25~ | 149 | 18.4 | 116 | 28.9 | 33 | 8.1 | 64 | 32.7 | 52 | 25.2 | 25 | 10.7 | 8 | 4.6 |
| 30~ | 224 | 19.8 | 177 | 29.3 | 47 | 8.9 | 99 | 35.9 | 78 | 23.7 | 38 | 12.3 | 9 | 4.1 |
| 35~ | 400 | 23.4 | 312 | 35.1 | 88 | 10.7 | 147 | 40.8 | 165 | 31.3 | 69 | 14.3 | 19 | 5.7 |
| 40~ | 545 | 23.7 | 359 | 33.7 | 186 | 15.0 | 159 | 39.7 | 200 | 30.1 | 154 | 18.7 | 32 | 7.7 |
| 45~ | 738 | 26.6 | 485 | 36.9 | 253 | 17.3 | 239 | 46.0 | 246 | 30.9 | 202 | 21.1 | 51 | 10.2 |
| 50~ | 734 | 31.7 | 559 | 42.9 | 175 | 17.3 | 322 | 50.5 | 237 | 35.6 | 150 | 21.5 | 25 | 8.0 |
| 55~ | 1 045 | 36.3 | 781 | 49.8 | 264 | 20.2 | 437 | 58.1 | 344 | 42.1 | 206 | 22.4 | 58 | 14.9 |
| 60~ | 937 | 39.5 | 720 | 54.6 | 217 | 20.7 | 433 | 65.7 | 287 | 43.4 | 169 | 22.7 | 48 | 15.7 |
| 65~ | 722 | 42.4 | 550 | 57.0 | 172 | 23.3 | 336 | 70.0 | 214 | 44.1 | 132 | 28.0 | 40 | 15.0 |
| 70~ | 581 | 45.6 | 462 | 58.9 | 119 | 24.3 | 285 | 71.8 | 177 | 45.7 | 104 | 31.4 | 15 | 9.4 |
| 75~ | 323 | 43.0 | 276 | 58.9 | 47 | 16.7 | 170 | 66.2 | 106 | 50.0 | 36 | 19.6 | 11 | 11.2 |
| 80+ | 115 | 36.2 | 99 | 50.5 | 16 | 13.1 | 65 | 60.2 | 34 | 38.6 | 13 | 15.3 | 3 | 8.1 |

附表4-3 成年女性血脂检测率按年龄及地区分布

| 年龄/岁 | 合计 N | 合计 % | 城市小计 N | 城市小计 % | 农村小计 N | 农村小计 % | 大城市 N | 大城市 % | 中小城市 N | 中小城市 % | 普通农村 N | 普通农村 % | 贫困农村 N | 贫困农村 % |
|---|---|---|---|---|---|---|---|---|---|---|---|---|---|---|
| 小计 | 6 661 | 29.6 | 4 884 | 42.2 | 1 777 | 16.3 | 2 871 | 53.5 | 2 013 | 32.4 | 1 404 | 19.9 | 373 | 9.6 |
| 18~ | 10 | 9.4 | 2 | 8.0 | 8 | 9.8 | 1 | 9.1 | 1 | 7.1 | 7 | 13.7 | 1 | 3.2 |
| 20~ | 58 | 11.8 | 34 | 18.1 | 24 | 7.9 | 21 | 26.3 | 13 | 12.0 | 22 | 14.0 | 2 | 1.4 |
| 25~ | 103 | 14.9 | 69 | 23.6 | 34 | 8.5 | 40 | 29.0 | 29 | 18.8 | 29 | 13.0 | 5 | 2.8 |
| 30~ | 144 | 15.2 | 108 | 23.1 | 36 | 7.5 | 56 | 28.1 | 52 | 19.4 | 32 | 12.0 | 4 | 1.9 |
| 35~ | 254 | 16.9 | 186 | 25.5 | 68 | 8.8 | 90 | 32.1 | 96 | 21.4 | 57 | 13.2 | 11 | 3.2 |
| 40~ | 441 | 19.5 | 252 | 26.4 | 189 | 14.5 | 120 | 33.9 | 132 | 22.0 | 156 | 18.8 | 33 | 6.9 |
| 45~ | 604 | 21.3 | 382 | 30.2 | 222 | 14.1 | 205 | 40.6 | 177 | 23.2 | 179 | 17.6 | 43 | 7.8 |
| 50~ | 818 | 30.5 | 616 | 43.0 | 202 | 16.2 | 354 | 51.4 | 262 | 35.2 | 148 | 18.0 | 54 | 12.8 |
| 55~ | 1 219 | 34.4 | 912 | 47.3 | 307 | 19.0 | 524 | 59.1 | 388 | 37.2 | 231 | 20.9 | 76 | 15.0 |
| 60~ | 1 185 | 40.1 | 882 | 54.4 | 303 | 22.7 | 537 | 64.9 | 345 | 43.5 | 237 | 25.6 | 66 | 16.2 |
| 65~ | 842 | 42.2 | 649 | 56.0 | 193 | 23.1 | 398 | 70.3 | 251 | 42.3 | 148 | 26.6 | 45 | 16.3 |
| 70~ | 577 | 43.4 | 459 | 56.0 | 118 | 23.1 | 287 | 64.6 | 172 | 45.7 | 96 | 28.9 | 22 | 12.4 |
| 75~ | 282 | 36.6 | 227 | 50.3 | 55 | 17.2 | 157 | 61.8 | 70 | 35.5 | 46 | 20.9 | 9 | 9.0 |
| 80+ | 124 | 31.9 | 106 | 44.0 | 18 | 12.2 | 81 | 60.5 | 25 | 23.4 | 16 | 15.5 | 2 | 4.4 |

附表4-4 成人血脂异常知晓率按年龄及地区分布

| 年龄/岁 | 合计 N | 合计 % | 城市小计 N | 城市小计 % | 农村小计 N | 农村小计 % | 大城市 N | 大城市 % | 中小城市 N | 中小城市 % | 普通农村 N | 普通农村 % | 贫困农村 N | 贫困农村 % |
|---|---|---|---|---|---|---|---|---|---|---|---|---|---|---|
| 小计 | 3 676 | 8.4 | 2 680 | 11.8 | 996 | 4.8 | 1 613 | 15.3 | 1 067 | 8.7 | 749 | 5.5 | 247 | 3.4 |
| 18～ | 0 | 0.0 | 0 | 0.0 | 0 | 0.0 | 0 | 0.0 | 0 | 0.0 | 0 | 0.0 | 0 | 0.0 |
| 20～ | 4 | 0.4 | 3 | 0.7 | 1 | 0.2 | 3 | 1.6 | 0 | 0.0 | 1 | 0.3 | 0 | 0.0 |
| 25～ | 21 | 1.4 | 15 | 2.2 | 6 | 0.7 | 6 | 1.8 | 9 | 2.5 | 4 | 0.9 | 2 | 0.6 |
| 30～ | 55 | 2.6 | 41 | 3.8 | 14 | 1.4 | 22 | 4.6 | 19 | 3.2 | 12 | 2.1 | 2 | 0.5 |
| 35～ | 125 | 3.9 | 86 | 5.3 | 39 | 2.5 | 42 | 6.6 | 44 | 4.5 | 28 | 3.1 | 11 | 1.6 |
| 40～ | 222 | 4.9 | 133 | 6.6 | 89 | 3.5 | 71 | 9.4 | 62 | 4.9 | 69 | 4.2 | 20 | 2.2 |
| 45～ | 367 | 6.5 | 224 | 8.7 | 143 | 4.7 | 108 | 10.5 | 116 | 7.5 | 117 | 5.9 | 26 | 2.5 |
| 50～ | 441 | 8.8 | 315 | 11.5 | 126 | 5.6 | 182 | 13.7 | 133 | 9.4 | 97 | 6.4 | 29 | 3.9 |
| 55～ | 702 | 10.9 | 506 | 14.5 | 196 | 6.7 | 295 | 18.0 | 211 | 11.4 | 144 | 7.1 | 52 | 5.8 |
| 60～ | 679 | 12.8 | 499 | 17.0 | 180 | 7.6 | 327 | 22.0 | 172 | 11.8 | 130 | 7.8 | 50 | 7.0 |
| 65～ | 545 | 14.7 | 422 | 19.9 | 123 | 7.8 | 261 | 25.0 | 161 | 14.9 | 83 | 8.1 | 40 | 7.4 |
| 70～ | 323 | 12.4 | 262 | 16.3 | 61 | 6.1 | 169 | 20.1 | 93 | 12.2 | 50 | 7.5 | 11 | 3.3 |
| 75～ | 138 | 9.1 | 123 | 13.4 | 15 | 2.5 | 85 | 16.6 | 38 | 9.3 | 12 | 3.0 | 3 | 1.5 |
| 80+ | 54 | 7.6 | 51 | 11.7 | 3 | 1.1 | 42 | 17.4 | 9 | 4.6 | 2 | 1.1 | 1 | 1.2 |

附表4-5 成年男性血脂异常知晓率按年龄及地区分布

| 年龄/岁 | 合计 N | 合计 % | 城市小计 N | 城市小计 % | 农村小计 N | 农村小计 % | 大城市 N | 大城市 % | 中小城市 N | 中小城市 % | 普通农村 N | 普通农村 % | 贫困农村 N | 贫困农村 % |
|---|---|---|---|---|---|---|---|---|---|---|---|---|---|---|
| 小计 | 1 756 | 8.3 | 1 295 | 11.6 | 461 | 4.7 | 765 | 14.8 | 530 | 8.8 | 352 | 5.4 | 109 | 3.2 |
| 18～ | 0 | 0.0 | 0 | 0.0 | 0 | 0.0 | 0 | 0.0 | 0 | 0.0 | 0 | 0.0 | 0 | 0.0 |
| 20～ | 3 | 0.5 | 2 | 0.8 | 1 | 0.3 | 2 | 1.8 | 0 | 0.0 | 1 | 0.5 | 0 | 0.0 |
| 25～ | 19 | 2.3 | 13 | 3.2 | 6 | 1.5 | 6 | 3.1 | 7 | 3.4 | 4 | 1.7 | 2 | 1.1 |
| 30～ | 44 | 3.9 | 31 | 5.1 | 13 | 2.5 | 20 | 7.3 | 11 | 3.3 | 11 | 3.6 | 2 | 0.9 |
| 35～ | 85 | 5.0 | 65 | 7.3 | 20 | 2.4 | 33 | 9.2 | 32 | 6.1 | 15 | 3.1 | 5 | 1.5 |
| 40～ | 147 | 6.4 | 91 | 8.5 | 56 | 4.5 | 47 | 11.7 | 44 | 6.6 | 43 | 5.2 | 13 | 3.1 |
| 45～ | 213 | 7.7 | 142 | 10.8 | 71 | 4.9 | 66 | 12.7 | 76 | 9.6 | 57 | 6.0 | 14 | 2.8 |
| 50～ | 210 | 9.1 | 150 | 11.5 | 60 | 5.9 | 84 | 13.2 | 66 | 9.9 | 50 | 7.2 | 10 | 3.2 |
| 55～ | 313 | 10.9 | 229 | 14.6 | 84 | 6.4 | 134 | 17.8 | 95 | 11.6 | 60 | 6.5 | 24 | 6.2 |
| 60～ | 257 | 10.8 | 193 | 14.6 | 64 | 6.1 | 127 | 19.3 | 66 | 10.0 | 51 | 6.8 | 13 | 4.3 |
| 65～ | 223 | 13.1 | 174 | 18.0 | 49 | 6.6 | 110 | 22.9 | 64 | 13.2 | 32 | 6.8 | 17 | 6.4 |
| 70～ | 149 | 11.7 | 121 | 15.4 | 28 | 5.7 | 75 | 18.9 | 46 | 11.9 | 23 | 7.0 | 5 | 3.1 |
| 75～ | 71 | 9.5 | 65 | 13.9 | 6 | 2.1 | 45 | 17.5 | 20 | 9.4 | 3 | 1.6 | 3 | 3.1 |
| 80+ | 22 | 6.9 | 19 | 9.7 | 3 | 2.5 | 16 | 14.8 | 3 | 3.4 | 2 | 2.4 | 1 | 2.7 |

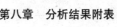

附表 4-6　成年女性血脂异常知晓率按年龄及地区分布

| 年龄/岁 | 合计 | | 城市小计 | | 农村小计 | | 大城市 | | 中小城市 | | 普通农村 | | 贫困农村 | |
|---|---|---|---|---|---|---|---|---|---|---|---|---|---|---|
| | N | % | N | % | N | % | N | % | N | % | N | % | N | % |
| 小计 | 1 920 | 8.5 | 1 385 | 12.0 | 535 | 4.9 | 848 | 15.8 | 537 | 8.7 | 397 | 5.6 | 138 | 3.6 |
| 18～ | 0 | 0.0 | 0 | 0.0 | 0 | 0.0 | 0 | 0.0 | 0 | 0.0 | 0 | 0.0 | 0 | 0.0 |
| 20～ | 1 | 0.2 | 1 | 0.5 | 0 | 0.0 | 1 | 1.3 | 0 | 0.0 | 0 | 0.0 | 0 | 0.0 |
| 25～ | 2 | 0.3 | 2 | 0.7 | 0 | 0.0 | 0 | 0.0 | 2 | 1.3 | 0 | 0.0 | 0 | 0.0 |
| 30～ | 11 | 1.2 | 10 | 2.1 | 1 | 0.2 | 2 | 1.0 | 8 | 3.0 | 1 | 0.4 | 0 | 0.0 |
| 35～ | 40 | 2.7 | 21 | 2.9 | 19 | 2.5 | 9 | 3.2 | 12 | 2.7 | 13 | 3.0 | 6 | 1.8 |
| 40～ | 75 | 3.3 | 42 | 4.4 | 33 | 2.5 | 24 | 6.8 | 18 | 3.0 | 26 | 3.1 | 7 | 1.5 |
| 45～ | 154 | 5.4 | 82 | 6.5 | 72 | 4.6 | 42 | 8.3 | 40 | 5.3 | 60 | 5.9 | 12 | 2.2 |
| 50～ | 231 | 8.6 | 165 | 11.5 | 66 | 5.3 | 98 | 14.2 | 67 | 9.0 | 47 | 5.7 | 19 | 4.5 |
| 55～ | 389 | 11.0 | 277 | 14.4 | 112 | 6.9 | 161 | 18.2 | 116 | 11.1 | 84 | 7.6 | 28 | 5.5 |
| 60～ | 422 | 14.3 | 306 | 18.9 | 116 | 8.7 | 200 | 24.2 | 106 | 13.4 | 79 | 8.5 | 37 | 9.1 |
| 65～ | 322 | 16.2 | 248 | 21.4 | 74 | 8.9 | 151 | 26.7 | 97 | 16.3 | 51 | 9.2 | 23 | 8.3 |
| 70～ | 174 | 13.1 | 141 | 17.2 | 33 | 6.5 | 94 | 21.2 | 47 | 12.5 | 27 | 8.1 | 6 | 3.4 |
| 75～ | 67 | 8.7 | 58 | 12.9 | 9 | 2.8 | 40 | 15.8 | 18 | 9.1 | 9 | 4.1 | 0 | 0.0 |
| 80+ | 32 | 8.2 | 32 | 13.3 | 0 | 0.0 | 26 | 19.4 | 6 | 5.6 | 0 | 0.0 | 0 | 0.0 |

附表 4-7　成人总血脂异常治疗率按年龄及地区分布

| 年龄/岁 | 合计 | | 城市小计 | | 农村小计 | | 大城市 | | 中小城市 | | 普通农村 | | 贫困农村 | |
|---|---|---|---|---|---|---|---|---|---|---|---|---|---|---|
| | N | % | N | % | N | % | N | % | N | % | N | % | N | % |
| 小计 | 3 108 | 7.1 | 2 293 | 10.1 | 815 | 3.9 | 1 397 | 13.2 | 896 | 7.3 | 616 | 4.6 | 199 | 2.7 |
| 18～ | 0 | 0.0 | 0 | 0.0 | 0 | 0.0 | 0 | 0.0 | 0 | 0.0 | 0 | 0.0 | 0 | 0.0 |
| 20～ | 3 | 0.3 | 3 | 0.7 | 0 | 0.0 | 3 | 1.6 | 0 | 0.0 | 0 | 0.0 | 0 | 0.0 |
| 25～ | 16 | 1.1 | 11 | 1.6 | 5 | 0.6 | 3 | 0.9 | 8 | 2.2 | 3 | 0.7 | 2 | 0.6 |
| 30～ | 45 | 2.2 | 34 | 3.2 | 11 | 1.1 | 18 | 3.8 | 16 | 2.7 | 9 | 1.6 | 2 | 0.5 |
| 35～ | 97 | 3.0 | 65 | 4.0 | 32 | 2.0 | 31 | 4.8 | 34 | 3.5 | 24 | 2.6 | 8 | 1.2 |
| 40～ | 178 | 3.9 | 105 | 5.2 | 73 | 2.9 | 61 | 8.1 | 44 | 3.5 | 59 | 3.6 | 14 | 1.6 |
| 45～ | 288 | 5.1 | 176 | 6.8 | 112 | 3.7 | 88 | 8.6 | 88 | 5.7 | 94 | 4.8 | 18 | 1.7 |
| 50～ | 362 | 7.3 | 263 | 9.6 | 99 | 4.4 | 153 | 11.5 | 110 | 7.8 | 76 | 5.0 | 23 | 3.1 |
| 55～ | 583 | 9.1 | 421 | 12.0 | 162 | 5.5 | 246 | 15.0 | 175 | 9.4 | 121 | 6.0 | 41 | 4.6 |
| 60～ | 591 | 11.1 | 444 | 15.1 | 147 | 6.2 | 290 | 19.5 | 154 | 10.6 | 107 | 6.4 | 40 | 5.6 |
| 65～ | 486 | 13.2 | 380 | 17.9 | 106 | 6.7 | 239 | 22.9 | 141 | 13.1 | 69 | 6.7 | 37 | 6.8 |
| 70～ | 286 | 11.0 | 233 | 14.5 | 53 | 5.3 | 151 | 18.0 | 82 | 10.8 | 43 | 6.5 | 10 | 3.0 |
| 75～ | 125 | 8.2 | 112 | 12.2 | 13 | 2.2 | 76 | 14.9 | 36 | 8.8 | 10 | 2.5 | 3 | 1.5 |
| 80+ | 48 | 6.8 | 46 | 10.5 | 2 | 0.7 | 38 | 15.7 | 8 | 4.1 | 1 | 0.5 | 1 | 1.2 |

附表4-8 成年男性总血脂异常治疗率按年龄及地区分布

| 年龄/岁 | 合计 | | 城市小计 | | 农村小计 | | 大城市 | | 中小城市 | | 普通农村 | | 贫困农村 | |
|---|---|---|---|---|---|---|---|---|---|---|---|---|---|---|
| | N | % | N | % | N | % | N | % | N | % | N | % | N | % |
| 小计 | 1471 | 7.0 | 1102 | 9.8 | 369 | 3.7 | 658 | 12.7 | 444 | 7.4 | 282 | 4.3 | 87 | 2.6 |
| 18~ | 0 | 0.0 | 0 | 0.0 | 0 | 0.0 | 0 | 0.0 | 0 | 0.0 | 0 | 0.0 | 0 | 0.0 |
| 20~ | 2 | 0.3 | 2 | 0.8 | 0 | 0.0 | 2 | 1.8 | 0 | 0.0 | 0 | 0.0 | 0 | 0.0 |
| 25~ | 14 | 1.7 | 9 | 2.2 | 5 | 1.2 | 3 | 1.5 | 6 | 2.9 | 3 | 1.3 | 2 | 1.1 |
| 30~ | 38 | 3.4 | 28 | 4.6 | 10 | 1.9 | 18 | 6.5 | 10 | 3.0 | 8 | 2.6 | 2 | 0.9 |
| 35~ | 65 | 3.8 | 49 | 5.5 | 16 | 2.0 | 24 | 6.7 | 25 | 4.7 | 12 | 2.5 | 4 | 1.2 |
| 40~ | 116 | 5.0 | 71 | 6.7 | 45 | 3.6 | 39 | 9.7 | 32 | 4.8 | 37 | 4.5 | 8 | 1.9 |
| 45~ | 163 | 5.9 | 114 | 8.7 | 49 | 3.4 | 56 | 10.8 | 58 | 7.3 | 41 | 4.3 | 8 | 1.6 |
| 50~ | 172 | 7.4 | 124 | 9.5 | 48 | 4.8 | 72 | 11.3 | 52 | 7.8 | 39 | 5.6 | 9 | 2.9 |
| 55~ | 261 | 9.1 | 192 | 12.2 | 69 | 5.3 | 113 | 15.0 | 79 | 9.7 | 50 | 5.4 | 19 | 4.9 |
| 60~ | 217 | 9.2 | 163 | 12.4 | 54 | 5.1 | 106 | 16.1 | 57 | 8.6 | 43 | 5.8 | 11 | 3.6 |
| 65~ | 205 | 12.0 | 161 | 16.7 | 44 | 6.0 | 100 | 20.8 | 61 | 12.6 | 28 | 5.9 | 16 | 6.0 |
| 70~ | 134 | 10.5 | 112 | 14.3 | 22 | 4.5 | 70 | 17.6 | 42 | 10.9 | 18 | 5.4 | 4 | 2.5 |
| 75~ | 63 | 8.4 | 58 | 12.4 | 5 | 1.8 | 39 | 15.2 | 19 | 9.0 | 2 | 1.1 | 3 | 3.1 |
| 80+ | 21 | 6.6 | 19 | 9.7 | 2 | 1.6 | 16 | 14.8 | 3 | 3.4 | 1 | 1.2 | 1 | 2.7 |

附表4-9 成年女性总血脂异常治疗率按年龄及地区分布

| 年龄/岁 | 合计 | | 城市小计 | | 农村小计 | | 大城市 | | 中小城市 | | 普通农村 | | 贫困农村 | |
|---|---|---|---|---|---|---|---|---|---|---|---|---|---|---|
| | N | % | N | % | N | % | N | % | N | % | N | % | N | % |
| 小计 | 1637 | 7.3 | 1191 | 10.3 | 446 | 4.1 | 739 | 13.8 | 452 | 7.3 | 334 | 4.7 | 112 | 2.9 |
| 18~ | 0 | 0.0 | 0 | 0.0 | 0 | 0.0 | 0 | 0.0 | 0 | 0.0 | 0 | 0.0 | 0 | 0.0 |
| 20~ | 1 | 0.2 | 1 | 0.5 | 0 | 0.0 | 1 | 1.3 | 0 | 0.0 | 0 | 0.0 | 0 | 0.0 |
| 25~ | 2 | 0.3 | 2 | 0.7 | 0 | 0.0 | 0 | 0.0 | 2 | 1.3 | 0 | 0.0 | 0 | 0.0 |
| 30~ | 7 | 0.7 | 6 | 1.3 | 1 | 0.2 | 0 | 0.0 | 6 | 2.2 | 1 | 0.4 | 0 | 0.0 |
| 35~ | 32 | 2.1 | 16 | 2.2 | 16 | 2.1 | 7 | 2.5 | 9 | 2.0 | 12 | 2.8 | 4 | 1.2 |
| 40~ | 62 | 2.8 | 34 | 3.6 | 28 | 2.2 | 22 | 6.2 | 12 | 2.0 | 22 | 2.7 | 6 | 1.3 |
| 45~ | 125 | 4.4 | 62 | 4.9 | 63 | 4.1 | 32 | 6.3 | 30 | 3.9 | 53 | 5.2 | 10 | 1.8 |
| 50~ | 190 | 7.1 | 139 | 9.7 | 51 | 4.1 | 81 | 11.8 | 58 | 7.8 | 37 | 4.5 | 14 | 3.3 |
| 55~ | 322 | 9.1 | 229 | 11.9 | 93 | 5.8 | 133 | 15.0 | 96 | 9.2 | 71 | 6.4 | 22 | 4.4 |
| 60~ | 374 | 12.7 | 281 | 17.3 | 93 | 7.0 | 184 | 22.2 | 97 | 12.2 | 64 | 6.9 | 29 | 7.1 |
| 65~ | 281 | 14.1 | 219 | 18.9 | 62 | 7.4 | 139 | 24.6 | 80 | 13.5 | 41 | 7.4 | 21 | 7.6 |
| 70~ | 152 | 11.4 | 121 | 14.8 | 31 | 6.1 | 81 | 18.2 | 40 | 10.6 | 25 | 7.5 | 6 | 3.4 |
| 75~ | 62 | 8.0 | 54 | 12.0 | 8 | 2.5 | 37 | 14.6 | 17 | 8.6 | 8 | 3.6 | 0 | 0.0 |
| 80+ | 27 | 6.9 | 27 | 11.2 | 0 | 0.0 | 22 | 16.4 | 5 | 4.7 | 0 | 0.0 | 0 | 0.0 |

附表4-10 成人血脂异常饮食治疗率按年龄及地区分布

| 年龄/岁 | 合计 | | 城市小计 | | 农村小计 | | 大城市 | | 中小城市 | | 普通农村 | | 贫困农村 | |
|---|---|---|---|---|---|---|---|---|---|---|---|---|---|---|
| | N | % | N | % | N | % | N | % | N | % | N | % | N | % |
| 小计 | 2 333 | 5.4 | 1 765 | 7.8 | 568 | 2.7 | 1 104 | 10.5 | 661 | 5.4 | 442 | 3.3 | 126 | 1.7 |
| 18~ | 0 | 0.0 | 0 | 0.0 | 0 | 0.0 | 0 | 0.0 | 0 | 0.0 | 0 | 0.0 | 0 | 0.0 |
| 20~ | 2 | 0.2 | 2 | 0.4 | 0 | 0.0 | 2 | 1.0 | 0 | 0.0 | 0 | 0.0 | 0 | 0.0 |
| 25~ | 12 | 0.8 | 8 | 1.2 | 4 | 0.5 | 1 | 0.3 | 7 | 1.9 | 3 | 0.7 | 1 | 0.3 |
| 30~ | 31 | 1.5 | 23 | 2.2 | 8 | 0.8 | 13 | 2.7 | 10 | 1.7 | 6 | 1.0 | 2 | 0.5 |
| 35~ | 79 | 2.5 | 54 | 3.3 | 25 | 1.6 | 25 | 3.9 | 29 | 3.0 | 17 | 1.9 | 8 | 1.2 |
| 40~ | 126 | 2.8 | 77 | 3.8 | 49 | 1.9 | 46 | 6.1 | 31 | 2.5 | 41 | 2.5 | 8 | 0.9 |
| 45~ | 214 | 3.8 | 133 | 5.2 | 81 | 2.7 | 69 | 6.7 | 64 | 4.1 | 68 | 3.4 | 13 | 1.2 |
| 50~ | 273 | 5.5 | 207 | 7.6 | 66 | 2.9 | 124 | 9.3 | 83 | 5.9 | 53 | 3.5 | 13 | 1.8 |
| 55~ | 421 | 6.6 | 312 | 8.9 | 109 | 3.7 | 194 | 11.8 | 118 | 6.4 | 85 | 4.2 | 24 | 2.7 |
| 60~ | 452 | 8.5 | 354 | 12.0 | 98 | 4.1 | 233 | 15.7 | 121 | 8.3 | 78 | 4.7 | 20 | 2.8 |
| 65~ | 368 | 10.0 | 292 | 13.7 | 76 | 4.8 | 187 | 17.9 | 105 | 9.7 | 50 | 4.9 | 26 | 4.8 |
| 70~ | 220 | 8.5 | 179 | 11.2 | 41 | 4.1 | 119 | 14.2 | 60 | 7.9 | 33 | 5.0 | 8 | 2.4 |
| 75~ | 98 | 6.4 | 89 | 9.7 | 9 | 1.5 | 61 | 11.9 | 28 | 6.9 | 7 | 1.7 | 2 | 1.0 |
| 80+ | 37 | 5.2 | 35 | 8.0 | 2 | 0.7 | 30 | 12.4 | 5 | 2.6 | 1 | 0.5 | 1 | 1.2 |

附表4-11 成年男性血脂异常饮食治疗率按年龄及地区分布

| 年龄/岁 | 合计 | | 城市小计 | | 农村小计 | | 大城市 | | 中小城市 | | 普通农村 | | 贫困农村 | |
|---|---|---|---|---|---|---|---|---|---|---|---|---|---|---|
| | N | % | N | % | N | % | N | % | N | % | N | % | N | % |
| 小计 | 1 103 | 5.2 | 842 | 7.5 | 261 | 2.6 | 509 | 9.8 | 333 | 5.5 | 207 | 3.2 | 54 | 1.6 |
| 18~ | 0 | 0.0 | 0 | 0.0 | 0 | 0.0 | 0 | 0.0 | 0 | 0.0 | 0 | 0.0 | 0 | 0.0 |
| 20~ | 2 | 0.3 | 2 | 0.8 | 0 | 0.0 | 2 | 1.8 | 0 | 0.0 | 0 | 0.0 | 0 | 0.0 |
| 25~ | 10 | 1.2 | 6 | 1.5 | 4 | 1.0 | 1 | 0.5 | 5 | 2.4 | 3 | 1.3 | 1 | 0.6 |
| 30~ | 27 | 2.4 | 20 | 3.3 | 7 | 1.3 | 13 | 4.7 | 7 | 2.1 | 5 | 1.6 | 2 | 0.9 |
| 35~ | 57 | 3.3 | 43 | 4.8 | 14 | 1.7 | 20 | 5.6 | 23 | 4.4 | 10 | 2.1 | 4 | 1.2 |
| 40~ | 82 | 3.6 | 53 | 5.0 | 29 | 2.3 | 30 | 7.5 | 23 | 3.5 | 24 | 2.9 | 5 | 1.2 |
| 45~ | 116 | 4.2 | 83 | 6.3 | 33 | 2.3 | 40 | 7.7 | 43 | 5.4 | 30 | 3.1 | 3 | 0.6 |
| 50~ | 126 | 5.4 | 95 | 7.3 | 31 | 3.1 | 57 | 8.9 | 38 | 5.7 | 26 | 3.7 | 5 | 1.6 |
| 55~ | 189 | 6.6 | 138 | 8.8 | 51 | 3.9 | 86 | 11.4 | 52 | 6.4 | 38 | 4.1 | 13 | 3.3 |
| 60~ | 164 | 6.9 | 127 | 9.6 | 37 | 3.5 | 79 | 12.0 | 48 | 7.3 | 34 | 4.6 | 3 | 1.0 |
| 65~ | 158 | 9.3 | 124 | 12.9 | 34 | 4.6 | 79 | 16.5 | 45 | 9.3 | 21 | 4.5 | 13 | 4.9 |
| 70~ | 107 | 8.4 | 91 | 11.6 | 16 | 3.3 | 58 | 14.6 | 33 | 8.5 | 14 | 4.2 | 2 | 1.3 |
| 75~ | 48 | 6.4 | 45 | 9.6 | 3 | 1.1 | 31 | 12.1 | 14 | 6.6 | 1 | 0.5 | 2 | 2.0 |
| 80+ | 17 | 5.4 | 15 | 7.7 | 2 | 1.6 | 13 | 12.0 | 2 | 2.3 | 1 | 1.2 | 1 | 2.7 |

附表 4-12 成年女性血脂异常饮食治疗率按年龄及地区分布

| 年龄/岁 | 合计 | | 城市小计 | | 农村小计 | | 大城市 | | 中小城市 | | 普通农村 | | 贫困农村 | |
|---|---|---|---|---|---|---|---|---|---|---|---|---|---|---|
| | N | % | N | % | N | % | N | % | N | % | N | % | N | % |
| 小计 | 1 230 | 5.5 | 923 | 8.0 | 307 | 2.8 | 595 | 11.1 | 328 | 5.3 | 235 | 3.3 | 72 | 1.9 |
| 18~ | 0 | 0.0 | 0 | 0.0 | 0 | 0.0 | 0 | 0.0 | 0 | 0.0 | 0 | 0.0 | 0 | 0.0 |
| 20~ | 0 | 0.0 | 0 | 0.0 | 0 | 0.0 | 0 | 0.0 | 0 | 0.0 | 0 | 0.0 | 0 | 0.0 |
| 25~ | 2 | 0.3 | 2 | 0.7 | 0 | 0.0 | 2 | 1.3 | 0 | 0.0 | 0 | 0.0 | 0 | 0.0 |
| 30~ | 4 | 0.4 | 3 | 0.6 | 1 | 0.2 | 0 | 0.0 | 3 | 1.1 | 1 | 0.4 | 0 | 0.0 |
| 35~ | 22 | 1.5 | 11 | 1.5 | 11 | 1.4 | 5 | 1.8 | 6 | 1.3 | 7 | 1.6 | 4 | 1.2 |
| 40~ | 44 | 2.0 | 24 | 2.5 | 20 | 1.5 | 16 | 4.5 | 8 | 1.3 | 17 | 2.1 | 3 | 0.6 |
| 45~ | 98 | 3.5 | 50 | 4.0 | 48 | 3.1 | 29 | 5.7 | 21 | 2.8 | 38 | 3.7 | 10 | 1.8 |
| 50~ | 147 | 5.5 | 112 | 7.8 | 35 | 2.8 | 67 | 9.7 | 45 | 6.0 | 27 | 3.3 | 8 | 1.9 |
| 55~ | 232 | 6.6 | 174 | 9.0 | 58 | 3.6 | 108 | 12.2 | 66 | 6.3 | 47 | 4.2 | 11 | 2.2 |
| 60~ | 288 | 9.7 | 227 | 14.0 | 61 | 4.6 | 154 | 18.6 | 73 | 9.2 | 44 | 4.8 | 17 | 4.2 |
| 65~ | 210 | 10.5 | 168 | 14.5 | 42 | 5.0 | 108 | 19.1 | 60 | 10.1 | 29 | 5.2 | 13 | 4.7 |
| 70~ | 113 | 8.5 | 88 | 10.7 | 25 | 4.9 | 61 | 13.7 | 27 | 7.2 | 19 | 5.7 | 6 | 3.4 |
| 75~ | 50 | 6.5 | 44 | 9.8 | 6 | 1.9 | 30 | 11.8 | 14 | 7.1 | 6 | 2.7 | 0 | 0.0 |
| 80+ | 20 | 5.1 | 20 | 8.3 | 0 | 0.0 | 17 | 12.7 | 3 | 2.8 | 0 | 0.0 | 0 | 0.0 |

附表 4-13 成人血脂异常药物治疗率按年龄及地区分布

| 年龄/岁 | 合计 | | 城市小计 | | 农村小计 | | 大城市 | | 中小城市 | | 普通农村 | | 贫困农村 | |
|---|---|---|---|---|---|---|---|---|---|---|---|---|---|---|
| | N | % | N | % | N | % | N | % | N | % | N | % | N | % |
| 小计 | 1 687 | 3.9 | 1 137 | 5.0 | 550 | 2.6 | 676 | 6.4 | 461 | 3.8 | 393 | 2.9 | 157 | 2.2 |
| 18~ | 0 | 0.0 | 0 | 0.0 | 0 | 0.0 | 0 | 0.0 | 0 | 0.0 | 0 | 0.0 | 0 | 0.0 |
| 20~ | 0 | 0.0 | 0 | 0.0 | 0 | 0.0 | 0 | 0.0 | 0 | 0.0 | 0 | 0.0 | 0 | 0.0 |
| 25~ | 6 | 0.4 | 3 | 0.4 | 3 | 0.4 | 0 | 0.0 | 3 | 0.8 | 1 | 0.2 | 2 | 0.6 |
| 30~ | 14 | 0.7 | 10 | 0.9 | 4 | 0.4 | 5 | 1.1 | 5 | 0.8 | 4 | 0.7 | 0 | 0.0 |
| 35~ | 24 | 0.8 | 10 | 0.6 | 14 | 0.9 | 2 | 0.3 | 8 | 0.8 | 9 | 1.0 | 5 | 0.7 |
| 40~ | 85 | 1.9 | 41 | 2.0 | 44 | 1.7 | 24 | 3.2 | 17 | 1.3 | 34 | 2.1 | 10 | 1.1 |
| 45~ | 152 | 2.7 | 74 | 2.9 | 78 | 2.6 | 31 | 3.0 | 43 | 2.8 | 66 | 3.3 | 12 | 1.1 |
| 50~ | 197 | 3.9 | 125 | 4.6 | 72 | 3.2 | 67 | 5.1 | 58 | 4.1 | 52 | 3.4 | 20 | 2.7 |
| 55~ | 313 | 4.9 | 210 | 6.0 | 103 | 3.5 | 116 | 7.1 | 94 | 5.1 | 72 | 3.6 | 31 | 3.5 |
| 60~ | 329 | 6.2 | 219 | 7.4 | 110 | 4.6 | 138 | 9.3 | 81 | 5.6 | 76 | 4.6 | 34 | 4.8 |
| 65~ | 291 | 7.9 | 217 | 10.2 | 74 | 4.7 | 140 | 13.4 | 77 | 7.1 | 45 | 4.4 | 29 | 5.3 |
| 70~ | 175 | 6.7 | 138 | 8.6 | 37 | 3.7 | 91 | 10.8 | 47 | 6.2 | 27 | 4.1 | 10 | 3.0 |
| 75~ | 74 | 4.9 | 65 | 7.1 | 9 | 1.5 | 42 | 8.2 | 23 | 5.6 | 6 | 1.5 | 3 | 1.5 |
| 80+ | 27 | 3.8 | 25 | 5.7 | 2 | 0.7 | 20 | 8.3 | 5 | 2.6 | 1 | 0.5 | 1 | 1.2 |

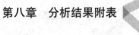

附表 4-14　成年男性血脂异常药物治疗率按年龄及地区分布

| 年龄/岁 | 合计 | | 城市小计 | | 农村小计 | | 大城市 | | 中小城市 | | 普通农村 | | 贫困农村 | |
|---|---|---|---|---|---|---|---|---|---|---|---|---|---|---|
| | N | % | N | % | N | % | N | % | N | % | N | % | N | % |
| 小计 | 763 | 3.6 | 528 | 4.7 | 235 | 2.4 | 306 | 5.9 | 222 | 3.7 | 167 | 2.6 | 68 | 2.0 |
| 18～ | 0 | 0.0 | 0 | 0.0 | 0 | 0.0 | 0 | 0.0 | 0 | 0.0 | 0 | 0.0 | 0 | 0.0 |
| 20～ | 0 | 0.0 | 0 | 0.0 | 0 | 0.0 | 0 | 0.0 | 0 | 0.0 | 0 | 0.0 | 0 | 0.0 |
| 25～ | 6 | 0.7 | 3 | 0.8 | 3 | 0.7 | 0 | 0.0 | 3 | 1.5 | 1 | 0.4 | 2 | 1.1 |
| 30～ | 14 | 1.2 | 10 | 1.7 | 4 | 0.8 | 5 | 1.8 | 5 | 1.5 | 4 | 1.3 | 0 | 0.0 |
| 35～ | 12 | 0.7 | 6 | 0.7 | 6 | 0.7 | 1 | 0.3 | 5 | 1.0 | 2 | 0.4 | 4 | 1.2 |
| 40～ | 52 | 2.3 | 26 | 2.4 | 26 | 2.1 | 14 | 3.5 | 12 | 1.8 | 22 | 2.7 | 4 | 1.0 |
| 45～ | 85 | 3.1 | 48 | 3.7 | 37 | 2.5 | 20 | 3.9 | 28 | 3.5 | 31 | 3.2 | 6 | 1.2 |
| 50～ | 97 | 4.2 | 62 | 4.8 | 35 | 3.5 | 32 | 5.0 | 30 | 4.5 | 27 | 3.9 | 8 | 2.6 |
| 55～ | 140 | 4.9 | 102 | 6.5 | 38 | 2.9 | 60 | 8.0 | 42 | 5.1 | 24 | 2.6 | 14 | 3.6 |
| 60～ | 114 | 4.8 | 76 | 5.8 | 38 | 3.6 | 45 | 6.8 | 31 | 4.7 | 27 | 3.6 | 11 | 3.6 |
| 65～ | 123 | 7.2 | 93 | 9.6 | 30 | 4.1 | 60 | 12.5 | 33 | 6.8 | 19 | 4.0 | 11 | 4.1 |
| 70～ | 71 | 5.6 | 58 | 7.4 | 13 | 2.7 | 38 | 9.6 | 20 | 5.2 | 9 | 2.7 | 4 | 2.5 |
| 75～ | 37 | 4.9 | 34 | 7.3 | 3 | 1.1 | 22 | 8.6 | 12 | 5.7 | 0 | 0.0 | 3 | 3.1 |
| 80+ | 12 | 3.8 | 10 | 5.1 | 2 | 1.6 | 9 | 8.3 | 1 | 1.1 | 1 | 1.2 | 1 | 2.7 |

附表 4-15　成年女性血脂异常药物治疗率按年龄及地区分布

| 年龄/岁 | 合计 | | 城市小计 | | 农村小计 | | 大城市 | | 中小城市 | | 普通农村 | | 贫困农村 | |
|---|---|---|---|---|---|---|---|---|---|---|---|---|---|---|
| | N | % | N | % | N | % | N | % | N | % | N | % | N | % |
| 小计 | 924 | 4.1 | 609 | 5.3 | 315 | 2.9 | 370 | 6.9 | 239 | 3.9 | 226 | 3.2 | 89 | 2.3 |
| 18～ | 0 | 0.0 | 0 | 0.0 | 0 | 0.0 | 0 | 0.0 | 0 | 0.0 | 0 | 0.0 | 0 | 0.0 |
| 20～ | 0 | 0.0 | 0 | 0.0 | 0 | 0.0 | 0 | 0.0 | 0 | 0.0 | 0 | 0.0 | 0 | 0.0 |
| 25～ | 0 | 0.0 | 0 | 0.0 | 0 | 0.0 | 0 | 0.0 | 0 | 0.0 | 0 | 0.0 | 0 | 0.0 |
| 30～ | 0 | 0.0 | 0 | 0.0 | 0 | 0.0 | 0 | 0.0 | 0 | 0.0 | 0 | 0.0 | 0 | 0.0 |
| 35～ | 12 | 0.8 | 4 | 0.6 | 8 | 1.0 | 1 | 0.4 | 3 | 0.7 | 7 | 1.6 | 1 | 0.3 |
| 40～ | 33 | 1.5 | 15 | 1.6 | 18 | 1.4 | 10 | 2.8 | 5 | 0.8 | 12 | 1.5 | 6 | 1.3 |
| 45～ | 67 | 2.4 | 26 | 2.1 | 41 | 2.6 | 11 | 2.2 | 15 | 2.0 | 35 | 3.4 | 6 | 1.1 |
| 50～ | 100 | 3.7 | 63 | 4.4 | 37 | 3.0 | 35 | 5.1 | 28 | 3.8 | 25 | 3.0 | 12 | 2.8 |
| 55～ | 173 | 4.9 | 108 | 5.6 | 65 | 4.0 | 56 | 6.3 | 52 | 5.0 | 48 | 4.3 | 17 | 3.4 |
| 60～ | 215 | 7.3 | 143 | 8.8 | 72 | 5.4 | 93 | 11.2 | 50 | 6.3 | 49 | 5.3 | 23 | 5.6 |
| 65～ | 168 | 8.4 | 124 | 10.7 | 44 | 5.3 | 80 | 14.1 | 44 | 7.4 | 26 | 4.7 | 18 | 6.5 |
| 70～ | 104 | 7.8 | 80 | 9.8 | 24 | 4.7 | 53 | 11.9 | 27 | 7.2 | 18 | 5.4 | 6 | 3.4 |
| 75～ | 37 | 4.8 | 31 | 6.9 | 6 | 1.9 | 20 | 7.9 | 11 | 5.6 | 6 | 2.7 | 0 | 0.0 |
| 80+ | 15 | 3.9 | 15 | 6.2 | 0 | 0.0 | 11 | 8.2 | 4 | 3.7 | 0 | 0.0 | 0 | 0.0 |

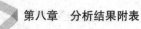
附表4-16 成人血脂异常饮食加药物治疗率按年龄及地区分布

| 年龄/岁 | 合计 | | 城市小计 | | 农村小计 | | 大城市 | | 中小城市 | | 普通农村 | | 贫困农村 | |
|---|---|---|---|---|---|---|---|---|---|---|---|---|---|---|
| | N | % | N | % | N | % | N | % | N | % | N | % | N | % |
| 小计 | 1 127 | 2.6 | 783 | 3.4 | 344 | 1.7 | 486 | 4.6 | 297 | 2.4 | 252 | 1.9 | 92 | 1.3 |
| 18~ | 0 | 0.0 | 0 | 0.0 | 0 | 0.0 | 0 | 0.0 | 0 | 0.0 | 0 | 0.0 | 0 | 0.0 |
| 20~ | 0 | 0.0 | 0 | 0.0 | 0 | 0.0 | 0 | 0.0 | 0 | 0.0 | 0 | 0.0 | 0 | 0.0 |
| 25~ | 5 | 0.3 | 3 | 0.4 | 2 | 0.3 | 0 | 0.0 | 3 | 0.8 | 1 | 0.2 | 1 | 0.3 |
| 30~ | 7 | 0.3 | 5 | 0.5 | 2 | 0.2 | 2 | 0.4 | 3 | 0.5 | 2 | 0.4 | 0 | 0.0 |
| 35~ | 14 | 0.4 | 4 | 0.3 | 10 | 0.6 | 0 | 0.0 | 4 | 0.4 | 5 | 0.6 | 5 | 0.7 |
| 40~ | 51 | 1.1 | 27 | 1.3 | 24 | 0.9 | 16 | 2.1 | 11 | 0.9 | 19 | 1.2 | 5 | 0.6 |
| 45~ | 94 | 1.7 | 46 | 1.8 | 48 | 1.6 | 20 | 2.0 | 26 | 1.7 | 41 | 2.1 | 7 | 0.7 |
| 50~ | 131 | 2.6 | 89 | 3.3 | 42 | 1.9 | 50 | 3.8 | 39 | 2.8 | 32 | 2.1 | 10 | 1.4 |
| 55~ | 205 | 3.2 | 143 | 4.1 | 62 | 2.1 | 90 | 5.5 | 53 | 2.9 | 46 | 2.3 | 16 | 1.8 |
| 60~ | 223 | 4.2 | 154 | 5.2 | 69 | 2.9 | 99 | 6.7 | 55 | 3.8 | 52 | 3.1 | 17 | 2.4 |
| 65~ | 200 | 5.4 | 150 | 7.1 | 50 | 3.2 | 100 | 9.6 | 50 | 4.6 | 30 | 2.9 | 20 | 3.7 |
| 70~ | 125 | 4.8 | 98 | 6.1 | 27 | 2.7 | 64 | 7.6 | 34 | 4.5 | 19 | 2.9 | 8 | 2.4 |
| 75~ | 54 | 3.6 | 48 | 5.2 | 6 | 1.0 | 32 | 6.3 | 16 | 3.9 | 4 | 1.0 | 2 | 1.0 |
| 80+ | 18 | 2.6 | 16 | 3.7 | 2 | 0.7 | 13 | 5.4 | 3 | 1.5 | 1 | 0.5 | 1 | 1.2 |

附表4-17 成年男性血脂异常饮食加药物治疗率按年龄及地区分布

| 年龄/岁 | 合计 | | 城市小计 | | 农村小计 | | 大城市 | | 中小城市 | | 普通农村 | | 贫困农村 | |
|---|---|---|---|---|---|---|---|---|---|---|---|---|---|---|
| | N | % | N | % | N | % | N | % | N | % | N | % | N | % |
| 小计 | 507 | 2.4 | 362 | 3.2 | 145 | 1.5 | 217 | 4.2 | 145 | 2.4 | 108 | 1.7 | 37 | 1.1 |
| 18~ | 0 | 0.0 | 0 | 0.0 | 0 | 0.0 | 0 | 0.0 | 0 | 0.0 | 0 | 0.0 | 0 | 0.0 |
| 20~ | 0 | 0.0 | 0 | 0.0 | 0 | 0.0 | 0 | 0.0 | 0 | 0.0 | 0 | 0.0 | 0 | 0.0 |
| 25~ | 5 | 0.6 | 3 | 0.8 | 2 | 0.5 | 0 | 0.0 | 3 | 1.5 | 1 | 0.4 | 1 | 0.6 |
| 30~ | 7 | 0.6 | 5 | 0.8 | 2 | 0.4 | 2 | 0.7 | 3 | 0.9 | 2 | 0.7 | 0 | 0.0 |
| 35~ | 9 | 0.5 | 4 | 0.5 | 5 | 0.6 | 0 | 0.0 | 4 | 0.8 | 1 | 0.2 | 4 | 1.2 |
| 40~ | 30 | 1.3 | 17 | 1.6 | 13 | 1.1 | 9 | 2.2 | 8 | 1.2 | 11 | 1.3 | 2 | 0.5 |
| 45~ | 49 | 1.8 | 28 | 2.1 | 21 | 1.4 | 11 | 2.1 | 17 | 2.1 | 20 | 2.1 | 1 | 0.2 |
| 50~ | 62 | 2.7 | 42 | 3.2 | 20 | 2.0 | 22 | 3.5 | 20 | 3.0 | 16 | 2.3 | 4 | 1.3 |
| 55~ | 94 | 3.3 | 69 | 4.4 | 25 | 1.9 | 48 | 6.4 | 21 | 2.6 | 17 | 1.9 | 8 | 2.1 |
| 60~ | 78 | 3.3 | 54 | 4.1 | 24 | 2.3 | 29 | 4.4 | 25 | 3.8 | 21 | 2.8 | 3 | 1.0 |
| 65~ | 87 | 5.1 | 66 | 6.8 | 21 | 2.9 | 46 | 9.6 | 20 | 4.1 | 12 | 2.6 | 9 | 3.4 |
| 70~ | 51 | 4.0 | 43 | 5.5 | 8 | 1.6 | 28 | 7.1 | 15 | 3.9 | 6 | 1.8 | 2 | 1.3 |
| 75~ | 26 | 3.5 | 24 | 5.1 | 2 | 0.7 | 16 | 6.2 | 8 | 3.8 | 0 | 0.0 | 2 | 2.0 |
| 80+ | 9 | 2.8 | 7 | 3.6 | 2 | 1.6 | 6 | 5.6 | 1 | 1.1 | 1 | 1.2 | 1 | 2.7 |

**附表 4-18　成年女性血脂异常饮食加药物治疗率按年龄及地区分布**

| 年龄/岁 | 合计 | | 城市小计 | | 农村小计 | | 大城市 | | 中小城市 | | 普通农村 | | 贫困农村 | |
|---|---|---|---|---|---|---|---|---|---|---|---|---|---|---|
| | N | % | N | % | N | % | N | % | N | % | N | % | N | % |
| 小计 | 620 | 2.8 | 421 | 3.6 | 199 | 1.8 | 269 | 5.0 | 152 | 2.5 | 144 | 2.0 | 55 | 1.4 |
| 18~ | 0 | 0.0 | 0 | 0.0 | 0 | 0.0 | 0 | 0.0 | 0 | 0.0 | 0 | 0.0 | 0 | 0.0 |
| 20~ | 0 | 0.0 | 0 | 0.0 | 0 | 0.0 | 0 | 0.0 | 0 | 0.0 | 0 | 0.0 | 0 | 0.0 |
| 25~ | 0 | 0.0 | 0 | 0.0 | 0 | 0.0 | 0 | 0.0 | 0 | 0.0 | 0 | 0.0 | 0 | 0.0 |
| 30~ | 0 | 0.0 | 0 | 0.0 | 0 | 0.0 | 0 | 0.0 | 0 | 0.0 | 0 | 0.0 | 0 | 0.0 |
| 35~ | 5 | 0.3 | 0 | 0.0 | 5 | 0.7 | 0 | 0.0 | 0 | 0.0 | 4 | 0.9 | 1 | 0.3 |
| 40~ | 21 | 0.9 | 10 | 1.1 | 11 | 0.8 | 7 | 2.0 | 3 | 0.5 | 8 | 1.0 | 3 | 0.6 |
| 45~ | 45 | 1.6 | 18 | 1.4 | 27 | 1.7 | 9 | 1.8 | 9 | 1.2 | 21 | 2.1 | 6 | 1.1 |
| 50~ | 69 | 2.6 | 47 | 3.3 | 22 | 1.8 | 28 | 4.1 | 19 | 2.6 | 16 | 1.9 | 6 | 1.4 |
| 55~ | 111 | 3.1 | 74 | 3.8 | 37 | 2.3 | 42 | 4.7 | 32 | 3.1 | 29 | 2.6 | 8 | 1.6 |
| 60~ | 145 | 4.9 | 100 | 6.2 | 45 | 3.4 | 70 | 8.5 | 30 | 3.8 | 31 | 3.4 | 14 | 3.4 |
| 65~ | 113 | 5.7 | 84 | 7.2 | 29 | 3.5 | 54 | 9.5 | 30 | 5.1 | 18 | 3.2 | 11 | 4.0 |
| 70~ | 74 | 5.6 | 55 | 6.7 | 19 | 3.7 | 36 | 8.1 | 19 | 5.1 | 13 | 3.9 | 6 | 3.4 |
| 75~ | 28 | 3.6 | 24 | 5.3 | 4 | 1.3 | 16 | 6.3 | 8 | 4.1 | 4 | 1.8 | 0 | 0.0 |
| 80+ | 9 | 2.3 | 9 | 3.7 | 0 | 0.0 | 7 | 5.2 | 2 | 1.9 | 0 | 0.0 | 0 | 0.0 |

# 附录 1

# 各省及各监测点工作队名单

## 北京市

### 北京市

马彦、赵耀、黄磊、沙怡梅、金庆中、李红、喻颖杰、滕仁明、马晓晨、李春雨、马蕊、王超、信信、郭丹丹、余晓辉

### 西城区

周红玲、杨青俊、简友平、徐俊、高平、关红焱、王冰、宋超、曹玮、杨宏、吴金霞、魏泽明、李丽

### 崇文区

卢建霞、常志荣、宋美芳、苑建伟、陈艳华、李楠、孙志锋、段旭、续文阁、孙鑫、宋光辉、田飞、刘宏杰、顾金龙、张力伟、张昊添、沈中波、高玉林、高鹏、王英娣

### 怀柔区

张武力、孙继东、路海英、赵明星、刘建荣、赵艳华、常姗姗、张伟涛、赵娟、张海龙、坑斌、孟晓娟、李宏刚、王红卫、孙建飞、柳丹、陈玲霞、杨丽梅、李福军、郭雪

### 延庆区

王晓云、陈静、姜德元、王凤兰、汪会文、张琨、王绍华、张镇权、万帝、赵铁云、刘鑫、刘凡、赵璐、刘艳妍、李美丽、林强、李行行、张立峰、付代生、李淑君

### 东城区北部

潘京海、邹艳杰、黄露、付秀影、顾凯辰、闫银锁、崔禾、王琳、魏祥、赵丹宁、吴伟、许晓玲、王峥、李玉梅、李珊珊、王婷、刘芳

### 东城区南部

王联君、刘晶磊、常志荣、孙志锋、孙中华、杨晓霞、王东瑞、高鹏、阙然、李艳宇、王璞、徐斌斌、段旭、孙鑫、续文阁、宋光辉、满洋、沈中波、高玉林

## 天津市

### 天津市

韩金艳、张磊、江国虹、常改、李静、刘昊、潘怡、王文娟、徐忠良

### 河西区

吴宗毅、王宝奎、丁祝平、张之健、郑鸿庆、温来欣、王淼、韩玉莹、李爱民、王玉、高菲、张黎波、曹明丽、王旭、张璐、袁丽宏、李旺、王偲

### 北辰区

刘文利、张景江、李玉梅、徐国和、冯润洲、顾文奎、虞宝颖、李娟、戴晓荣、朱金雷、

霍兰英、张志英、吴玉丽、薛春杰、王淑惠、赵娣伟、杨光、孙增勇、董建霞、王敏、赵长龙、孙洪峡、张婕、赵凤仙

### 静海县

强淑红、刘绍英、李勇、陈忠花、王娅、张婵、赵光义、刘东、刘蕾、王金栋、姜雪晴、冯娟、杨敬金、翟庆生、董伟、刘寒、郝杰、刘金星、胡艳恒、胡子强、于英红、马娟娟、陈静、马俊红、骆春梅、张婵、杨丽、刘光燕、郑惠文、翟丹、胡琴

## 河北省

### 河北省

李建国、朱小波、宋立江、刘长青、田美娜、石永亮、陈磊、何玉伏、吕佳、叶坤

### 唐山市迁安市

马宝贵、李成林、刘海峰、许志海、韩秀新、张建中、王小辉、王秀娟、张刚、王娜、周翠侠、刘长英、厉艳欣、刘芳、王翠玲、肖淑玉

### 唐山市开平区

邓伟、高静、林海霞、刘建新、刘建业、杨鸽、肖福胜、孙长志、刘蕾、郑杰、韩蕊、董国会、孙晶、王秀华、何洁、陈赛丹、王建伟、吴丽媛、董珍珍

### 石家庄市新华区

赵川、周吉坤、吴立强、陈凤格、赵伟、李波、徐保红、高伟利、贾志刚、白萍、范尉尉、杨军、翟士勇、陈雨、倪志红、楚秋霞、王月敏、杜亚青、马月兰、李秀娟

### 邯郸市邯山区

杨永清、董伯森、张卫平、王树森、王立生、李梦轩、郝敏、李秀霞、朱永芳、张雪玲、高鹏、孙红梅、邢洁、郭智斌、杜新荣、褚松玲、王海涛、李媛媛、石坤、叶志萍

### 石家庄市井陉县

赵川、周吉坤、李彦春、李占军、陈凤格、赵伟、徐保红、高伟利、刘会林、郝吉琳、冯冬颖、李贺、左彦生、白萍、张静高玲、梁晓娟、高丽芳、赵艳宾、李秀娟

### 秦皇岛市昌黎县

杨希存、刘波、龙和平、李东运、张玉民、马艳玲、霍长有、刘兰吉、李莉、时晨、张伏静、贾玉海、张晓东、张德云、马辉、徐春梅、李建辉、刘洋、宋仲越、赵东

### 邯郸市涉县

杨永清、董伯森、张卫平、王树森、王立生、李梦轩、郝敏、刘永为、陈长华、李秀忠、江军平、史二丽、谢和平、宋小会、于立新、张跃秋、杨然、刘保英、孟卫丽、马海芳

### 衡水市武强县

林彦全、王玉春、吴蕊丽、夏晴、白平章、高江华、谷旭阳、段景涛、康世明、李颖、张书玲、刘飞、宋魁武、郑珊珊、张宁、栗念东、耿建芬、闻雅婷、王凤霞、贾翠翠、马新静、孙帅、郝娜、魏国亮、王敏伦、刘佳帅、孙贺、张会

## 山西省

### 山西省

柴志凯、任泽萍、李成莲、李学敏、边林秀、李淑琴

### 太原市迎泽区

赵艳红、郭淑赟、蔡娜、李潭香、田志忠、董静、李红梅、续伟明

晋中市榆次区

成广明、倪金喜、李燕青、连永光、郑永萍、曹晓玲、郭秀峰、胡云

临汾市大宁县

雷瑞芳、温清秀、房淑娟、马云平、李晓芳、刘婕、李艳婕、尚教平

忻州市河曲县

杜永田、吕维林、张继业、赵艳梅、张高峰、苗艳青、薛艳华、张馨天

忻州市河曲县

杜永田、吕维林、岳增池、张继叶、张高峰、宋国荣、张伟平、苗艳青、薛艳花、赵艳梅、韩艳萍、武贞平、张淑琴、王丽芳、翟改莲、王舒晴

长治市襄垣县

郭彦中、解茂庭、何敏、张李玲、连先平、李强、高红、连建军

阳泉市平定县

王芝纯、白海林、贾源瑶、张向涛、武金平、韩有志、吴艳红、康平、白丽、白建丽、李璐、吕之珺、侯晓雁、潘雅菊、杨艳

## 内蒙古自治区

内蒙古自治区

王文瑞、王海玲、宋壮志、崔春霞、蒲云霞

呼和浩特市

王红霞

包头市

贾恩厚、戴纪强、张素艳

赤峰市

崔旭初、靳桂才

通辽市

何玉龙

巴彦淖尔市

王洪亮、韩爱英

呼和浩特市新城区

丛中笑

包头市石拐区

雒引

赤峰市敖汉旗

曹国峰

通辽市库伦旗

范广飞

巴彦淖尔市五原县

杨佐鹏

通辽开鲁县

王国华

## 辽宁省

### 辽宁省

赵卓、李绥晶、栾德春、李欣、刘钟梅、刘向军、金旭伟、王瑞珊、任时、石铁跃、孙静、崔玉丰、李卓芳、于欣、王凯琳、宋蕴奇、高邦乔、程艳菲、丛源、麻懿馨、范文今、邹淼

### 沈阳市

董丽君、杨楠、陈慧中、刘博、苏孟、刘雪梅、张迅、常春祥、候哲、张虹、连英姿、张玉黔、张强、杨海佳、李延军、刘东义、许志广、郭永义

### 大连市

赵连、张建群、孟军、袁玉、王凡、李瑞、宋晓昀、郑晓南、张磊、徐小冬、徐峰、杨丽君、陈颖、王晓静、姜振华、白欣、李倩、杜玉洁、许莹

### 阜新市

文永红、包昕、黄立冬、蒋春梅、马玉霞、路大川、罗周正、徐艳、李木子、杜波、张涛、韩立新、张宏生、林伟亮、郭铁志、王敏

### 丹东凤城市

隋立军、朱文利、魏杰、白杨、曲晟鸣、王帅、洪江、徐丽娟、刘靖瑰、康宵萌、管先聪、李杰、赫英飞、张晓美、蔡克锋、付大成、刘丽华、崔丹、刘力田、佟成训

### 沈阳市沈河区

王铁元、张革、于路阳、韩磊晶、马萍、何婧、李梅梅、牟玉、谷领、孙宇

### 大连市中山区

曲海、谌启鹏、吕德贤、赵京漪、初高峰、孙旭、刘学东、于世才、吕忠楠、汪洋、朱杰、姜大栋、郭琪

### 大连市沙河口区

曹苏、王浩、迟志远、张晓航、夏京、崔为军、吕嫔、孙海、关黎明、张雪、许晓琪、王慧楠、黄鹤、马丽丽、王卓文、徐桂花、张烨、刘成程、滕勇胜、赵秀秀、刘晓梅、高雪、张波、于丽辉、陈丽

### 阜新市太平区

孟宇、张建瑞、卢伟、马玉宏、项微、穆艳涛、丁春露、马桂玲、康红梅、胡颖、王玥、郭玉兰、周万丽

### 抚顺市抚顺县

张英莉、王伟、郭大为、高晓秋、刘景坤、孙继发、纪伟、陈淼、金明德、徐光、王林、孙志强、吴娜、秦昊、孙晓颖、张燚、于淼、徐哲、祝喆、关涛、孙志刚、张辉、叶永青、王海、王瑞伟、吴跃环、罗广田

### 丹东市宽甸满族自治县

杨成武、张忠敏、胡志钢、姜福娜、王成都、刘雯雯、王玉明、武黎明、姜文明、谢通、张凤媛、徐志刚、贾宽、肖万玲、孙吉毓、赫英智、姜忠胜、吴贵安、吴丽娜、李爽、刘丽华、王晓霞

## 吉林省

### 吉林省

方赤光、刘建伟、白光大、张丽薇、付尧、翁熹君、郭金芝、张晶莹、吴晓刚、寇泊洋

### 长春市朝阳区

吴静、李为群、许勇、邰晓维、姜学敏、陈辉、李英、李向丽、金英淑、孙兰华、安楠、马维峰、孙晓波、王伟、李民、付昕光、杨静、刘志成、陈洪、李国明、马翠萍、马强

### 吉林市龙潭区

王旭东、周世忠、李心焱、于玲、李晶、张国富、张成海、吴云、郑敏、李立杰、郝桂玲、闫春玲、高学军、董晓雪、孙丹、刘丹、李昕、焦玉国、姜巍、殷智红、张莹、刁红时

### 辽源市东丰县

于浦青、王庆仁、丛玉玲、刘亚芬、张莹、王曦、郑祥庚、宋飞、郭颖、孙继红、于祥宇、陈洪浩、王宝库、赵晶、相恒红、姜丽、聂颖坤、耿冬梅、钟艳丽、尹志君、李敏、潘春林、张继娟、郑丽萍、刘小斌、郑微、武烨、于德发

## 黑龙江省

### 黑龙江省

姜戈、秦爱萍、许丽丽、李美娇、靳林、庞志刚、刘丽艳、刘淑梅

### 宁安市

马艳萍、曹玉梅、杨秀丽、李晶、彭晶、刘欣、樊海、王效彬、陈红娜、吴红霞、李秀成、郑喜红、廉明浩、贾青鑫、刘香、夏季峰、张淑华、徐虎善、朱静彬、朱嘉宁

### 哈尔滨市道外区

赵丽红、李红叶、陈爽、张萍、李岐东、汤大开、李淑环、臧伯夫、蒋玉宏、聂秀敏、杨守力、管永斌、刁映红、张波、陈俊儒、李秀彬

### 哈尔滨市南岗区

杨丽秋、何慧、于波、任娇娇、马滨胜、范玉松、何晓东、刘晓巍、单晓丽、王威娜、宁琳琳、范玉松

### 哈尔滨市延寿县

王岩峰、鲍金亮、刘岩松、姜立冬、杜凤娇、韩波、吕淼、张志冬、孙伟、杨磊、叶冬军、杨亦然、孙国伟、张佳文

### 黑河市孙吴县

裴秀荣、张伟、张司宇、刘同鑫、王国栋、毕帅、郭晓岩、李富强、唐明宇、郑龙军、齐欣、李婷婷、赵莉、王玉英、万晓慧、白华、丛桂敏、代梦楠、吕姗、仲崇民、赵青锋、潘丽

### 齐齐哈尔市依安县

娄铁峰、李英杰、李利涛、翟立辉、孙永忠、温殿勇、杨敬东、陈月梅、聂永新、石金刚、宿福生、王军、陈居英、赵红、宿阳、李晶鑫、仇荣英、马凤勤

## 上海市

### 上海市

郭常义、邹淑蓉、宋峻、施爱珍、朱珍妮、黄翠花、汪正园、臧嘉捷、姜培珍、宓铭

### 黄浦区

周建军、王烨菁、马立芳、何霭娜、单成迪、周伟明、曹云、王黎红、邵丹丹、姜计二、陈慧娟、姚伟庆、杨辰玲、钟月秋、戚宏磊、董琳娟、张汝芸、王静、钟莹、王芸

### 长宁区

孙晨光、张泽申、许浩、吴金贵、黄峥、唐传喜、刘小祥、金蓓、吴国莉、徐慧萍、卢国良、

陆敏、沈斌杰、施理达、史徽君、王鑫、沈佳颖

### 虹口区
龚向真、姚文、亓德云、付泽建、林可、沈静、许鞞、唐漪灵、宦群、张斌、余秋丽、魏伟健、陈琰、朱嘉琳、金弘毅、徐婷婷、朱敏、刘宝珍、茅美萍、祝杰

### 青浦区
吴健勇、高红梅、马英、朱忆闻、杨洋、李燕、付红、蔡静莲、陈云、李丹华、张彩娟、沈茜妍、费琼、张亚军、蔡红妹、俞春明、姚卫英、马春来、吴建刚、徐军

### 崇明县
钟萍、龚飞、黄菊慧、王雪蕾、陈锦岳、陈丽、沈乃钧、朱小称、王锦香、朱菁、成纲、钱志华、顾玉美、陈泉、陈辰、顾胜萍、张卫星

## 江苏省

### 江苏省
周明浩、周永林、戴月、甄世祺、张静娴、朱谦让

### 南京市
谢国祥、郭宝福、金迪、祝白春

### 海门市
陆洪斌、陆鸿雁、卫笑冬、丁爽

### 泰州市
胡金妹、黄久红

### 淮安市
过晓阳

### 南京市秦淮区
朱亦超、冯佩蓉

### 南京市浦口区
林其洲、郑爱林

### 南京市溧水区
吴涛、章红顺

### 泰州市高港区
王金宏

### 淮安市洪泽区
于浩、刘海强、成艳

## 浙江省

### 浙江省
丁钢强、章荣华、黄李春、孟佳、周标、黄恩善、方跃强

### 杭州市江干区
蒋雪凤、高海明、方叶珍、胡春容、钟小伶

### 杭州市下城区
周晓红、席胜军、王峥、商晓春、陈国伶、李旭东、方来凤

**宁波市江东区**

张立军、戎江瑞、蒋长征、胡丽明、杨双喜

**金华市金东区**

郑寿贵、黄礼兰、王翠蓉、王会存、严瑶琳

**桐乡市桐乡县**

钱一建、许皓、施坤祥、王春梅、方惠千、姚炜、徐迪波

**丽水市松阳县**

赵永伟、叶金龙、黄丽燕、洪秉晖、王春红、兰陈花

**湖州市安吉县**

刘波、郑芝灵、梁志强、徐明

## 安徽省

**安徽省**

金少华、王淑芬、徐粒子、朱剑华、鲍军辉、孟灿、陈志飞

**巢湖市**

王义江、肖东民、叶正文、宋玉华、魏道文、杨志刚、金姗姗、吕少华、苏光明、王迎春、魏瑞芳、周敏、张志宽、董翠翠、王红、马晓林、汤华、张玲、倪琴琴、俞华

**合肥市瑶海区**

王俊、许阳、胡俊、朱晴晴、刘川玲、任平、方其花、汪婷、季宏霞马慧、黄洋、刘芳宇、黄敏

**安庆市迎江区**

王学明、陈述平、李贤相、王敏、金育红、陈剑、冯皓、查玮、王祥瑞、刘斌、高伟林、武辛勤、张红梅、丁绮荣、方青、黄德威

**安庆市大观区**

程立、陈静、张志平、王林

**安庆市怀宁县**

朱厚定、何家权、何红霞、汪利兵、刘观友、张亚毅、汪小昆、汪媛、王慧、查琰、杨兰兰、李珏、江宜兰、刘芳、凌麟、琚海琴、李道具、吕凤英、王大春

**亳州市利辛县**

李传涛、武卫东、赵磊、卢洁萍、马雨露、孙保勤、刘琳(女)、闫伟、刘琳(男)、李影、赵梦媛、胡东平、乔晓燕、张颖、李杰、王海青、康伟伟、侯萍银、张硕、苏欣

**阜阳市蒙城县**

彭鸥、王勇、李银梅、薛柯华、王彬彬、李艳丽、慕孟侠、龙芳红、谭博、王伟、许辉、乔峰、李伟、陈勇、葛琛琛、桂朋、赵玲、李凡、李凤、李杰龙

## 福建省

**福建省**

郑奎城、赖善榕、陈丽萍、苏玲、薛春洪、何达、吴慧丹、阳丽君、张振华、林在生

**福清市**

林茂祥、黄圣兴、陈祖凰、郑德斯、罗镇波、何道逢、施育珍、赖晓燕、张敦明、钟红华、王财福、刘开武、林少华、黄于玲、林星、薛兵、林东、邓国权、何立强、何忠清

**厦门市思明区**

牛建军、荣飚、梁英、白宏、洪华荣、王娟、陈剑锋、黄小金、王宝珍、叶秀恋、施红、曾妍、李恩、林炜、骆和东、黄建炜、李莉、徐雪荣、沈惠燕、黄世杰

**福州市仓山区**

张晓阳、郑高、徐幽琼、刘小华、王晓旭、何颖荣、谢廼鸿、张秋、邱凤金、汪攀、陈国兴、杨红、陈善林、王代榕、潘素敏、林天坦、陈鑫星、陈勤、陈玲芳、林瑾琼

**福州市闽清县**

邓邦昌、吴仙忠、刘雅芬、张银川、温联煌、陈诗江、郑燕慈、刘珠华、黄夏钗、黄潘、余玲莺、张剑萍、李志敏、郑祥萍、张凤娇、张莹

**漳州市南靖县**

黄春兰、简必安、黄小凤、彭汉真、肖振海、吴征峰、肖艺红、吴思全、黄滨、游锦加、林宝财、吴小玲、韩毅锋、成方昇、王惠燕、郭月荫、庄云婧、张新荣、王素卿、吴国梁

## 江西省

**江西省**

付俊杰、何加芬、秦俊、王永华、徐岷、刘晓玲、宋迎春、宋孝光

**樟树市**

皮林敏、邹小平、敖水华、邹珍珍、黄庆、羊晓辉、钟琪

**南昌市东湖区**

颜兴伟、樊吉义、胡堂秀、徐幼莉

**抚州市广昌县**

温木贵、崔万庆、唐晓龙、王志珍

**上饶市万年县**

冯敏、王址炎、蔡丹娜、胡军、张甫生、李小青、蔡燕、盛根英、李小霞、程水娥、应萍、李美华、董思伟、吴少莲、李鸿春、陈国安

**宜春市宜丰县**

李斌、王建平、周苏、熊斌洪、欧阳文秀、余良

**赣州市龙南县**

曾政国、钟灵、曾景、廖峻峰、赖永赣、彭旻微、傅秋生、钟雄文

## 山东省

**山东省**

周景洋、赵金山、张俊黎、闫静弋、唐慧、吴光健、肖培瑞、于连龙、张天亮、李蔚

**潍坊市昌邑市**

刘子洪、李出奎、毛兴林、韩大伟、明大勇、张京章、元修泰、孙洪波、姜在东、孙晓峰

**烟台市蓬莱市**

宁福江、牛田华、张利泉、张强、纪经海、秦宏展、马恒杰、张文华、曲艳、赵冲、葛安民、李波、李振、刘姗姗、吴涛、董鹏、马进海、陈红、张静、张国英、李莹、李金环、巩丽华

**济南市历下区**

马守温、范莉、张广莉、郑燕、刘萍、邵传静、周敏、王甲芳、陈曦、王立明、李春蕾、陈兢波、张俊涛、焦桂华

### 青岛市市北区

惠建文、辛乐忠、薛守勇、杨敏、邹健红、张海静、朱志刚、刘侠、王春辉、王康、曹玮琳、孟泉禄、王铁一、宋永宁、宁昌鹏、刘志翔、王霞、田海珍、于文霞、张绍华

### 莱芜市莱城区

高永生、王金刚、吴莉、孙国锋、狄芳、朱翠莲、许玉荣、亓哲、毕顺霞、王宁、韩东、亓霞、董爱凤、亓金凤、邱伟、卢清春、宋涛、吕慎军

### 济宁市泗水县

王孟祯、孔祥坤、李锋、姚守金、吴运良、刘蕾、徐艳、张元晴、张建国、颜艳、张玉凤、赵凤德、杨洪俊、刘科、董燕、董文军、李东升、王爱敏、朱宁兵、纪炜、冯甲星、冯广丽、张伟

### 泰安市宁阳县

张尚房、张军、薛兴忠、刘婷婷、于庆国、曹晶、杜秋霞、张汉新、张振、张兆喜、薛跃、赵婷婷、刘静静、崔金朋、崔克阶、王刚、张伟、许笑振、黄士泉、朱星光

### 滨州市利津县

薄其贵、赵观伟、张沐霞、延进霞、尚英霞、李志彬、张春华、田育秋、许丽丽、陈雪璐、张岩江、李安华、张连庆、李月美、李俊珊、李金波、张彬、张秀英、王霞、刘芳芳

## 河南省

### 河南省

张丁、张书芳、付鹏钰、叶冰、周昇昇、詹瑄、钞凤、李杉、苏永恒、张二鹏

### 洛阳市

杨晓华、李克伟、张玉兰、宋现、郭燕、杨宗义、赵卫

### 郑州市

郭亚玲、韶声波、郑天柱、董志伟、窦红星、张静清、贺凯新、徐向东、王志涛、沈艳丽、程春荣、董珂

### 郑州市金水区

王慧敏、陈瑞琴、刘纪军、张威娜、杨军燕、杨彦宾、丁照宇、宋岩、白玮志、付俊生、张洁、冯璐、王豪佳、田玉翡、郑丽红、卢静、王晓峰、王培培、李瑞燕、杨岚

### 洛阳市吉利区

崔振亚、张兴波、郭建立、张春华、席兵、高静

### 洛阳市西工区

周梦甲、曹元平、姚孝勋、潘建丽、曲红、沈斌、张建民、张军

### 濮阳市台前县

李志刚、王瑞卿、麻顺广、孙冬焕、刘广学、李梦河、陆全银、姚如春、陈祥金、侯永昌、仇爱英、刘瑞英、张爱华、姚琪、徐婧、侯宪清、侯平、王洪伦、吕寻斌、邱素萍

### 商丘市虞城县

张婷、刘运学、王渊祥、宋爱君、贺霞、王咏梅、李灏阳、王庆丽、祁冬梅、霍苑苑、王迎春、席珂、崔艳秋、杨臻、张贝贝、崔奇、史秋峰、张占营、谢梦琪、张野

### 周口市商水县

徐宝华、师全中、赵磊、李志红、杨雪琴、邵海峰、王丽敏、王艳、朱弘伟、王兵、周俊丽、

张发亮、许丽雅、刘培

**南阳市唐河县**

邢运生、何昌宇、张付豪、郭庆敏、顾玉娟、龚改玲、王付雅、白雁、刘金富、赵璐、和颖、王燕、方圆、李飒、刘琼、刘宇勇、房培培、刘佳音、张潜毅、仝梅岭

**开封市开封县**

耿振新、马师、杨家峰、杨红波、张文玉、耿红彬、张玉祥、耿圆圆、崔彩丽、范梦晓、张林静、孟红艳、张丽、郭永慧、田高杰、郭盈志、邢美丽、李雪、李冰、董玉军

**平顶山市宝丰县**

李月红、郭建慧、何晓辉、郝宝平、郭永亮、张慧娟、吴一凡、程向勋、陈东耀、余新民、王恩宽、赵俊鹏、王淑娜、宋耀丽、郭强、李志红、邢海娜、魏大旭、宋亚涛

## 湖北省

**湖北省**

史廷明、龚晨睿、刘爽、程茅伟、刘晓燕、李骏、张弛、易国勤、周学文

**鄂州市**

杨爱莲、陈敬义、熊伟、秦艺、严松、王守槐、朱雷、陈思、余双、丁建林、刘汉贵、李莎、曹秀珍、赵敏、李君、罗敏、王浩、严绍文、夏超、柏良梅、詹刚、吴礼俊、李隽

**武汉市江汉区**

孙福生、周方、陈莉、陈再超、卢俊、黄凌云、胡革玲、杨琳、王珊珊、刘凯、涂钟玲、刘汉平、吕东坡、黄金华

**襄阳市襄州区**

李家洪、杨艳玲、祝贵才、孟红岩、骆敏、陈向云、邓少勇、郭凤梅、晏高峰、李凤琴、马新萍、邵英、窦凤丽、陈诗阳、范丽梅、王建春、石磊、彭珍、罗秀梅、武俊敏、杭连菊、张德让、张海波、卓永弟

**武汉市黄陂区**

韩墨、夏子波、吴艺军、董爱珍、王兵、宋程华、梅耀玲、甘晋、陈应乾、梁燕平、白长根、杜美芳、董晓琴、姜春才、陈自松、谢静、甘久思、喻腊梅、梅敏、谌智明、胡新明、王勇华、彭林、刘俊松、彭国和、魏沨

**十堰市房县**

张宗跃、邓发基、赵大义、易新欣、宋贝贝、李洪乔、马跃、刘运秀、朱晓红、徐开琴、杨培凤、李远娥、代菊华、杨鹏、王多为、李广平、刘青青、李奎、吴成群、郭盛成、朱华、田荣、徐耀国、朱经伟、刘清国

**宜昌市远安县**

谢广明、王刚、刘泽春、王晓华、付祖明、汪杰、姜鄂、余安胜、温燕华、车孝静、徐晓东、向惠莉、黄诗珉、李平、张晓红、沈正红、陈刚、朱雪莉、李燕超、王静、刘德清、李昌军、崔庆虎、徐同武、周善财、刘刚、张庭福、边厚军、罗元宗

**孝感市云梦县**

蔡明忠、卢旻、张少泉、周浩、帅春仙、潘芳、熊心、陈谦、鄂云、万桂华、杜杰、左晶、李胜东、陈格山、褚友祥、张明玉、王青霞、邹新平、李传凯、周游、周敏、邓倩、张冬武、熊青群、丁红波、黎媚、丁红玲

## 湖南省

### 湖南省

黄跃龙、刘加吾、付中喜、陈碧云、李光春、金东辉、刘慧琳、殷黎

### 长沙市天心区

陈法明、张锡兴、龙建勋、朱彩明、陈艳、付志勇、张华成、谢知、李洋、朱应东、马翅、颜慧敏、肖萌、马元、朱智华、左郑、罗国清、谈柯宏、邓园园、彭媛

### 长沙市芙蓉区

张运秋、胡辉伍、陈海燕、杨俊峰、王国利、杨福泉、刘娟惠、黄丰华、吴萍、成练、周玲玲、邓敏、何艳红、李茜、郭静、肖叶、刘红秀、廖杰夫

### 常德市武陵区

涂林立、康兴中、于奎、郑红辉、戴珺、袁璧君、徐虹、李先知、戴晓婉、杨芬、楚国科、龚小惠、王立亚、李慧、李园

### 岳阳市君山区

李文斌、廖银辉、张赛男、黄涧菲、汪杨、程芳、张宏、彭霞、李红霞、毛洋、钟小燕、李丹、李桁、李拓、许国筹、肖平、周圆圆

### 湘西土家族苗族自治州保靖县

王建波、胡炎、姚钧、龙艳兵、刘清香、向迎波、吴永凰、金晓丽、胡金铭、彭瑛、彭勇生、彭秀琼、向珊、腾建

### 株洲市攸县

罗锋、符三乃、欧阳四新、周胜勇、王优桃、邓永成、易巧明、刘欢、李邹武、刘小英、向小春、刘谭莹、刘璇、晏远程、文菲、孙月臣、喻钢建

### 怀化市靖州苗族侗族自治县

陈几生、蒋秀豪、杨通万、黄民隆、李任华、储昌宇、胡昌才、唐昭柏、周鲜珍、粟凤秀、吴祥莲、王先虹、邱元元、黄慧珍、赵宏、陈晓军、毛志华、王小燕、田召、梁芝

### 芷江侗族自治县

彭刚德、刘雅、蒋平、李宗文、尹秀菊、吴仁英、刘蓓、雷满花、唐力、张道明、邓长光、李琳、田丽玲、邓艳芳、肖金梅、吴琦卓、刘馨萍、李漠贤

## 广东省

### 广东省

闻剑、李世聪、林协勤、谭剑斌、龙朝阳、张永慧

### 广东省公共卫生研究院

陈子慧、纪桂元、蒋琦、马文军

### 广州市

何洁仪、余超、张维蔚、张旭、徐建敏、张晶、夏丹、陶霞、曹毅敏、邓志爱、梁雪莹、麦惠霞、刘俊华

### 珠海市

谭爱军、陈琦、张秋平、孙亚军、陈丹丹、黄多女、张志雄、朱妹芳、吴秀娟、吴水宾、吴兆伦、刘丹、黄进福、黄岳嶙、黄石锋、林俊润、丁虹、肖惠芹、刘苹、杨洁云

**佛山市**

钟国强、肖兵、廖乐华、高峰、顾春晖、何耀能、何秀榕、雷雨绯、边翔、陈典鹏、叶碧懿、周文浩、周志伟

**肇庆市**

李建艺、何汉松、蔡健生、郭赐贶、李仲兰、叶坚、陈华、刘昶、何小芬、孙勇、梁敏妮、罗彦亨、廖雅芬、苏乐斌、黎健萍、谭锦权、陈志健、黄智勤、梁志勇、周日辉

**南雄市**

陈日新、姚为东、刘丽英、谢康林、王金龙、叶光军、邱美英、雷莲、张艳艳、温聪、朱海辉、李雪梅、谭北京、钟辉萍、凌秀芳、王军喜、孔德桂、蔡珊、吴树兰、汪忠豪

**深圳市慢性病防治中心**

刘小立、杨应周、徐健、卓志鹏、宋金萍、袁雪丽、池洪珊、王俊、尚庆刚、周继昌、谭洪兴、朱李佳、冯里茹、付寒、管有志、林世平、何嘉茵、傅钰、陈钢

**深圳市罗湖区慢性病防治院**

王瑞、谢奎、卢水兰、王斯妍、郭春江、谢震华、崔平、符科林、戴国才、周慧敏、于淮滨、童鼎

**广州市天河区**

张宏、李标、陆文捷、黄志玲、王莉娜、李素允、刘丽娟

**佛山市禅城区**

王玉梅、邵昭明、梁飞琼、易华俊

**惠州市博罗县**

杨科明、高群威、朱雪文、谢素芳、张月容、陈丽琼、张继东、张旭初、邱贵平、徐红妹、苏雪珍、曾考考、苏玉梅、张巧华、钟伟锋、曾福英、蔡军、游良珍、周碧兰、彭意婷

**阳江市阳西县**

卢灿、胡业敬、程小芳、陈茂举、谢爱仪、姚关妹、刘振品、梁秀容、苏练、柯李兼、陈娴、冯贵嫦、谢国祥、叶桂思、陈奇帅、陈丽艳、陈结红、陈缓意、姚传冰、李文思

## 广西壮族自治区

**广西壮族自治区**

唐振柱、刘展华、蒋玉艳、方志峰、陈玉柱、陆武韬、陈兴乐、周为文、李忠友、李晓鹏

**南宁市**

林新勤、葛利辉、刘海燕、梁惠宁、施向东、陆丽珍、王孔前、龙兮、赵丽娜、刘凤翔、梁雪坚

**北海市**

吴德仁、沈智勇、黄坚、谢平、白海涛、陈玲、许翠玲、宋雪琴、茹立、彭莹、苏娟、卢峰、邓积昌、李彩英、叶永梅、钱小燕、韦洁、郭波、胡小婷、韩沪影

**桂林市**

潘定权、石朝晖、秦友燕、李玲、何柳莹、张明杰、周清喜、黄茜、秦金勇、刘志冰、蒋立立、宾小燕、杨丽、方芳、邓莹莹、周云、韩丹丹、蒋铁翼

**靖西市**

王福春、黄德胜、谢继杰、韦彬、林鑫、冯学铭、吴俊斌、许朝仁、刘继红、农波、黄振兴、梁宏章

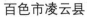

### 百色市凌云县

蔡立铭、冉光义、陆守龙、陆世格、覃凌峰、罗宗业、罗东、李天泽、刘一萱、王正毅、李文胜、李大明、黄诗琪、张凤玲、岑炳业、杨秀卿、班庆丰、王泽斌、张婷、陈庆祥

### 南宁市宾阳县

罗宗宾、陈源珍、莫奔强、邓赞民、陈珍、黄海燕、刘水金、黄英哲、覃善玲、吴树勤、李秋兰、戚强、蒙炜、马富诗、陈威、吴国荣、韦洁、韦宇、何作凡、葛兰香

### 桂林市兴安县

盘兴和、宋卫、王非非、李海燕、石灵华、谭良梅、杨德保、杨丽君、彭峥勇、蒋松言、秦琼、刘艳波、邹玉萍、王家峰、张丽娟、郑桂芳、宋运华、秦素娟、罗金凤、王雄文

### 北海市合浦县

苏福康、吴寿荣、王引琼、李秀兰、易丽德、吴润梅、杨述明、梁红、张晋浦、陈小芬、严冰、石艳梅、刘立球、罗静、陈志斌、苏广和、廖英、陈成富、刘必庆

## 海南省

### 海南省

江苏娟、杨斌、邢坤、吴青珊、张韵虹、邝欣欣、刘姚若、冯礼明、林峰

### 海口市

魏金梅、林春燕、吴云英、符卫东、秦宁宁、陈垂华、邝辉、吴芳芳、叶海媚、寇彦巧、陈红、袁坚、朱明、关清、魏仕玉、梅玉炜、林丽君、李健、何婷、王庭、李烨、符宁、容敏婷、陈小欣、何春萍、符学师、张亚伟、张志明、林海英、叶桦、黄海

### 海口市秀英区

欧昌明、吴清扬、王海涛、谢小凌、吴运杰、王吉晓、周昌雅、周笑冰、罗娟、邝华玲、吴秋娟、王丹、冯兴、张友标、阳香英、申娟妮、李燕、刘玉莲、林先全

### 海口市琼山区

蔡笃书、陈文英、王秋强、曹军、吴坚、王中元、肖思铭、张琼斌、周天敏、邓影、许丽薇、曾繁德、黄小舒、陆乙钧、吴剑雄、向治宇、史春霞、肖海菊、杨丽桦、王敦雄、吴文姬、符晓妹、曾梅、符尊忠、黄世明

### 海口市琼山区道客社区服务站

陈叶、陈亚香、徐应利、张雪、林丽丽、陈奕琴

### 海口市琼山区大园社区服务站

陈文儒、李文玲、王和芳、陈英桂、冯晶晶、云春燕、李春霞

### 海口市琼山区云龙卫生院

符晓、周瑞婷、王裕山、曾春妹、林云青

## 重庆市

### 重庆市

罗书全、熊鹰、杨小伶、向新志、陈京蓉、李志锋、许静茹、王正虹、陈静、张洁

### 江津区

林晓光、刘思扬、张凯、张英、王利、廖楷、冷崇莉、胡贵萍、王渔、庄雯雯

### 南岸区

康渝、田渝、伏崎浩、王鹏、罗青梅、缪银玲、王效梅、魏泽静、郝翔、丁长蓉

**綦江区**

金明贵、陈明亮、谢宜羚、李晓旭、罗春亮、矣肖镭、张良、张集琴、覃家燕、李凤彬

**奉节县**

廖和平、宋西明、周安政、张克燕、黄萍、陈玮、单勇、陈步珍、杨毅、刘兴学、简斌

## 四川省

**四川省**

兰真、毛素玲、刘祖阳、颜玲、许毅、刘蒙蒙、张誉、马梦婷、陈文、彭科怀

**成都市**

梁娴、李明川、李晓辉、毛丹梅、何志凡、曹晋原、王瑶、冯敏、周蓓欣、马辉勇、赖诗韵、徐萍、周自强、朱昆蓉、杨梅、杨晓松、文君、陈超、刘晓辉、周铮

**乐山市**

邱学朴、王勇胜、王远、王佳、罗应勤、张翼、余曦、谢忠涛、王加莉、韩革、汪冰、赵彬茜、韩祝、李铭、黄妍、谢莉亚、陈霞、李钰、章厚安、牟怀德

**华蓥市**

李胜春、赵吉春、邹世福、龙世新、滕彩俊、吉雄、李凤霞、邓玉华

**雅安市名山区**

李江、黄定华、张学斌、庞亚琴、柏同飞、卢华贵、练永国、罗惠、胡启源、陈健、赵耀、冯济尧、高树芬、江莉、高光芬、李继江、周端和、李峰、郑智静、葛晋川

**自贡市贡井区**

李青志、毕凤安、张菊英、周宗慧、何萍、黄喻梅、王雪莲、代东惠、李林春、汪永进、曹艳、张卫、谭玉仙、林江、叶娟、刘强、商静

**广元市旺苍县**

周跃金、肖汉平、米家君、齐大勇、张旭虎、赵斌、刘景、黄强、伏良、李静、赵海英、辜菊花

**阿坝藏族羌族自治州黑水县**

罗尔基、唐晓均、兰卡、唐志、杨佳军、安瑛、何仕有、姜琼玲、占塔木、压木见、茸基、徐琼辉、科玛芝、王异平、何仕有、常英华、泽若满、谢先泽、刘玉娥、匡丽

**南充市南部县**

邓元辉、刘东、孙建华、梁东、姚先林、李小波、李群英、杨金蓓、杨亚韬、张艳、柴东、朱薇、王小阳、何莉、李小霞、李敏、熊燕、敬丽萍、李邱芳、兰蓓

## 贵州省

**贵州省**

何平、汪思顺、赵松华、刘怡娅、陈桂华、李忻、姚鸣、兰子尧

**凯里市**

黄贵湘、杜中瑜、程妙、孔凡琴、吴琴、乐慧星、吴胜元、谭臻、孙燕萍、王真理

**贵阳市云岩区**

段齐恺、温建、张江萍、王艳、张威、吴雅冬、刘力允、晏家玲、刘小平、李鹏华、周义仁

**贵阳市白云区**

袁华、刘一丹、周艳霞、刘俊、王继艳、王刚、崔建华、高立新、秦大智、王顺丽

#### 毕节市黔西县

米涛、刘智明、张玉明、刘忠平、朱德春、李静、杨晓笛、徐静、柳春江、陈恒林

#### 铜仁市德江县

邓应高、田剑波、陈锐、姚燕、陈勇、张玲莉、肖忠敏、全权、吕洪光

#### 黔东南苗族侗族自治州三穗县

吴昭峰、李秀良、张金云、蒋德伟、杨祖炎、周扬四、石敏、李洪富、万昌、陈荣彬、刘相东

## 云南省

#### 云南省

陆林、赵世文、杨军、万蓉、刘志涛、万青青、张强、李娟娟、阮元、刘辉、赵江、彭敏、胡太芬、王晓雯、余思洋、刘敏、秦光和、徐晓静

#### 个旧市

普毅、孙立、雷金、李保山、张跃辉、廖玲、蒋平洲、吴兴平、李永康、杨建彪、余伟、杨激、梁雪飞、黄欢、唐春、李纪鑫、许维克

#### 昆明市盘龙区

何丽明、邓明倩、王睿翊、马琳玲、李红梅、石云会、杨纪涛、姚金呈、施艳萍、唐秀娟、李佳、何晓洁、杜开顺、王红

#### 昆明市盘龙区妇幼保健中心

李春阳、喻勋芸、贺江云、谢红群、陈莉、何丽涓

#### 红河哈尼族彝族自治州泸西县

王汝生、孙锐莲、李华昌、朱彦波、魏琳、赵永芝、梁诚、李向勤、毕华、赵云珍、杨艳、李永明、闻琼芝、高岳忠、王建红、高立鹏、陈哲、尚聪林、王家宽、吴卫平、赵云焕

#### 普洱市孟连县

刘华、杨绍红、李纯辉、李建敏、叶罕胆、张其良、罗燕、王永、彭玉产、岩真、李然、叶佤、叶英、冯志刚、张昆、岩依相、陶顺强、叶涛、李扎迫

#### 丽江市宁蒗县

张绪宏、陆雁宁、张龙林、曾忠林、李金友、朱桂兰、林万美、成敏、邰先茂、毛永忠、杨玉惠、彭美芬、杨国才、王爱英、张守菊、祝阿各

#### 昭通市水富县

唐艳霞、杨文秀、梁朝琳、杨宜秀、李华夏、肖明国、董梅、王芳、杨丛芳、陈昌琴、周焕英、罗春芳、李绍江、杨金聪、田琪、李玉龙、李杨、赵君、罗晓燕

#### 文山壮族苗族自治州广南县

庞明江、蒙礼正、李燕琼、王竹、刘加梅、何志安、唐乘舜、黄云娟、陈有杰、岑炳兆、安世慧、罗伟、李明杰、朱华光、颜传菊

## 西藏自治区

#### 西藏自治区

白国霞、嘎玛仓决、丹措、郭文敏、次旺晋美、李素娟、聂立夏、苟晓琴、次珍、罗布卓玛

#### 拉萨市

唐辉、次仁多吉、平措旺堆

林芝市

杨晓东、李晓菊、海波、龙廷松、曹燕娥、张宪英

拉萨市城关区

次仁旺拉、阿旺晋美、巴桑、拉珍、白吉、德吉

林芝市朗县

索朗央金、何玉萍、邓少平、次仁拉姆、田君、德庆、唐雪梅

## 陕西省

陕西省

张同军、常锋、王林江、徐增康、孟昭伟、刘建书、赵静珺、陈萍

华阴市

孙军、王晓莹、黄晓鸽、王梓如、钱鑫、庞骅、王朝启、负桂萍、党晓峰、孙桦、王莹、穆莎、颜彪、张荣、郭红英、杨润、汪玉红

西安市新城区

平洁、袁颖、熊建芳、郑学义、杨阳、韩宗辉、赵蕊、董晨阳、赵林、王泉龙、郭建华、董建莉、吕晓蕾、李丛芳

安康市紫阳县

雷安、龚世友、李桦、伍荣兵、钟卫斌、许金华、秦振明、王玲、刘长松、李圆圆、刘国清、李万海、郑学民、徐德强苏仁玉、徐春、柯丽、方祥、高长友、程同林

延安市安塞县

牛贵侠、刘海利、候树来、闫忠学、李延琦、李天社、杜凯、王振刚、张婷、郭延峰、周卫峰、刘桂荣、纪宏、雷鑫、艾甜甜、李和娜、高美丽、王小梅、拓娜娜、李玉光

咸阳市乾县

候利孝、王都行、陈琛、李亚峰、黄军党、王正团、张小兵、王鹏军、谢宇、邹军超、李学毅、陈欣、赵快利、马彦涛、徐琳、周颖、康亚庆、韩心怡、王华、赵双战

宝鸡市眉县

王宏、杨彩玲、刘剑飞、马建奇、谭文、安宁、贾利萍、兰志超、康芳侠、廉小妮、杜水泉、王兰、张芳、朱文丽、赵芸、李翠玲、张亚丽、刘建利、孙玉玉、赵兴翰

安康市汉阴县

黄兴平、郭保宏、吴涛、刘厚明、黄露、何云、陈世巧、彭博、肖斌、刘红霞、陈小志、张汉利、李经富、吴丹、徐倩、刘彬休、郭凯、陈善美、朱林、张浩

## 甘肃省

甘肃省

何健、杨海霞、陈瑞、赵文莉、杨建英、王文龙、蔡美、张清华、康芬艳、韩莹

兰州市

张英、余加琳、贾清、焦艳

兰州市安宁区

李勇、袁帆、李恺祺、岳桂琴、闫莉、鲁继英、赵鑫、尤桂凤、何秀芬、令玲、黄鲜、苏霞、刘玉琴

### 兰州市城关区

齐跃军、杨海峰、张英、来进韬、刘洁瑞、陈春、漆晓平、陈海燕、宋国贤、张彩虹、张雅瑾、陈福睿、高若华、李杰、鲁明骅、刘燕婷、刘欣辉、李文连、冯杰、魏孔龙、王玉琴、郭莉莉、张敏、杨玉冰、张亚楠

### 天水市麦积区

文具科、张辉、毛恩科、王佩、何平、张煜、胡明科、郭升卯、刘社太、何鹏先、张天生、赵小良、刘飞鹏、王建福、李忠孝、何军、雷玉龙、董澜、周凤兰、郭永兵、张亚奇、薄向红、田颖、程名晖、吕仲杰、刘星、马佩珠、程东刚、王小平、杨洁

### 临夏州康乐县

段永刚、张海涛、周亚鹏、刘建科、姬红、马志荣、段燕琴、赵龙、马仲义、张华、张莉、董莉、刘芸香、杨瑞芳、张亚琴、马有礼、张春英、李晓华、庄淑娟、线紫薇、杨灵君、罗正英、雍玉霞、牛文祥、马秀英、吴芳英、马春燕、吴霞

### 定西市通渭县

姚占国、姜铁军、崔海燕、张铎、姜亚红、白月娟、王立明、刘君、李小光、张亚敏、巩治军、段永德、李维艳、贾颖祯

### 陇南市成县

任晓明、马国强、任艳红、刘文娟、邱波、任军锐、陈谢会、钟莉、冯二丽、唐琳会、李海林、陈轶枫、李茸茸、权兴平、胡亚娟、李艳芳、李国斌、潘滢、张明、冯力秒、安对强、杨菲、费芳芳、石林平、吴晓芳、李宁宁

## 青海省

### 青海省

周敏茹、李溥仁、张晟、马福昌、星吉、车吉、沙琼玥、周素霞、郭淑玲

### 西宁市

何淑珍、陈抒、李生春、王亚丽、朱海鲁、王金东、李云章、马海滨、赵振川、祁世荣、李志红、郭占清、李媸、孙莉妹、张志芳、张敏、任亚利、崔鹏、耿海杰、黄元、祁志祥、吴黎明、陶宜新

### 西宁市城西区

石泉霖、冯海建、王玉萍、祁兆斌、张丁鑫乐、祁松奎、陈永志、马震霖、苏燕、祁超、胡海清

### 海南藏族自治州贵德县

周珉、祁贵海、马晓玲、桑德卓玛、王菊、贺永庆、仲晓春、文化源、杨晓云、王建忠、司太平、陈广海

### 黄南藏族自治州尖扎县

马克勤、冶海成、辛文清、王清祥、贾翠玲、陈晓莲、王霞、夏吾吉、万玛才让、李生芳

## 宁夏回族自治区

### 宁夏回族自治区

赵建华、杨艺、张银娥、舒学军、袁秀娟、曹守勤、马芳、关健、田园、王晓莉

### 青铜峡市

刘锦平、姚占伏、李晓军、赵仲刚、马丽、李广琴、贾丽萍、王宏玲、史红娟、余兴勤、

沙萍、朱桂清、刘萍娥、夏艳荣、姜晓丽、张成霞、马巧玲、周进才、朱芳、师莉娟

### 中卫市

雍东播、宁怀军、李生荣、韩雅雯、冯学红、王晓燕、樊彩霞、张月芬、李悦丰、刘萍、杨新凤、王菲、宋自忠、王占明、雍晓燕、张娣娟、龙文杰、房桂兰、王忠恩、闫泽山、康彦伟、杨磊、郭文平、宋瑜、孟海波

### 中卫市海原县

杨应彪、李进刚、田兴梅、董尚斌、谢文明、金玉发、何兴明、冯国英、谢文明、冯敏、刘鹏、张武、王志平、张毅、刘平、贾学农、金学芬、马海山、邹俊、马宏武、何海东、薛向阳、梁怀宇、田桂、田梅花、杨洁

## 新疆维吾尔自治区

### 新疆维吾尔自治区

马龙、马明辉、地力夏提、亚合甫、符俐萍、倪明建、葩丽泽、王辉、米娜娃、安瓦尔、张俊、阿斯亚、阿西木、祝宇铭

### 乌鲁木齐市

巴特尔、成翎、吴亚英、刘健、杨浩峰、阿巴百克力、陈超、张凯伦、黄河、刘泓、马玲、伊力努尔、孙磊、罗新、李翔、茹建国、王红、阿不都、王新迪、陈文亮、张为胜、赛力汗、高枫、沙日吐亚、杨阳、李国庆、杨艳梅、李卫东、官蕾、张妍、杨毅、王东菊、陈爽、韩志国、曹琦、李红、木尼热、桑小平、宋霞、王琴、沈晓丽、刘丽、孙磊

### 克拉玛依市

拜迪努尔

### 克州

阿不都热依木江

### 克孜勒苏柯尔克孜自治州阿克陶县

印安红、阿不拉艾买提、库热西、巴克、艾山江托合提、陈西荣、李剑锋、阿扎提古丽、汗克孜、李俊、依克拉木、吐热不古、艾尔肯、艾拉克孜、茹先姑力、买买提江、阿依木莎、哈尼克孜、阿力木江、热依木古力、买买提图尔荪、阿提姑力、阿不都热依木江、阿斯木古丽、玛依拉、阿提古丽、古丽努尔、米热姑力、阿提古丽、乔力番古力、艾力江、阿依努尔赛买提、阿丽米热、古拉依木、再努尔、阿帕尔、姑海尔妮萨

# 附录2

## 2010—2013 年中国居民营养与健康状况相关监测样本点与样本分布情况

| 省/自治区/直辖市 | 大城市 | 中小城市 | 贫困县 | 非贫困县 |
|---|---|---|---|---|
| 北京 | 西城区<br>崇文区 | 怀柔区 | | 延庆县 |
| 天津 | 河西区 | 北辰区 | | 静海县 |
| 河北 | 石家庄市新华区 | 邯郸市邯山区<br>唐山市迁安市 | 衡水市武强县<br>邯郸市涉县 | 石家庄市井陉县<br>秦皇岛市昌黎县 |
| 山西 | 太原市迎泽区 | 晋中市榆次区 | 临汾市大宁县<br>忻州市河曲县 | 长治市襄垣县 |
| 内蒙古 | 呼和浩特市新城区 | 包头市石拐区 | 通辽市库伦旗<br>赤峰市敖汉旗 | 古巴彦淖尔市五原县 |
| 辽宁 | 沈阳市沈河区<br>大连市中山区 | 阜新市太平区 | | 抚顺市抚顺县<br>丹东市宽甸满族自治县 |
| 吉林 | 长春市朝阳区 | 吉林市龙潭区 | | 辽源市东丰县 |
| 黑龙江 | 哈尔滨市道外区 | 牡丹江市宁安市 | 哈尔滨市延寿县 | 黑河市孙吴县 |
| 上海 | 长宁区<br>虹口区 | 青浦区 | | 崇明县 |
| 江苏 | 南京市秦淮区 | 泰州市高港区<br>南京市浦口区<br>南通市海门市 | | 南京市溧水县<br>淮安市洪泽县 |
| 浙江 | 杭州市江干区<br>宁波市江东区 | 金华市金东区<br>嘉兴市桐乡市 | | 湖州市安吉县<br>丽水市松阳县 |
| 安徽 | 合肥市瑶海区 | 安庆市迎江区 | 亳州市利辛县 | 安庆市怀宁县<br>亳州市蒙城县 |
| 福建 | 福州市仓山区<br>厦门市思明区<br>福州市福清市 | | 福州市闽清县<br>漳州市南靖县 | |
| 江西 | 南昌市东湖区 | 宜春市樟树市 | 抚州市广昌县 | 九江市武宁县<br>宜春市宜丰县 |
| 山东 | 济南市历下区<br>青岛市北区 | 潍坊市昌邑市<br>莱芜市莱城区 | 东营市利津县<br>济宁市泗水县<br>泰安市宁阳县 | |

续表

| 省/自治区/直辖市 | 大城市 | 中小城市 | 贫困县 | 非贫困县 |
|---|---|---|---|---|
| 河南 | 郑州市金水区 | 洛阳市吉利区<br>洛阳市西工区 | 濮阳市台前县<br>商丘市虞城县 | 平顶山市宝丰县<br>开封市开封县<br>周口市商水县 |
| 湖北 | 武汉市江汉区 | 鄂州市华容区<br>武汉市黄陂区 | 十堰市房县 | 宜昌市远安县<br>孝感市云梦县 |
| 湖南 | 长沙市天心区 | 岳阳市君山区<br>常德市武陵区 | 湘西土家族苗族自治州保靖县 | 怀化市靖州苗族侗族自治县<br>株洲市攸县 |
| 广东 | 广州市天河区<br>深圳市罗湖区 | 珠海市金湾区<br>肇庆市端州区<br>佛山市禅城区 | | 阳江市阳西县<br>惠州市博罗县 |
| 广西 | 南宁市兴宁区 | 北海市海城区 | 百色市凌云县 | 桂林市兴安县<br>南宁市宾阳县 |
| 海南 | | 海口市秀英区 | 琼中黎苗族自治县 | 定安县 |
| 重庆 | 南岸区 | 江津区 | 奉节县 | 綦江县 |
| 四川 | 成都市金牛区 | 广安市华蓥市<br>乐山市市中区 | 阿坝藏族羌族自治州黑水县<br>广元市旺苍县 | 雅安市名山县<br>内江市隆昌县 |
| 贵州 | 贵阳市云岩区 | 贵阳市白云区 | 黔东南苗族侗族自治州三穗县 | 毕节地区黔西县 |
| 云南 | 昆明市盘龙区 | 红河哈尼族彝族自治州个旧市 | 普洱市孟连傣族拉祜族佤族自治县<br>丽江市宁蒗彝族自治县<br>红河哈尼族彝族自治州泸西县 | 昭通市水富县 |
| 西藏 | | 拉萨市城关区 | | 林芝地区朗县 |
| 陕西 | 西安市新城区 | 渭南市华阴市 | 延安市安塞县<br>安康市紫阳县 | 咸阳市乾县 |
| 甘肃 | 兰州市安宁区 | 天水市麦积区 | 临夏回族自治州康乐县<br>定西市通渭县 | 陇南市徽县 |
| 青海 | | 西宁市城西区 | 黄南藏族自治州尖扎县 | 海南藏族自治州贵德县 |
| 宁夏 | | 吴忠市青铜峡市 | 中卫市海原县 | |
| 新疆 | 乌鲁木齐市沙依巴克区 | | 克孜勒苏柯尔克孜自治州阿克陶县 | |